# 新编护理系统理论

主 编　刘　颖　王　翠　王真真　张明月
　　　　井　静　齐杰松　梁大燕　孙丽娜

吉林科学技术出版社

**图书在版编目（CIP）数据**

新编护理系统理论 / 刘颖等主编. —— 长春：吉林科学技术出版社, 2021.8

ISBN 978-7-5578-8541-0

Ⅰ.①新… Ⅱ.①刘… Ⅲ.①护理学 Ⅳ.①R47

中国版本图书馆CIP数据核字(2021)第159842号

**新编护理系统理论**

| | | |
|---|---|---|
| 主　　编 | 刘颖　王翠　王真真　张明月　井静　齐杰松　梁大燕　孙丽娜 | |
| 出 版 人 | 宛　霞 | |
| 责任编辑 | 史明忠 | |
| 封面设计 | 周砚喜 | |
| 制　　版 | 山东道克图文快印有限公司 | |
| 幅面尺寸 | 185mm × 260mm | |
| 开　　本 | 16 | |
| 印　　张 | 15.75 | |
| 字　　数 | 260千字 | |
| 页　　数 | 252 | |
| 印　　数 | 1–1 500册 | |
| 版　　次 | 2021年8月第1版 | |
| 印　　次 | 2022年5月第2次印刷 | |

| | |
|---|---|
| 出　　版 | 吉林科学技术出版社 |
| 发　　行 | 吉林科学技术出版社 |
| 地　　址 | 长春市净月区福祉大路5788号 |
| 邮　　编 | 130118 |

发行部传真／电话　0431–81629529　81629530　81629531
　　　　　　　　　　81629532　81629533　81629534

储运部电话　0431–86059116

编辑部电话　0431–81629518

印　　刷　保定市铭泰达印刷有限公司

书　　号　ISBN 978-7-5578-8541-0

定　　价　68.00元

# 编 委 会

# 目　录

# 第一章　护理业务技术管理

## 第一节　护理业务技术管理的概念与原则

### 一、护理业务技术管理的概念

护理技术是护理学的重要组成部分，是护理工作者为满足人类身心健康需求所必须掌握的一系列与护理有关的技术。随着卫生事业及科学技术的发展，医学模式发生了新的改变，护理学的性质和任务发生了重大的变化。为适应不断更新的现代护理工作，护理技术的内容日益丰富，一些新的基础和专科护理技术相应发展起来，这一系列的护理新技术促使护理工作质量不断提高。护理业务技术管理是指对护理专业工作和护理技术运作的全过程，运用计划、组织、协调和控制等管理手段，使其能准确、及时、有序、安全、有效地应用于临床，以达到高质量、高效率、高目标的管理工作。护理业务技术管理是护理管理工作中的重要内容。业务技术管理水平高低已成为现代化医院管理的重要标志。护士是护理业务技术工作的具体实施者，对运作过程负有管理责任，积极参与对业务技术的管理，认真贯彻各项管理指标，是履行护士责任的重要内容。

### 二、护理业务技术管理原则

1. 学习《医疗护理技术操作常规》（以下简称常规），了解"常规"对各项技术操作的规范要求，切实按常规办事，做到技术操作正规，工作程序规范。

2. 熟悉各种技术操作的机制原理、方法及原则，了解其目的、意义，避免盲目行事。

3. 熟知各种常见病、多发病的护理常规，了解疾病发生、发展及预后的一般规律，做到对患者心理、行为适应性护理及时得当，防止因护理不周而造成的失误。

4. 在工作中，既要运用常规指导实际工作又要注意发现问题，重视实践资料的积累，以便总结护理经验，进行护理学术研究。

## 第二节　护理业务技术管理的内容及方法

### 一、护理业务技术管理的内容

#### （一）护理制度管理

护理规章制度反映了护理工作的客观规律性，是实践经验的总结。严格贯彻规章制度，不仅能杜绝医疗、护理事故和差错，确保医疗、护理质量，同时有利于培养护士严谨的科学态度，严格的工作作风，严密的工作方法，使护理思维和行为方式更具有科学性和有效性。

护理规章制度涉及面很广，有些护理制度如消毒、隔离制度，饮食管理制度；护理文书书写与保管制度，药品、器材请领、保管制度等。

1. 护士管理工作制度

（1）正确理解护士角色的法定身份：护士是指接受过护理专业全日制教育，经国家护士执业考试合格并经当地卫生行政部门登记注册取得护士执业证书的卫生技术人员。

（2）教育护士认识自身的权力、责任及义务：

1）护士执业是国家赋予护士的权力。

2）护士依法履行职责，受法律保护。

3）护士应当依照《护士条例》规定从事护理活动，履行保护生命、减轻痛苦、增进健康的职责。

4）护士执业应当遵守法律、法规、规章和诊疗技术规范的规定。护士在执业活动中，发现患者病情危急，应当立即通知医师；在紧急情况下为抢救垂危患者生命，应当先行实施必要的紧急救护。

5）护士发现医嘱违反法律、法规、规章或者诊疗技术规范规定的，应当及时向开具医嘱的医师提出；必要时，应当向该医师所在科室的负责人或者医疗卫生机构负责医疗服务管理的人员报告。

6）护士有义务参与公共卫生和疾病预防控制工作。发生自然灾害、公共卫生事件等严重威胁公众生命健康的突发事件时，护士应当服从县级以上人民政府卫生主管部门或者所在医疗卫生机构的安排，参加医疗救护。

（3）为护士队伍建立以患者为中心，以持续改善护理质量和团队精神为核心的护理文化。护士应当尊重、关心、爱护患者，保护患者的隐私。

（4）医院应当建立护士岗位责任制并进行监督检查。护士因不履行职责或者违反职业道德收到投诉的，其所在医疗卫生机构应当进行调查。经查证属实的，医疗卫生机构应当对护士做出处理，并将调查处理情况告知投诉人。

（5）医院要根据《护士条例》精神，落实医疗机构的责任，将护理队伍纳入医院核心医疗团队和核心岗位，加强护理队伍建设。

（6）医院应当执行国家有关工资、福利待遇等规定，按照国家有关规定为在本机构从事护理工作的护士足额缴纳社会保险费用，保障护士获得与其提供的专业技术、服务相当的生活条件。

（7）医院要注重护理人才的培养，制定、实施本机构护士在职培训计划，并保证护士接受培训。要根据临床专科护理发展和专科护理岗位的需要，开展对护士的专科护理培训，以使护士及时获得疾病诊疗、护理及与履行护理职责相关的信息。

（8）医院要为所有的护士提供机会以获得与本人业务能力和学术水平相应的专业技术职务、职称；并支持护士参加专业培训、从事学术研究和交流、参加行业协会和专业学术团体。

2. 临床护士分层级管理制度　根据护理人员不同的能级，设立专科护士、高级责任护士、责任护士、助理护士等不同层级护理岗位。给予不同的工作权限和待遇（岗位津贴等），履行不同的岗位职责和工作任务，满足不同患者、不同疾病及病情的需要，确保护理质量。在层级管理体制中，护理人员结构形成梯队，专业分布合理，不同职级的护士组成责任制护理小组共同护理患者，通过优化组合、优势互补，充分发挥高职级护士在应急急救、危重病护理、查房会诊、患者安全、质量管理、健康教育、临床带教方面的经验。满足不同患者、不同疾病及病情的需要，满足等级护理、基础护理和专科护理需要，确保临床护理质量。具体要求如下。

（1）设立高级责任护士、责任护士、助理护士等岗位，结构形成梯队，专业分布合理。各班次均有护理组长。重症监护病房、产科、急诊等科室设立带班组长。有条件的专科设有专科护士。

（2）各岗位和职级护士的任职资格按照其年资经验能力择优上岗。

（3）同一班内各护士的岗位职级、年资、职称、能力互为补充，各护士的工作内容经过重组，各层级岗位职责、权限清晰明了。各岗位职级的职责、任务、权限以满足护理的需要而不是任务分工来界定，能满足基础护理、专科护理，以及等级护理和因病因人因需施护的需要。

（4）不同层级护士的待遇（岗位津贴）应考虑岗位的能力风险责任工作量。

（5）在固定的周期内，以人员相对固定的责任制小组来实施层级护理和管理。

（6）高级责任护士能分管病情更重、护理需求更复杂的患者。高级责任护士主要承担评估、护嘱、专科护理、健康教育等。

（7）通过护理工作核心制度确保临床护士分层级形成良性运行的长效机制。

（8）层级管理与查房、会诊、交接班、分级护理、查对等制度衔接。

3. 临床护士工作制度

（1）按照护理程序开展护理工作：护士应当根据《综合医院分级护理指导原则》的要求，遵守临床护理技术规范和疾病护理常规，并根据患者的护理级别和医嘱制订的诊疗计划，按照护理程序开展护理工作。

护士实施的护理工作包括：

1）密切观察患者的生命体征和病情变化。

2）正确实施治疗、给药及护理措施，并观察、了解患者的反应。

3）根据患者病情和生活自理能力提供照顾和帮助。

4）提供护理相关的健康指导。

（2）建立整体护理责任制。

根据整体护理责任制的要求，落实护士管床责任制、小组责任制和护士床位工作制。具体要求如下。

1）原则上每一个注册护士都是责任护士。所有的责任护士都应分管一定的床位或患者，即每个责任护士都有"我的患者"。

2）责任护士应该有独立完成工作的能力。管床责任护士当班期间，对同一患者所有治疗、护理、记录等尽量由其一人独立或合作完成。组长可以根据护士的能力协调人力。责任护士既要对自己的执业行为负责，也要对分管的患者在住院期间与护理工作有关的全部事务负责。

3）原则上每个责任护士每班（日班）管理患者数不超过8人。

4）实行小组责任制，保证低年资护士在毕业后专科5年内，能接受相对固定的临床导师制培训，即专业护士核心能力的规范化训练。以班次划分的小组责任制同一A或P或N班可以设一个或几个责任组，每组分管若干患者。以患者（危重或特殊手术）划分的小组责任制APN各班的3～4个责任护士形成一个专责小组，负责该患者的全部护理，实行个案制护理，责任组长可以由组长或专科护士担任，保证患者、特殊护理患者的护理计划落实。

5）每责任组护士人力的配置要考虑到最优化组合效应，能力互补，经验互补，关系融洽，配合默契。

6）每班都有各组护士，责任护士除负责自己分管的患者外，还负责本责任组其他不在班护士的患者。

7）保证本组患者"医嘱"及全部护理需求能得到及时回应。

8）适时、真实、准确、动态的护理记录。

9）全面、完整、连续的交班。

（3）建立临床护士床边工作制度：逐步实现护士在常态情况下，在病房及患者身边工作的临床护士工作模式。配套解决护士流动护理工作站（车）的配置。

（4）建立临床护士床边记录制度：根据《临床护理文书规范》的要求，调整护理记录的内容、方式、场所和时间，保证护理记录的即时和动态，保证护士能够及时观察、发现患者的病情变化，并有效处理和记录。有条件的医院根据电子病历的有关规定，建立护士床边电脑工作站，在床边输入记录。

（5）建立高级护理实践工作模式：护士长、专科护士、组长等都可以对一定服务人群和（或）在一定的专科护理领域从事高级护理实践。高级护理实践的形式可以是直接管床、管患者，也可以通过查房、会诊、专科护理门诊等方式进行。

（6）遵循质控前移的临床三级质控制度：临床三级质控组织是由责任护士、组长和护士长组成的质控网络，要通过三级查房实现三级质控，确保护理工作过程及动态的质控。通过质控前移，及时发现或前瞻性预测护理风险，保证护理工作安全和质量。

（7）建立临床护士岗位培训制度：结合病例学习，培养护士临床思维和解决问题的能力。要在患者管理和临床护理实践中组织专业学习，持续不断地培养护士的临床思维，使护士在个案护理中巩固知识、创新技术、获取经验，能够根据护理个案，正确评估患者问题和护理需要，实施有针对性的护理措施，获得有成效的护理结局。

（8）全面履行对住院患者基础护理责任：要履行护士义务和护理职责。医院要负责安排好患者的基础护理服务。尤其保障对危重患者、大手术后和生活不能自理的患者提供照顾。

4. 护理工作会议制度

（1）护理部例会制度：由护理部主任主持，参加人员为护理部的全体人员。主要内容为汇报及总结上周工作任务完成情况，布置本周工作任务；传达医院会议或工作的要求。护理部主任提出工作的重点和任务要求。

（2）科护士长例会制度：由护理部主任主持，参加人员为科护士长、护理部行政助理。主要内容为研究讨论护理工作计划和有关护理工作的决策；科护士长汇报护理工作开展情况，主要存在问题以及解决问题的措施和建议；对存在较为严重的护理质量事件进行通报和讨论处理结果。护理部主任布置近期工作安排并提出具体要求。

（3）护士长例会制度：

1）全院护士长例会：由护理部主任主持，参加人员为各临床科室护士长和部分护理骨干。主要内容为传达上级指示，总结护理工作，布置工作计划；分析讲评护理质量，护理缺陷分析和疑难护理问题讨论；介绍护理管理经验，交流护理管理信息。

2）片区护士长例会：由科护士长主持，本科各临床科室护士长参加。主要内容为科护士长总结和布置本科月工作；传达上级会议精神；分析本科的护理缺陷及亟须解决的问题；汇报专科护理工作情况。

（4）护士大会：

1）科护士大会：由科护士长主持，全科护士参加。总结工作，表扬好人好事，分析存在问题，布置工作重点。

2）全院护士大会：由护理部主任主持，全体护士参加。主要内容为传达护理部或科部的工作计划和要求；总结护理工作，分析讲评护理质量；护理安全教育，护理缺陷分析和疑难护理问题讨论等。

5. 护理行政查房制度

（1）行政查房人员：护理行政查房在护理行政管理人员之间开展。可由护理部主任、科护士长组织。

（2）行政查房目的：提高护士长的行政管理能力，改善护理工作管理质量。

（3）行政查房内容：

1）对照卫生、护理管理政策的目标、任务和要求，组织落实。

2）根据国家卫生健康委员会及省、市卫生行政部门有关要求，重点考察护士长、组长、专科护士职责，护士人力配置，持续跟进临床护士分层级管理、连续性排班和整体护理责任制的实施。考察临床支持中心、药学、信息等部门对临床的保障支持作用；临床护士工作模式；护理质量评价指标的落实情况；患者对护理工作满意程度等。

3）考察护理文书记录质量、专科护理项目开展情况。

4）临床科室环境的管理。运用五常法督促护士站、治疗室、急救柜（车）、药柜（麻醉药柜）、无菌物品储存柜等的规范管理。

5）核心工作制度的落实情况。

6）护士的岗位培训和特殊岗位专业护士核心能力培养。

7）前瞻性护理质量管理：质量建设、文化建设、组织建设、制度建设、标准建设、能力建设和环境建设。质量监测检查，是否建立本科室护理质量指标的高危监测指标及本地数据，对高危护理流程中发生失效模式的可能性、严重程度等的分析，采取预防性措施；保持临床护理质量的持续改进。

（4）行政查房的方法和步骤：

1）由护理部主任组织的行政查房：科护士长、护士长、组长、护理部行政助理参加，每周1次以上，有专题内容，重点检查护理工作的落实情况。护理部主任定期到各临床科室或门、急诊、手术室、消毒供应中心等重点科室进行检查。

2）由科护士长组织的护理查房：各临床科室护士长参加，每周至少一次，有重点地交叉检查本科各临床科室护理管理工作质量、服务态度及护理工作计划贯彻执行及护理教学情况。

行政查房后，要有查房记录，并指定专人跟进工作落实情况。

6. 护理总值班制度

（1）为加强护理工作管理，提高全院护理工作协调和应急处理能力，护理部应实施护理总值班制度，护理总值班员由护士长以上护理管理人员担任。

（2）护理总值班员实行24小时在岗制，不分节假日，由护理部统一安排。

（3）护理总值班员应按规定着装，佩戴胸卡。遇有特殊情况需调班时应报护理部备案。

（4）护理总值班员职责：

1）检查全院当日一级护理、病危、病重、当日手术、抢救患者的数量及病情观察、治疗处置、护理措施的落实情况，给予必要的协调与技术指导。

2）检查晚夜班安全。检查晚夜班护士人力。检查危重、手术、特殊检查、用药、治安、输液患者巡视制度及床边双人核对制度的落实情况。夜班交接班的形式与内容、重危患者床边交接班情况及夜班护理措施落实情况。

3）检查晨晚间护理落实情况。

4）检查临床科室探视陪伴制度落实情况，加强陪护管理，保持病室安静。

5）督导临床科室安全管理，麻醉药、抢救器械的使用，如遇有大型抢救，要亲临现场协助院领导组织、指导，并参加抢救。

6）掌握护理质量标准与临床科室管理要求，查房认真、细致。客观真实反映晚夜班各临床科室工作状况，对违反操作规程和劳动纪律者，应当面指出并予以纠正。

7）遇有危重患者抢救及术后患者护理中的困难，应及时给予业务上的指导，必要时组织协调护理力量。

8）发现突发公共卫生事件及某些特殊情况应及时上报医院总值班，根据突发公共卫生事件应急预案进行相应组织、协调、处理，启动紧急状态下护理人力资源调配方案，并在护理总值班登记本上做详细记录。

9）认真填写《护理总值班登记本》，并做简明扼要的查房小结，内容包括：对护理工作出色、临床科室管理好的护士和临床科室给予表扬，记录突出的好人好事和严重违纪的人和事；协调指导临床科室解决了哪些问题；存在的主要问题及需要护理部协调解决的事项与建议。

7. 请示报告制度　凡有下列情况，必须及时向护理部、有关部门或院领导请示报告。

（1）收治甲类传染病或卫生行政管理部门指定上报的传染病，发生群伤，如重大交通事故、中毒、严重工伤等，需要紧急调动护理人员抢救患者时。

（2）收治有自杀迹象及涉及法律、政治问题的患者。

（3）发生医疗纠纷、护理意外事件、严重的护理差错、输液输血反应，患者发生院内压疮、跌倒、走失、医院感染暴发以及其他严重影响患者安全的问题。

（4）贵重器材损坏或毒、麻、精神药品丢失，以及发现成批药品、医疗用品质量问题等。

（5）采购较贵重的护理仪器、用具及侵入性的护理用品。

（6）首次开展护理新技术和创新护理用具首次在临床应用。

（7）增补、修改护理规章制度、技术操作常规、文书书写表格等。

（8）护士因公出差，国内外进修、学习、学术会议等，科室接受非常规来院进修、参观的护理人员等。

（9）护士发生职业暴露或其他护理工作方面的重大问题。

（二）基础护理管理

1. 基础护理技术概念　基础护理技术是指为满足患者生理、心理和治疗需要的护理基本技能，是护理工作中最常用的，带有普遍性的基本理论、基本知识和基本技能，是临床护理必不可少的组成部分，也是发展专科护理的基础和提高护理质量的重要保证。

2. 基础护理管理的内容

（1）一般护理技术：生命体征的测量，无菌消毒隔离技术，标本采集，对床单位、头发、口腔、皮肤、各种导管、出入院等护理内容，其标准是患者达到清洁、整齐、舒适、安全、无并发症。

（2）常用抢救技术：给氧、吸痰、输血、洗胃、胸外心脏按压、心内注射、止血包扎、骨折固定、急救药物的应用、心电监护、人工呼吸、人工呼吸机的使用等。

3. 落实护理管理的主要措施

（1）树立以患者为中心的整体护理思想，强化重视基础护理的意识。

（2）成立管理小组，制定和修改各项基础护理操作常规及训练计划和考核措施。

（3）定期开展对三基的训练。

（4）经常督促、检查，严格要求。

（三）专科护理管理

1. 专科护理技术的概念　是根据不同专科医疗护理需要进行的护理工作。

2. 专科护理管理的内容

（1）专科护理基础知识及护理技术的管理。

（2）专科护士的培养与发展管理。

（3）专科病房环境的管理。

（4）专科护理科研的管理。

3. 专科护理管理的主要措施

（1）组织对专科护理知识学习。

（2）各专科应有各种疾病的护理常规，并根据护理技术的更新不断修改和充实。

（3）搞好专科病区的医护合作。护理管理者应组织专科技术训练，学习新仪器使用和抢救技术操作。

（4）加强专科精密贵重仪器的保养，定人、定点、定查、定修。

（5）贯彻落实以患者为中心的整体护理思想。

（四）新业务新技术的护理管理

1. 新业务、新技术的概念　新业务、新技术指应用于临床的一系列新检查、诊断、治疗和护理方法，以及新的医疗护理仪器设备的临床应用等。

2. 新业务、新技术的管理措施

（1）应以患者为中心，从患者利益出发。

（2）成立新业务、新技术管理小组，由护理部主任负责。

（3）建立新业务、新技术资料情报档案。

（4）管理者组织护理人员参加新业务、新技术的学习。

（5）院内开通新业务、新技术，在使用之前，必须经过专家鉴定通过，方可推广。

（6）做好新业务、新技术的应用效果评价。

## 二、护理业务技术管理的方法

### （一）分级管理制度

1. 分级管理　就是明确规定各级领导和各级护理人员的业务技术管理职责和权限，做到职责分明，事事有人管，保证各项护理业务技术顺利开展。

2. 应建立、健全相应的制度

（1）岗位责任制：包括各级护理人员和各级职称护理职责。

（2）护理业务学习、考核制度：护理部对全院护理人员业务学习培训要有计划和考核办法。

（3）护士长查房制。

（4）主任护师查房制。

（5）业务技术信息交流会议制度。

### （二）目标管理在护理业务技术管理中的应用

1. 护理业务技术管理中的目标管理　通过护理人员参与制度和实施总体的、具体的护理业务技术管理目标，在一定时间、空间内达到预期的效果。

2. 目标管理实施基本程序

总体目标分解→分目标→个人目标→执行目标→制定新目标。

### （三）技术循环管理在护理业务技术管理中的应用

技术循环管理是采用戴明循环管理方法，分为定项、定位、按病种、按病例循环管理。

1. 定项循环管理　把护理业务技术管理分为若干项目，逐项进行循环管理。

2. 程序　调查研究→收集资料→定方案管理→执行→检查→总结。

3. 定位循环管理　按每一种具体的技术工作岗位进行循环管理，以护理人员在岗一个班为一循环周期。

4. 按病种循环管理　根据本科室收治病种特点，对常见病、多发病的护理技术进行循环式管理。

5. 按病例循环管理。

即对每一个患者的护理过程按循环管理方式有计划地实施护理措施。

# 第三节　基础护理技术管理

随着医学的快速发展，护理的内涵与外延在不断延伸和扩展，护理技术也在不断提高和发展。但基础护理技术始终是护理工作永恒不变的基本内容。

基础护理技术，又称一般护理技术，在临床上应用广泛，是护理人员在实施护理服务过程中最常用的基本知识和基本技术，是各临床专科护理的基础，是完成护理工作任务和确保护理安全的保证，是衡量护理质量的核心和标准，也是护理管理工作中的一个薄弱环节。

基础护理工作内容繁杂，技术多样，要求护士有扎实的理论知识和娴熟的操作技能，同时要求护士细心观察和预见患者的需要，为做好基础护理做准备。

## 一、一般护理技术的内容与管理

一般护理技术包括入院和出院护理、舒适与安全护理、清洁护理技术、医院感染的预防和控制、生命体征的观察与护理、冷热疗技术、饮食护理技术、排泄护理技术、给药技术、静脉输液和输血技术、标本采集技术等。

（一）安全管理

【工作目的】

1. 患者／家属能够知晓护士告知的事项，对服务满意。

2. 患者住院期间无因护理不当造成的不良事件发生。

【工作目标】评估住院患者的危险因素，采取相应措施，预防不安全事件发生。

【监控与管理】

1. 是否遵循标准预防、安全的原则。

2. 评估住院患者，对存在的危险因素有无采取相应的预防措施，是否向患者进行指导，如跌倒、坠床、烫伤的预防等。

3. 是否根据评估结果对患者进行安全方面的指导，嘱患者注意自身安全，提高自我防范意识。

4. 提供安全的住院环境，是否采取有效措施，消除不安全因素，降低风险。

（二）协助患者翻身及有效咳痰

【工作目的】

1. 患者／家属能够知晓护士告知的事项，对服务满意。

2. 卧位正确，管道通畅，有效清除痰液。

3. 护理过程安全，局部皮肤无擦伤，无其他并发症。

【工作目标】

协助不能自行移动的患者更换卧位，减轻局部组织的压力，预防并发症。对不能有效咳痰的患者进行拍背，促进痰液排出，保持呼吸道通畅。

【监控与管理】

1. 评估护士有无遵循节力、安全的原则。

2. 告知患者，做好翻身准备。翻身前是否评估患者的年龄、体重、病情、肢体活动能力、心功能状况，有无手术、引流管、骨折和牵引等；如患者有活动性内出血、咯血、气胸、肋骨骨折、肺水肿、低血压等，应禁止背部叩击。

3. 根据评估结果决定患者翻身的频次、体位、方式，评估护士选择皮肤减压用具是否合适。

4. 护士操作前有无固定床脚刹车，妥善处置各种管路。

5. 翻身过程中是否注意患者安全，有无避免拖拉，保护局部皮肤，正确使用床档；烦躁患者选用约束带，评估其约束带松紧度是否合理，约束范围是否有效。

6. 翻身时，根据病情需要，判断是否给予患者拍背，促进排痰。评估护士叩背原则是否正确，应从下至上、从外至内，背部从第10肋间隙、胸部从第6肋间隙开始向上叩击至肩部，注意避开乳房及心前区，力度适宜。

7. 评估护士护理过程中，是否密切观察病情变化，有异常及时通知医师并处理。

8. 翻身后患者体位是否符合病情需要。有无适当使用皮肤减压用具。

（三）协助患者床上移动

【工作目的】

1. 患者／家属能够知晓护士告知的事项，对服务满意。

2. 卧位正确，管道通畅。

3. 护理过程安全，患者局部皮肤无擦伤，无其他并发症。

【工作目标】

协助不能自行移动的患者床上移动，保持患者舒适。

【监控与管理】

1. 是否遵循节力、安全的原则。

2. 告知患者，做好准备。移动前有无评估患者的病情、肢体活动能力、年龄、体重，有无约束、伤口、引流管、骨折和牵引等。

3. 操作前有无固定床脚刹车，妥善处置各种管路。

4. 操作中是否注意患者安全，避免拖拉，保护局部皮肤。

5，护理过程中，应密切观察病情变化，有异常及时通知医师并处理。

（四）压疮预防及护理

【工作目的】

1. 患者／家属能够知晓压疮的危险因素，对护理措施满意。

2. 预防压疮的措施到位。

3. 促进压疮愈合。

【工作目标】

预防患者发生压疮；为有压疮的患者实施恰当的护理措施，促进压疮愈合。

【监控与管理】

1. 是否遵循标准预防、消毒隔离、无菌技术、安全的原则。

2. 为防止压疮的发生，护士应及时评估和确定患者发生压疮的危险程度，积极给予预防措施，如定时翻身、气垫减压等。

3. 对出现压疮的患者，应评估压疮的部位、面积、分期、有无感染等，分析导致发生压疮的危险因素并告知患者／家属，取得家属的理解与配合，及时对患者进行压疮治疗。

4. 在护理过程中，护士有无及时进行病情的动态观察，如压疮出现红、肿、痛等感染征象时，及时与医师沟通进行处理。

5. 护士是否与患者沟通，为患者提供心理支持及制定压疮护理的健康指导。

（五）口腔护理

【工作目的】

1. 患者／家属能够知晓护士告知的事项，对服务满意。

2. 患者口腔卫生得到改善，黏膜、牙齿无损伤。

3. 患者出现异常情况时，护士处理及时。

【工作目标】

去除口腔异味和残留物质，保持患者舒适，预防和治疗口腔感染。

【监控与管理】

1. 护士进行操作前有无遵循查对制度，符合标准预防、安全原则。

2. 应告知患者，做好准备。操作前应评估患者的口腔情况，包括有无手术、插管、溃疡、感染、出血等，评估患者的生活自理能力。

3. 评估护士指导患者漱口方法是否正确。化疗、放疗、使用免疫抑制药的患者可以用漱口液清洁口腔。

4. 护士有无协助禁食患者清洁口腔，鼓励并协助有自理能力的患者自行刷牙。

5. 协助患者取舒适体位，若有不适马上告知护士。

6. 护士操作前应评估患者有无活动义齿，应先取下再进行操作。

7. 根据口腔pH，遵医嘱选择合适的口腔护理溶液，操作中应当注意棉球干湿度；昏迷患者禁止漱口；对昏迷、不合作、牙关紧闭的患者，使用开口器、舌钳、压舌板，开口器从臼齿处放入。

8. 操作中是否避免清洁、污染物的交叉混淆；操作前后有无清点核对棉球数量。

（六）床上洗头

【工作目的】

1. 患者／家属能够知晓护士告知的事项，对服务满意。

2. 护理过程安全，患者出现异常情况时，护士处理及时。

【工作目标】

保持患者头发清洁、整齐，感觉舒适。

【监控与管理】

1. 是否遵循标准预防、节力、安全的原则。

2. 告知患者，做好准备。有无根据患者的病情、意识、生活自理能力及个人卫生习惯、头发清洁度，选择时间进行床上洗头。

3. 准备用物，房间温度是否适宜，选择体位是否合适。

4. 操作过程中，用指腹揉搓头皮和头发，应力量适中，避免抓伤头皮；有无及时观察患者反应并沟通，了解患者需求。

5. 操作时是否注意保护患者伤口和各种管路。

6. 清洗后，有无及时擦干或吹干头发，防止患者受凉。

7. 床单是否保持清洁干燥。

8. 操作后应保持床单整洁。

（七）温水擦浴

【工作目的】

1. 患者／家属能够知晓护士告知的事项，对服务满意。

2. 护理过程安全，患者出现异常情况时，护士处理及时。

【工作目标】

帮助不能进行沐浴的患者保持身体的清洁与舒适。

【监控与管理】

1. 是否遵循标准预防、安全的原则。

2. 告知患者，做好准备；有无评估患者病情、生活自理能力及皮肤完整性等，温水擦浴时间是否恰当。

3. 准备用物，房间温度是否适宜，有无保护患者隐私，尽量减少暴露，注意保暖。

4. 水温是否适宜，擦洗的方法和顺序是否正确。

5. 护理过程中有无注意保护伤口和各种管路；观察患者的反应，出现寒战、面色苍白、呼吸急促时应立即停止擦浴，给予恰当的处理。

6. 擦浴后有无观察患者的反应，检查和妥善固定各种管路，保持其通畅。

7. 床单是否保持清洁、干燥。

（八）会阴护理

【工作目的】

1. 患者／家属能够知晓护士告知的事项，对服务满意。

2. 患者会阴清洁。

3. 患者出现异常情况时，护士处理及时。

【工作目标】

协助患者清洁会阴部，增加舒适，预防或减少感染的发生。

【监控与管理】

1. 是否遵循标准预防、消毒隔离、安全的原则。

2. 告知患者，做好准备。是否评估患者会阴部有无伤口、有无失禁和留置尿管等，确定会阴护理的方法等。

3. 按需要准备用物及环境，操作时应注意保护患者隐私。

4. 会阴冲洗时，护士应注意水温适宜。冬季寒冷时，是否为患者做好保暖措施。

（九）足部清洁

【工作目的】

1. 患者／家属能够知晓护士告知的事项，对服务满意。

2. 足部清洁。

3. 患者出现异常情况时，护士处理及时。

【工作目标】

保持患者足部清洁，增加舒适。

【监控与管理】

1. 了解护士是否遵循节力、安全的原则。

2. 告知患者，做好准备。操作前护士应评估患者的病情、足部皮肤情况。根据评估结果选择适宜的清洁方法。

3. 按需要准备用物及环境，水温适宜。

4. 评估患者体位是否舒适，若有不适告知护士。

5. 操作过程中有无与患者沟通，了解其感受及需求，密切观察患者病情，发现异常及时处理。

6. 操作时有无尊重患者的个人习惯，必要时涂润肤乳。

7. 应保持床单清洁、干燥。

（十）指／趾甲护理

【工作目的】

1. 患者／家属能够知晓护士告知的事项，对服务满意。

2. 护理过程安全，患者出现异常情况时，护士处理及时。

【工作目标】

保持生活不能自理患者指／趾甲的清洁、长度适宜。

【监控与管理】

1. 是否遵循标准预防、节力、安全的原则。

2. 告知患者，做好准备。有无评估患者的病情、意识、生活自理能力及个人卫生习惯，指／趾甲的长度。

3. 指甲刀选择是否合适。

4. 指／趾甲护理应包括清洁、修剪、锉平指／趾甲。

5. 修剪过程中，有无与患者沟通，应避免损伤甲床及周围皮肤；对于特殊患者（如糖尿病患者或有循环障碍的患者）要特别小心，修剪不宜过短，应注意勿使皮肤受损，避免感染；对于指／趾甲过硬，可先在温水中浸泡10～15分钟，软化后再进行修剪。

（十一）协助更衣

【工作目的】

1. 患者／家属能够知晓护士告知的事项，对服务满意。

2. 护理过程安全，患者出现异常情况时，护士处理及时。

【工作目标】

协助患者更换清洁衣服，满足舒适的需要。

【监控与管理】

1. 是否遵循标准预防、安全的原则。

2. 告知患者，做好准备。操作前是否评估患者病情、意识、肌力、移动能力、有无肢体偏瘫、手术、引流管及合作能力等。

3. 有无根据患者的体型，选择合适、清洁衣服，有无注意保护患者隐私。

4. 是否根据患者病情采取不同的更衣方法，病情稳定可采取半坐卧位或坐位更换；手术或卧床可采取轴式翻身法更换。

5. 更衣原则

（1）脱衣方法：无肢体活动障碍时，先近侧，后远侧；一侧肢体活动障碍时，先健侧，后患侧。

（2）穿衣方法：无肢体活动障碍时，先远侧，后近侧；一侧肢体活动障碍时，先患侧，后健侧。

（3）更衣过程中，注意保护伤口和各种管路，注意保暖。

（4）更衣可与温水擦浴、会阴护理等同时进行。

（十二）生命体征监测技术

【工作目的】

1. 护士测量方法正确，测量结果准确。

2. 记录准确，对异常情况沟通及时。

【工作目标】

安全、准确、及时测量患者的体温、脉搏、呼吸、血压，为疾病诊疗和制定护理措施提供依据。

【监控与管理】

1. 了解体温计消毒方法是否符合要求。

2. 了解护士是否告知患者，做好了测量生命体征准备。应避免测量生命体征前30分钟进食、冷热敷、洗澡、运动、灌肠、坐浴等影响生命体征的相关因素。

3. 评估护士对患者基本情况有无评估，对婴幼儿、老年痴呆、精神异常、意识不清、烦躁和不合作者，护士是否采取了恰当的体温测量方法。

4. 在测量脉搏前，护士有无评估患者脉搏部位的皮肤情况，避免在偏瘫侧、形成动静脉瘘侧肢体、术肢等部位测量脉搏。

5. 如果测量结果异常，发现体温和病情不相符时，有无及时采取进一步的措施或与医生沟通。

（十三）氧气吸入技术

【工作目的】

1. 患者／家属能够知晓护士告知的事项，对服务满意。

2. 确保吸氧过程安全。

【工作目标】

遵医嘱给予患者氧气治疗，改善患者缺氧状态，确保用氧安全。

【监控与管理】

1. 有无评估患者病情、呼吸状态、缺氧程度、鼻腔情况。

2. 是否告知患者安全用氧目的及注意事项，强调不能自行调节氧流量，自行关闭氧流量，做好四防，即防震、防火、防热、防油。

3. 应遵医嘱，选择合适的氧疗方法。

4. 应遵医嘱，根据病情调节合适的氧流量。

5. 使用氧气时，应先调节氧流量后应用。停用氧气时，应先拔出导管或面罩，再关闭氧气开关。

6. 在患者吸氧的过程中有无密切观察氧气治疗的效果，发现异常及时报告医师处理。

7. 是否严格遵守操作规程，注意用氧安全。

（十四）经鼻／口腔吸痰法

【工作目的】

1. 清醒的患者能够知晓护士告知的事项，并配合操作。

2. 护士操作过程规范、安全、有效。

【工作目标】

充分吸出痰液，保持患者呼吸道通畅，确保患者安全。

【监控与管理】

1. 是否遵循无菌技术、标准预防、消毒隔离原则。

2. 有无告知患者，做好准备，如有义齿应取出。

3. 有无评估患者生命体征、病情、意识状态、合作程度、氧疗情况、血氧饱和度（oxygen saturation，$SpO_2$）、咳嗽能力，痰液的颜色、量和黏稠度，按需吸痰。

4. 是否根据患者的情况选择粗细、长短、质地适宜的吸痰管。吸痰管是否一用一换。

5. 吸痰前后应给予高流量氧气吸入2分钟。

6. 吸痰压力调节是否合适。

7. 应注意插入吸痰管时不要带负压。吸痰时应旋转上提，自深部向上吸净痰液，避免反复上提。每次吸痰时间<15秒。

8. 吸痰过程中应密切观察患者的痰液情况、心率和$SpO_2$，当出现心率下降或 $SpO_2$低于90％时，立即停止吸痰，待心率和$SpO_2$恢复后再吸，准确判断吸痰效果。

9. 吸痰过程中应鼓励患者咳嗽。

（十五）经气管插管／气管切开吸痰法

【工作目的】

1. 清醒的患者能够知晓护士告知的事项，并配合操作。

2. 护士操作过程规范、安全、有效。

【工作目标】

充分吸出痰液，保持患者呼吸道通畅，确保患者安全。

【监控与管理】

1. 是否遵循无菌技术、标准预防、消毒隔离原则。

2. 有无告知患者，做好准备。

3. 操作前应评估患者生命体征、病情、意识状态、合作程度、呼吸机的参数、$SpO_2$、气道压力，痰液的颜色、量和黏稠度，按需吸痰。

4. 操作时应选择粗细、长短、质地适宜的吸痰管。吸痰管应一用一换。

5. 吸痰前后给予100％的氧气吸入2分钟，如呼吸道被痰液堵塞、窒息，应立即吸痰。

6. 调节吸痰压力是否合适。

7. 吸痰过程中应密切观察患者的痰液情况、心率和$SpO_2$，当出现心率下降或$SpO_2$低于90％时，应立即停止吸痰，待心率和$SpO_2$恢复后再吸。准确判断吸痰效果。

8. 注意插入吸痰管时不要带负压。吸痰时应旋转上提，自深部向上吸净痰液，避免反复上提。每次吸痰时间<15秒。

9. 吸痰过程中应鼓励患者咳嗽。

（十六）心电监测技术

【工作目的】

1. 患者／家属能够知晓护士告知的事项，对服务满意。

2. 护士操作规范。

【工作目标】

遵医嘱正确监测患者心率、心律变化，动态评价病情变化，为临床治疗提供依据。

【监控与管理】

1. 是否有评估患者病情、意识状态、皮肤状况。

2. 对清醒患者，有无告知监测目的，以取得患者合作。

3. 选择导联是否正确，设置报警界限，检查有无关闭报警声音，应开启报警声音。

4. 做好知识宣教，交代患者及家属不要自行移动或者摘除电极片，避免在监测仪附近使用手机，以免干扰监测波形。

5. 应密切观察心电图波形，及时处理异常情况。

6. 掌握患者电极片有无过敏，若皮肤出现瘙痒、疼痛等情况时，及时告诉医护人员。

7. 定时更换电极片和电极片位置，应避开伤口处；更换前应用干毛巾轻擦患者皮肤处，避免汗液使电极片接触不良。

8. 停用时，应先向患者说明，取得合作后关机，断开电源。

（十七）物理降温法

【工作目的】

1. 患者／家属能够知晓护士告知的事项，对服务满意。

2. 护士操作过程规范。

【工作目标】

遵医嘱安全地为患者实施物理降温，减轻患者不适。

【监控与管理】

1. 是否已告知患者，做好准备。评估患者病情、意识、局部组织灌注情况、皮肤情况、配合程度、有无酒精过敏史。

2. 是否已告知患者物理降温的目的及注意事项。

3. 是否交代患者在高热期间摄入足够的水分。

4. 操作过程中，有无保护患者的隐私。

5. 实施物理降温时应观察局部血液循环和体温变化情况。应重点观察患者皮肤状况，如患者发生局部皮肤苍白、青紫或者有麻木感时，应立即停止使用，防止冻伤发生。

6. 物理降温时，应当避开患者的枕后、耳郭、心前区、腹部、阴囊及足底部位。

7. 30分钟后复测患者体温，并及时记录患者的体温和病情变化，应及时与医师沟通，严格交接班。

（十八）协助患者进食／水

【工作目的】

1. 患者／家属能够知晓护士告知的事项，对服务满意。

2. 患者出现异常情况时，护士处理及时。

【工作目标】

协助不能自理或部分自理的患者进食／水，保证进食／水及安全。

【监控与管理】

1. 是否遵循安全的原则。

2. 告知患者，做好准备。护士有无评估患者的病情、饮食种类、液体出入量、自行进食能力，有无偏瘫、吞咽困难、视力减退等。

3. 是否掌握患者有无餐前、餐中用药，保证治疗效果。

4. 协助患者进食过程中，评估护士有无注意食物温度、软硬度及患者的咀嚼能力，观察有无吞咽困难、呛咳、恶心、呕吐等。

5. 操作过程中是否与患者沟通，给予饮食指导，如有治疗饮食、特殊饮食，是否按医嘱给予指导。

6. 患者进餐完毕，护士有无清洁并检查口腔，及时清理用物及整理床单位，保持其适当体位。

7. 对于需要记录出入量的患者，应准确记录患者的进食／水时间、种类、食物含水量等。

8. 患者进食／水延迟时，护士应进行交接班。

（十九）鼻饲技术

【工作目的】

1. 患者／家属能够知晓护士告知的事项，对服务满意。

2. 护士操作过程规范、准确、动作轻巧，患者配合。

3. 确保胃管于胃内，固定稳妥。

【工作目标】

遵医嘱为不能经口进食的患者灌入流质液体，保证患者摄入足够的营养、水分和药物。

【监控与管理】

1. 是否遵循查对制度、标准预防、消毒隔离原则。

2. 有无告知患者／家属鼻饲的目的、注意事项，以取得患者的配合。

3. 操作前有无评估患者病情、意识状态、合作程度、鼻腔是否通畅、有无消化道狭窄或食管静脉曲张，以往是否有插胃管的经历；评估患者的消化、吸收、排泄功能和进食需求。应根据评估结果选择合适的胃管和鼻饲时机。

4. 如需插胃管应先准确测量并标识胃管插入的长度。插管过程中指导患者配合技巧。昏迷患者应先将头向后仰，插至咽喉部（约15分钟），再用一手托起头部，使下颌靠近胸骨柄，插至需要的长度。如插入不畅，应检查胃管是否盘曲在口腔中。插管过程中如发现剧烈呛咳、呼吸困难、发绀等情况，应立即拔出，休息片刻后重插。插入适当深度并检查胃管是否在胃内。

5. 鼻饲前是否了解上一次鼻饲时间、进食量；有无检查胃管是否在胃内以及有无胃潴留，检查方法是否正确；胃内容物超过150毫升时，应当通知医师减量或者暂停鼻饲。

6. 鼻饲前后应用温开水20毫升冲洗管道，防止管道堵塞。

7. 缓慢灌注鼻饲液，温度38～40℃。鼻饲混合流食，应当间接加温，以免蛋白凝固。

8. 鼻饲给药时应先研碎，溶解后注入。

9. 对长期鼻饲的患者，是否有定期更换胃管。

10. 鼻饲管固定是否稳妥，固定时应考虑患者舒适度。

11. 插入胃管后有无告知患者及家属注意事项。

## （二十）胃肠减压技术

【工作目的】

1. 患者／家属能够知晓护士告知的事项，对服务满意。

2. 护士操作过程规范、准确、动作轻巧，患者配合。

3. 确保胃管于胃内，固定稳妥，保持有效胃肠减压。

【工作目标】

遵医嘱为患者留置胃管，持续抽出胃内容物，达到减压。患者能够了解有关知识并配合。

【监控与管理】

1. 是否遵循查对制度，符合无菌技术、标准预防原则。

2. 有无告知患者／家属留置胃管的目的、注意事项，取得患者的配合。

3. 有无评估患者病情、意识状态、合作程度，患者鼻腔是否通畅，有无消化道狭窄或食管静脉曲张等，了解患者是否有以往插管的经验，根据评估结果选择合适的胃管。

4. 胃管插入的长度测量是否准确，并做好标识。

5. 插管过程中有无指导患者配合技巧，安全顺利地插入胃管。

6. 昏迷患者应先将其头向后仰，插至咽喉部（约1～5厘米），再用一手托起头部，使下颌靠近胸骨柄，插至需要的长度。如插入不畅，应检查胃管是否盘曲在口腔中。插管过程中如发现剧烈呛咳、呼吸困难、发绀等情况，应立即拔出，休息片刻后重插。

7. 准确判断胃管是否在胃内，方法是否准确。

8. 调整减压装置，将胃管与负压装置连接，妥善固定于床旁。

9. 有无告知患者留置胃肠减压管期间禁止饮水和进食，保持口腔清洁。

10. 是否妥善固定胃肠减压装置，防止变换体位时加重对咽部的刺激，以及胃管受压、脱出等，保持有效减压状态。

11. 按时观察引流物的颜色、性质、量，并记录24小时引流总量；如有异常应及时报告医生进行处理。

12. 留置胃管期间有无加强患者的口腔护理。

13. 胃肠减压期间，要注意观察患者水、电解质及胃肠功能恢复情况。

14. 应及时发现并积极预防和处理与引流相关的问题。

（二十一）导尿技术

【工作目的】

1. 患者／家属知晓护士告知的事项，对操作满意。

2. 操作规范、安全，未给患者造成不必要的损伤。

3. 尿管与尿袋连接紧密，引流通畅，固定稳妥。

【工作目标】

遵医嘱为患者导尿，患者能够知晓导尿的目的并配合。

【监控与管理】

1. 是否遵循查对制度，符合无菌技术、标准预防原则。

2. 有无告知患者／家属留置尿管的目的、注意事项，以取得患者的配合。

3. 是否评估患者的年龄、性别、病情、合作程度、膀胱充盈度、局部皮肤等。根据评估结果，选择导尿管是否合适。

4. 导尿过程中应严格遵循无菌技术操作原则，避免污染，保护患者隐私。

5. 为男性患者插尿管时，遇有阻力，特别是尿管经尿道内口、膜部、尿道外口的狭窄部、耻骨联合下方和前下方处的弯曲部时，嘱患者缓慢深呼吸，慢慢插入尿管。

6. 插入气囊导尿管后向气囊内注入10～15毫升无菌生理盐水，轻拉尿管以证实尿管固定稳妥。

7. 尿潴留患者一次导出尿量应不超过1000毫升，以防出现虚脱和血尿。

8. 有无指导患者在留置尿管期间保证充足液体入量，以预防发生结晶和感染。

9. 指导患者在留置尿管期间应防止尿管打折、弯曲、受压、脱出等情况发生，以保持尿管的通畅。

10. 指导患者保持尿袋高度低于耻骨联合水平，以防止逆行感染。

11. 指导长期留置尿管的患者进行膀胱功能训练及骨盆底肌的锻炼，以增强控制排尿的能力；评估患者锻炼方法是否准确、有效；指导患者留置尿管期间，尿管要定时夹闭。

（二十二）灌肠技术

【工作目的】

1. 患者／家属能够知晓护士告知的事项，对服务满意。

2. 护士操作过程规范、准确。

3. 达到各种灌肠治疗的效果，无并发症发生。

【工作目标】

遵医嘱准确、安全地为患者实施不同治疗需要的灌肠；清洁肠道，解除便秘及肠胀气；降温；为诊断性检查及手术做准备。

【监控与管理】

1. 有无评估患者的年龄、意识、情绪及配合程度，有无灌肠禁忌证。对急腹症、妊娠早期、消化道出血的患者应禁止灌肠；肝性脑病患者应禁用肥皂水灌肠；伤寒患者灌肠量不能超过500毫升，液面距肛门不得超过30厘米。

2. 是否告知患者及家属灌肠的目的及注意事项，指导患者配合。

3. 核对医嘱，做好准备，应评估灌肠溶液的浓度、剂量、温度是否适宜。

4. 协助患者取仰卧位或左侧卧位，注意保暖，保护患者隐私。阿米巴痢疾患者应取右侧卧位。

5. 按照要求置入肛管，判断肛管置入长度是否适宜，使灌肠溶液缓慢流入并观察患者反应。

6. 灌肠过程中，患者如有便意，应指导患者做深呼吸，同时适当调低灌肠筒的高度，减慢流速；患者如有心慌、气促等不适症状，应立即平卧，避免发生意外。

7. 对患者进行降温灌肠时，灌肠后保留30分钟后再排便，排便后30分钟测体温。

8. 清洁灌肠应反复多次，首先用肥皂水，再用生理盐水，直至排出液澄清、无粪便为止。

9. 灌肠完毕，嘱患者平卧，根据灌肠目的保持适当时间再排便并观察大便性状。

10. 操作结束后，应做好肛周清洁，整理床单。

11. 观察排出大便的量、颜色、性质及排便次数并做好记录，有异常应及时报告医生进行处理。

（二十三）失禁护理

【工作目的】

1. 患者／家属能够知晓护士告知的事项，对服务满意。

2. 患者皮肤清洁，感觉舒适。

【工作目标】

对失禁的患者进行护理，保持局部皮肤的清洁，增加患者舒适度。

【监控与管理】

1. 是否遵循标准预防、消毒隔离、安全的原则。

2. 评估患者的失禁情况，准备相应的物品。

3. 护理过程中，护士有无与患者沟通，做到清洁到位，注意保暖，保护患者隐私。

4. 根据病情，应遵医嘱采取相应的保护措施，如小便失禁给予留置尿管，对男性患者可以采用尿套技术，女性患者可以采用尿垫等，在使用过程中有无与患者及家属沟通，取得其理解。

5. 护士有无鼓励并指导患者进行膀胱功能及盆底肌的训练，评估患者训练方法是否准确，其效果如何。

6. 床单是否保持清洁、干燥。

（二十四）床上使用便器

【工作目的】

1. 患者／家属能够知晓护士告知的事项，对服务满意。

2. 患者皮肤及床单清洁，皮肤无擦伤。

【工作目标】

对卧床的患者提供便器，满足其基本需求。

【监控与管理】

1. 是否遵循标准预防、消毒隔离、安全的原则。

2. 有无评估患者的生活自理能力及活动情况，帮助或协助患者使用便器，满足其需求。

3. 准备并检查便器，查看便器表面有无破损、裂痕等。有无注意保暖，保护患者隐私。

4. 护理过程中，护士有无与患者沟通，询问患者有无不适主诉，及时处理。

5. 便后护士有无观察排泄物性状及骶尾部位的皮肤，如有异常处理是否及时。

6. 正确处理排泄物，清洁便器，床单是否保持清洁、干燥。

（二十五）留置尿管的护理

【工作目的】

1. 患者／家属能够知晓护士告知的事项，对服务满意。

2. 患者在留置尿管期间会阴部清洁，尿管通畅。

3. 患者出现异常情况时，护士处理及时。

【工作目标】

对留置尿管的患者进行护理，预防感染，提高患者舒适度，促进功能锻炼。

【监控与管理】

1. 是否遵循标准预防、消毒隔离、无菌技术、安全的原则。

2. 告知患者，做好准备。是否评估患者病情、尿管留置时间，尿液颜色、性状、量，膀胱功能，有无尿频、尿急、腹痛等症状。

3. 按需要准备用物及环境，有无注意保护患者隐私。

4. 对留置尿管的患者进行会阴护理，尿道口清洁，应保持尿管的通畅，准确观察尿液颜色、性状、量、透明度、气味等，是否注意倾听患者的主诉。

5. 留置尿管期间，是否妥善固定尿管及尿袋并做好相应的标识；评估尿袋的高度是否正确，不能高于膀胱；有无及时排放尿液；有无协助长期留置尿管的患者进行膀胱功能训练，训练方法是否正确，其疗效如何。

6. 根据患者病情，应鼓励患者摄入适当的液体。有无定期更换尿管及尿袋，做好尿道口护理。

7. 拔管后根据病情，应鼓励患者多饮水，观察患者自主排尿及尿液情况，有无排尿困难，是否及时处理。

（二十六）口服给药技术

【工作目的】

1. 患者／家属知晓护士告知的事项，对服务满意。

2. 帮助患者正确服用药物。

3. 及时发现不良反应，采取适当措施。

【工作目标】

遵医嘱正确为患者实施口服给药，并观察药物作用。

【监控与管理】

1. 是否遵循标准预防、安全给药的原则。

2. 给药前是否评估患者病情、过敏史、用药史、不良反应史。如有疑问应核对无误后方可给药。

3. 给药时应告知患者／家属药物相关注意事项，取得患者配合。

4. 应严格遵循查对制度，掌握患者所服药物的作用、不良反应以及某些药物服用的特殊要求。

5. 协助患者服药，为鼻饲患者给药时，应当将药物研碎溶解后由胃管注入。

6. 若患者因故暂不能服药，暂不发药，并做好交班。

7. 对服用强心苷类药物的患者，服药前应当先测脉搏、心率，注意其节律变化，如脉率低于每分钟60次或者节律不齐时，暂不服用并及时通知医师。

8. 观察患者服药效果及不良反应。如有异常情况及时与医师沟通。

（二十七）肌内注射技术

【工作目的】

1. 患者／家属知晓护士告知的事项，对服务满意。

2. 护士操作过程规范、准确。

【工作目标】

遵医嘱准确为患者肌内注射，操作规范，确保患者安全。

【监控与管理】

1. 是否遵循查对制度，符合无菌技术、标准预防、安全给药原则。

2. 有无告知患者，做好准备。是否评估患者病情、过敏史、用药史，以及注射部位皮肤情况。

3. 操作前有无告知患者药物名称及注意事项，取得患者配合。

4. 操作时选择合适的注射器，是否评估其注射部位，应避开皮下硬结处，以免影响其疗效；需长期注射者，有计划地更换注射部位，应避免形成皮下硬结。

5. 应协助患者采取适当体位，告知患者注射时勿紧张，肌肉放松。

6. 注射中、注射后是否有观察患者反应、用药效果及不良反应。

7. 需要两种药物同时注射时，应注意配伍禁忌。

8. 应根据药物的性质，掌握推注药物速度。

（二十八）皮内注射技术

【工作目的】

1. 患者／家属知晓护士告知的事项，对服务满意。

2. 护士操作过程规范、准确。

【工作目标】

遵医嘱准确为患者进行皮内注射，确保患者安全。

【监控与管理】

1. 是否遵循查对制度，符合无菌技术、标准预防、安全给药原则。

2. 检查皮试药液是否现用现配，剂量是否准确。

3. 操作前有无备好相应的抢救药物，检查设备是否处于备用状态。

4. 操作前有无告知患者，做好准备。是否评估患者病情、过敏史、用药史，以及注射部位皮肤情况。

5. 操作时有无告知患者药物名称及注意事项，取得患者配合。

6. 操作后有无告知患者皮试后20分钟内不要离开病房，不要按揉注射部位。

7. 密切观察病情，及时处理各种过敏反应。

8. 试验结果判断是否准确。对皮试结果阳性者，应在病历、床头或腕带、门诊病历醒目标记，并将结果告知医师、患者及家属，进行交班。

（二十九）皮下注射技术

【工作目的】

1. 患者／家属知晓护士告知的事项，对服务满意。

2. 护士操作过程规范、准确。

【工作目标】

遵医嘱准确为患者皮下注射，操作规范，确保患者安全。

【监控与管理】

1. 是否遵循查对制度，符合无菌技术、标准预防、安全给药的原则。

2. 有无告知患者，做好准备。评估患者病情、过敏史、用药史，以及注射部位皮肤情况。

3. 操作前有无告知患者药物名称及注意事项，取得患者配合。

4. 操作时选择合适的注射器，是否评估其注射部位，应避开皮下硬结处，以免影响其疗效；需长期注射者，有计划地更换注射部位，应避免形成皮下硬结。

5. 注射中、注射后应观察患者反应、用药效果及不良反应。

6. 皮下注射速效、短效、中效胰岛素时，应评估患者的食欲，根据不同型号胰岛素的起效时间来选择恰当的进餐时间，避免不必要的活动，注意安全。患者食欲缺乏时，应结合血糖情况请示医生是否减小胰岛素剂量或暂停胰岛素注射，应密切监测血糖波动情况。

7. 皮下注射长效胰岛素时应每日定时，避免不同时间注射使药效叠加而引起患者低血糖反应。

（三十）雾化吸入疗法

【工作目的】

1. 患者／家属能够知晓护士告知的事项，对服务满意。

2. 操作过程规范、安全，达到预期目的。

【工作目标】

遵医嘱为患者提供剂量准确、安全、雾量适宜的雾化吸入。

【监控与管理】

1. 是否遵循查对制度，符合标准预防、安全给药的原则。

2. 遵医嘱准备药物和雾化装置，有无检查装置性能。

3. 了解患者过敏史、用药史、用药目的、患者呼吸状况及配合能力。

4. 是否告知患者治疗目的、药物名称，指导患者配合。协助患者取合适体位。

5. 调节雾量是否适宜，给患者戴上面罩或口含嘴，指导患者吸入。气管切开的患者，可直接将面罩置于气管切开造口处。

6. 应观察患者吸入药物后的反应及效果。

7. 雾化吸入的面罩、口含嘴应一人一套，防止交叉感染。

（三十一）输液泵／微量注射泵的使用技术

【工作目的】

1. 患者／家属能够知晓护士告知的事项，对服务满意。

2. 护士操作规范、准确。

【工作目标】

遵医嘱正确使用输液泵／微量注射泵。

【监控与管理】

1. 是否遵循查对制度，符合无菌技术、标准预防、安全给药原则。

2. 是否告知患者，做好准备。有无评估患者生命体征、年龄、病情、心功能等情况及药物的作用和注意事项、患者的合作程度、输注通路的通畅情况及有无药物配伍禁忌。

3. 使用前有无告知患者输注药物名称及注意事项。

4. 使用前有无告知患者使用输液泵／微量注射泵的目的、注意事项及使用过程中不可自行调节。

5. 是否妥善固定输液泵／微量注射泵，按需设定参数。

6. 应随时查看指示灯状态。

7. 及时观察患者输液部位状况，观察用药效果和不良反应，发生异常情况及时与医师沟通并处理。

（三十二）密闭式周围静脉输液技术

【工作目的】

1. 患者／家属能够知晓护士告知的事项，对服务满意。

2. 操作过程规范、准确。

3. 及时发现不良反应，采取适当措施。

【工作目标】

遵医嘱准确为患者静脉输液，操作规范，确保患者安全。

【监控与管理】

1. 是否遵循查对制度，符合无菌技术、标准预防、安全给药原则。

2. 在静脉配制中心或治疗室进行配药、化疗和毒性药物是否在安全的环境下配制。药物是否现用现配，有无注意配伍禁忌。

3. 是否告知患者输液目的及输注药物名称，做好准备。评估患者过敏史、用药史及穿刺部位的皮肤、血管状况。协助采取舒适体位。

4. 评估静脉选择是否合适。老年、长期卧床、手术患者避免选择下肢浅静脉穿刺。患者如有静脉血栓形成，应避免同侧肢体静脉输液。

5. 穿刺成功后，妥善固定，保持输液通道通畅。

6. 是否根据患者病情、年龄、药物性质调节速度。应告知患者注意事项，强调不要自行调节输液速度。

7. 观察患者输液部位状况及有无输液反应，及时处理输液故障，对于特殊药物、特殊患者应密切巡视。需避光的药物应采取避光措施，并告知患者注意事项。

8. 拔除输液后，嘱咐患者轻压穿刺点3～5分钟，按压时勿用力过大、勿揉，凝血机制差的患者适当延长按压时间，直至不出血为止。

（三十三）密闭式静脉输血技术

【工作目的】

1. 患者／家属能够知晓护士告知的事项，对服务满意。

2. 护士操作过程规范、准确。

3. 及时发现输血反应，妥善处理。

【工作目标】

遵医嘱为患者正确、安全地静脉输血，操作规范，及时发现、处理并发症。

【监控与管理】

1. 是否遵循查对制度，符合无菌技术、标准预防、安全输血原则。

2. 输血前告知患者，做好准备。有无评估患者生命体征、输血史、输血目的、合作能力、心理状态和血管状况。告知患者输血的目的、注意事项和不良反应。

3. 是否严格执行查对制度。输血核对必须双人核对，包括取血时核对，输血前、中、后核对和发生输血反应时的核对。核对内容包括患者姓名、性别、床号、住院号、血袋号、血型、血液数量、血液种类、交叉试验结果、血液有效期、血袋完整性和血液的外观。发生输血反应时核对用血申请单、血袋标签、交叉配血试验记录及受血者与供血者的血型，并保留输血装置和血袋。

4. 建立合适的静脉通道，密切观察患者。出现不良反应，应立即停止输血，更换输液器保留输液通道，并通知医师及时处理。

5. 血制品应在产品规定的时间内输完，输入2个以上供血者的血液时，应在2份血液之间允许输入0.9%氯化钠注射液进行冲管。

6. 应加强输液巡视，开始输血时速度宜慢，观察15分钟，无不良反应后，将滴速调节至要求速度。输血时，血液制品内不得随意加入其他药物。

7. 输血完毕，储血袋在4℃冰箱保存24小时。

（三十四）静脉留置针技术

【工作目的】

1. 患者／家属能够知晓护士告知的事项，对服务满意。

2. 护士操作过程规范、准确。

【工作目标】

正确使用留置针建立静脉通道，减少患者反复穿刺的痛苦。

【监控与管理】

1. 是否遵循查对制度，符合无菌技术、标准预防、安全静脉输液的原则。

2. 有无告知患者留置针的作用、注意事项及可能出现的并发症。

3. 有无评估患者病情、治疗、用药以及穿刺部位的皮肤和血管状况。

4. 应选择弹性适当的血管穿刺，正确实施输液前后留置针的封管及护理，标明穿刺日期、时间并签名。

5. 严密观察留置针有无脱出、断裂，应及时处置相关并发症。

6. 输液过程中要观察患者局部有无红、肿、热、痛等静脉炎表现，根据输注药物的不同性质应及时予以处置。

7. 是否做好知识宣教，应嘱患者穿刺处勿沾水，敷料潮湿、卷边要随时更换，留置针侧肢体避免剧烈活动或长时间下垂等。

8. 每次输液前后应当检查患者穿刺部位及静脉走向有无红、肿，询问患者有关情况，发现异常时及时拔除导管，给予处理。

9. 封管方法是否有效，应保持输液通道通畅。

（三十五）静脉注射技术

【工作目的】

1. 患者／家属知晓护士告知的事项，对服务满意。

2. 护士操作过程规范、准确。

【工作目标】

遵医嘱准确为患者静脉注射，操作规范，确保患者安全。

【监控与管理】

1. 是否遵循查对制度，符合无菌技术、标准预防、安全给药原则。

2. 应在静脉配制中心或治疗室进行配药，药物要现用现配，注意配伍禁忌。

3. 注射前应告知患者，做好准备。评估患者过敏史、用药史，以及穿刺部位的皮肤、血管状况。

4. 注射时有无告知患者输注药物名称及注意事项。

5. 应协助患者取舒适体位。

6. 应根据病情及药物性质掌握注入药物的速度，必要时使用微量注射泵。使用注射泵前应给患者做好宣教，以取得理解和支持。

7. 静脉注射过程中，观察局部组织有无肿胀，需严防药液渗漏，及时观察病情变化。

8. 拔针后，嘱咐患者按压穿刺点3~5分钟，勿用力按压、勿揉，凝血机制差的患者适当延长按压时间至不出血为止。

### （三十六）静脉血标本的采集技术

【工作目的】

1. 患者/家属能够知晓护士告知的事项，对服务满意。

2. 护士操作过程规范、准确。

3. 采取标本方法正确，标本不发生溶血，抗凝标本无凝血，符合检验要求。

【工作目标】

遵医嘱准确为患者采集静脉血标本，操作规范，确保患者安全。

【监控与管理】

1. 是否遵循查对制度，符合无菌技术，标准预防原则。

2. 有无评估患者的病情、静脉情况，准备用物。若患者正在进行静脉输液、输血，不宜在同侧手臂采血。

3. 应告知患者/家属采血的目的及采血前后的注意事项。

4. 协助患者，取舒适体位。

5. 采血后指导患者压穿刺点5~10分钟，勿用力按压、勿揉，凝血机制差的患者适当延长按压时间至不出血为止。

6. 抽血培养时，应在患者高热时，使用降温措施前、抗生素前采血，抽血量要准确。

7. 血培养瓶应用乙醇消毒，不宜使用碘制剂消毒。

8. 按要求正确处理血标本，尽快送检。

## 二、常用抢救技术的内容与管理

### （一）危重患者的抢救工作及支持性护理

1. 危重患者抢救工作的组织管理　危重患者病情重而复杂、变化快，随时可能发生生命危险，病区应切实地做好患者的抢救管理工作，护士应全面、仔细、缜密地观察病情，判断疾病转归。

（1）成立抢救小组：抢救小组一般可分为全院性和科室（病区）性抢救两种。全院性抢救一般用于大型灾难性突发事件，由院长组织实施，各科室均参与抢救工作。科室性抢救一般由科主任、护士长负责组织实施，各级医护人员必须服从指挥，在抢救过程中要态度认真，动作迅速准确，既要分工明确，又要密切配合。在医生到达前，护士应根据病情需要，予以适当、及时的紧急处理，如吸氧、吸痰、监测生命体征、止血、配血、人工呼吸、胸外心脏按压、建立静脉通道等。

（2）制订抢救方案：护士应参与抢救方案的制定，明确抢救措施与程序。抢救中责任明确，密切配合，使得危重患者及时、迅速地得到救治。

（3）制订护理计划：明确护理诊断与预期目标，确定护理措施，根据问题的轻重缓急，解决患者现存的或潜在的健康问题。

（4）做好查对工作和抢救记录：各种急救药物必须经两人核对，确认后方可使用。一切抢救工作均应做好记录，要求字迹清晰、及时准确，注明执行时间，执行者签全名。

（5）医护配合、互通信息：安排护士参加医生组织的查房、会诊、病例讨论，熟悉危重患者的病情、重点监测项目及抢救过程，做到心中有数，配合恰当。

（6）抢救物品的科学管理：抢救室内应备有完善的抢救器械和药品，严格执行"五定"制度，即定数量、定点安置、定专人管理、定期消毒灭菌、定期检查维修，保证抢救时使用；抢救室内物品一律不得外借，值班护士班班交接，并做记录。护士应熟悉抢救器械的性能和使用方法，并能排除一般故障，使急救物品完好率达100%。每次抢救用物使用后应及时清理、消毒和补充，物归原处并保持整齐清洁。传染患者，应按传染病要求进行消毒、处理，严格控制交叉感染。

（7）切实做好交接班工作：认真做好危重患者的各项护理措施的交接工作，保证抢救和护理措施的落实。

2. 危重患者的支持性护理　危重患者身体极度衰弱，抵抗力低，治疗措施多，易引起并发症。护士不仅要注意高科技的护理，也应加强基础护理，预防并发症的发生，促进患者早日康复。

（1）危重患者常见的护理问题：危重患者面临的主要健康问题是生理需要不能得到及时的满足。

1）与呼吸有关的护理问题如下：

误吸的危险：常见的原因有咳嗽及吞咽反射减弱或消失等。

清理呼吸道无效：常见的原因有中枢神经系统功能紊乱，致其咳嗽及吞咽反射减弱等。

气体交换受损：常见的原因有呼吸中枢功能紊乱等。

2）与生理交换有关的护理问题如下：

营养失调（消瘦）：常见原因为患者进食少，机体分解代谢增强等。

尿潴留：常见的原因有膀胱逼尿肌无力、缺乏隐蔽环境等。

完全性尿失禁：常见的原因有意识障碍等。

便秘：常见的原因有长期卧床，活动减少，肠蠕动减慢等。

排便失禁：常见的原因有意识障碍、肛门括约肌失控等。

3）与安全有关的护理问题如下：

受伤的危险：常见的原因有意识障碍等。

皮肤完整性受损的危险：常见原因有长期卧床不能翻身、营养不良等。

4）与活动有关的护理问题：

自理缺陷：常见的原因有患者体力及耐力下降、意识障碍等。

废用综合征的危险：常见的原因有长期卧床、不能运动等。

5）与感觉有关的护理问题：如焦虑，常见的原因是面临疾病威胁。

（2）危重患者的支持性护理如下：

1）密切观察病情变化：病情监测对抢救危重患者的生命十分重要，它能及时发现异常情况，为准确有效地抢救患者生命提供重要依据。护士须密切观察患者的生命体征、意识、瞳孔及其他情况，随时了解心、肺、脑、肝、肾等重要脏器的功能及治疗反应与效果，及时、正确地采取有效的救治措施。

2）保持呼吸道通畅：清醒患者应鼓励其定时做深呼吸或轻拍背部，以助分泌物咳出；昏迷患者常因咳嗽、吞咽反射减弱或消失，呼吸道分泌物及唾液等积聚喉头，而引起呼吸困难甚至窒息，故应使患者头偏向一侧，及时吸痰与清理呕吐物，保持呼吸道通畅；人工气道者，可每日反复多次进行叩背、气道雾化、吸痰，以改善通气状况。通过深呼吸咳嗽训练、肺部物理治疗、吸痰等措施，预防分泌物淤积、坠积性肺炎及肺不张等。

3）补充营养及水分：危重患者机体分解代谢增强、消耗大，对营养物质的需要量增加，而患者多因胃纳不佳，消化功能减退而摄入不足。为保证患者有足够营养和水分，维持体液平衡，护士应设法增进患者的食欲，协助自理缺陷的患者进食；对不能进食者，可采用鼻饲或胃肠外营养。对大量引流或体液丧失等水分丢失较多的患者，应用相应途径补充足够的水分。

4）确保患者安全：对躁动和意识障碍（谵妄或昏迷）的患者，要加强安全护理，合理使用保护具，防止意外发生。牙关紧闭、抽搐的患者，可用牙垫、开口器等，防止舌咬伤；室内光线宜暗，工作人员动作要轻，避免因外界刺激而引起抽搐；药物治疗过程中，应准确执行医嘱，确保患者的药疗安全。

5）五官及皮肤护理：危重患者眼、口、鼻腔经常存有分泌物，应经常用湿棉球或纱布擦拭，保持清洁。对眼睑不能自行闭合者应注意眼睛护理，可涂眼药膏或覆盖油性纱布，以防角膜溃疡和结膜炎。加强口腔护理，增进患者食欲，对不能经口腔进食者，更应做好口腔护理，防止发生口腔炎症、口腔溃疡、腮腺炎、口臭等。危重患者由于长期卧床、大小便失禁、大量出汗、营养不良等因素，有发生皮肤完整性受损的危险，故应加强皮肤护理，注意交接班，防止皮肤发生感染。

6）做好排泄护理：危重患者自理能力差，应协助患者大小便。如发生尿潴留，可采用诱导排尿的方法，以减轻患者的痛苦，必要时导尿；如留置尿管者，应执行留置尿管护理常规，保持通畅，防止泌尿系统感染的发生。便秘者可给予缓泻药物或行灌肠。有大小便失禁者应注意清洁会阴部，保持局部皮肤清洁、干燥，防止压疮的发生。

7）做好肢体关节护理：病情平稳时，应尽早进行被动肢体运动，每日2～3次；方法是将肢体进行伸屈、内收、外展、内旋、外旋等，同时做按摩；其目的是促进血液循环，增加肌肉张力，帮助恢复功能，预防肌腱、韧带退化，肌肉萎缩、关节僵硬、静脉血栓形成和足下垂等不良反应的发生。

8）加强引流管护理：危重患者可带有多种导管，应注意妥善固定、安全防止；防止扭曲、受压、堵塞、脱落，保持其通畅，发挥其应有的作用；定期更换与消毒引流管及引流瓶，严格执行无菌操作技术，防止逆行感染。

9）注重心理护理：危重患者常表现出各种各样的心理问题，突发的意外事件或急性患者表现恐惧、焦虑、悲伤、过分敏感等。因此，在抢救危重患者生命的同时，护士还须努力做好心理护理，以配合治疗。

### （二）抢救设备及物品管理

病区应设立抢救室，安置在护士工作站最近的单人病房。抢救室要求宽敞、整洁、安静、光线充足。

1. 抢救床　以能升降的活动床为佳，另备木板一块，作为胸外心脏按压板。

2. 抢救车　车上的物品有以下几种。

（1）急救药品。

（2）各种无菌物品及无菌急救包：无菌急救包内有气管插管包、气管切开包、静脉切开包、导尿包、各种穿刺包、吸痰包、缝合包等。无菌物品有各种注射器及针头、输液器及输液针头、输血器、无菌手套、各种型号及用途的橡胶或硅胶导管、无菌治疗巾、无菌敷料。

（3）一般用物：治疗盘、血压计、听诊器、开口器、压舌板、舌钳、牙垫、手电筒、止血带、玻璃接头、夹板、宽胶布、砂轮、棉签、火柴、酒精灯、皮肤消毒用物、多头电源插座等。

3. 抢救器械　氧气筒及给氧装置或中心供氧系统、电动吸引器或中心负压吸引装置、电除颤仪、心脏起搏器、心电监护仪、简易呼吸器、呼吸机、电动洗胃机等。

### （三）常用抢救护理技术

1. 吸痰法　是利用机械吸引的方法，经口、鼻或人工气道将呼吸道分泌物吸除，以保持呼吸道通畅的一种治疗手段。临床上最常用的是中心吸引装置吸痰法和电动吸引器吸痰法。紧急状态下可用50～100毫升的注射器抽吸痰液，或者是口对口深吸气吸取呼吸道分泌物，以保持呼吸道通畅。

（1）电动吸引器吸痰法：

①操作步骤如下：

核对解释：备齐用物携至患者床边，核对患者并解释，以取得合作。

检查机器：接通电源，打开吸引开关，检查吸引器的性能；连接好吸痰管，并用生理盐水试吸，观察导管是否通畅，同时湿润吸痰管。

调节负压：吸引负压一般成人40.0～53.3千帕；儿童应按年龄调节，新生儿<13.3千帕；婴幼儿13.3～26.6千帕；儿童<39.9千帕。

抽吸痰液：将患者头转向操作者，检查口、鼻腔情况，昏迷患者可用压舌板或张口器帮助张口。一手折叠导管末端（与玻璃接管的连接处），以免负压损伤黏膜；另一手用无菌镊持吸痰管头端插入口腔咽部，放松吸痰管末端反折处，将口腔咽部分泌物吸尽。如为脚踏吸引器，则先放好吸痰管再踩动吸引器开关。气管内有痰时，另换无菌吸痰管经咽部进入气管吸引。吸痰时动作要轻柔、迅速，从深部向上提拉，左右旋转，吸尽痰液。每次吸痰时间不超过15秒，导管推出后用生理盐水抽吸冲洗，以防导管被痰液堵塞。如自口腔吸痰有困难，可经鼻腔插管吸痰（颅底骨折有脑脊液鼻漏的患者禁用）；有气管插管或气管切开者，可由插管或套管内吸痰，需严格无菌操作。吸痰过程中，随时擦净喷出的分泌物。

观察记录：吸痰过程中，观察患者面色及吸痰前后呼吸频率的改变，同时检查口鼻黏膜有无损伤，注意吸出物的性质、颜色、黏稠度及量等，并做好记录。

整理消毒：吸痰毕，关上吸引开关，取下的吸痰管按要求消毒处理，将玻璃接管插入消毒液的试管或瓶中浸泡，将储液瓶清洁消毒后备用。

②操作流程：备齐用物携至床边→核对、解释→接通电源→打开吸引开关→检查吸引器性能→连接好吸痰管→并用生理盐水试吸→湿润吸痰管→调节负压→抽吸痰液→观察记录→整理消毒。

③注意事项如下：执行无菌操作，吸痰盘内用物每天更换1～2次，吸痰导管每次更换，加强口腔护理，使用呼吸机或缺氧严重患者，吸痰前可加大氧流量，再行吸痰操作。密切观察病情，当发现喉头有痰鸣音或排痰不畅时应及时抽吸。插管前先吸少量无菌生理盐水，检查导管是否通畅，如痰液黏稠，可交替使用超声雾化吸入，或缓慢滴入少量的无菌生理盐水，或滴入的生理盐水中加入化痰药物，使痰稀释，并辅以叩拍胸背促进痰液吸出。每次抽吸时间不宜过长（不超过15秒），痰未吸尽时，间隔3～5分钟再抽吸，以免影响患者的呼吸。

为婴幼儿吸痰时，吸痰管要细，动作要轻柔，负压不可过大，以免损伤黏膜。储液瓶内的液体应及时倾倒，做好清洁消毒处理。电动吸引器连续使用时间每次不超过2小时。

（2）中心吸引装置吸痰法：目前各大医院均设有中心负压吸引装置，吸引管道连接至各病床单位，十分方便。使用时将吸引器后盖的两个挂孔，对准固定在墙上或壁盒上的两个挂轴，把吸引器挂牢，将吸引器插头插入吸引快速密封插座，听到"咔嚓"声时为接好。玻璃接管与吸引器导管连接按增加的方向旋动调节手轮，仪器即可接通真空管路的负压，检查吸引性能正常后即可抽吸，中心吸引装置吸痰法操作步骤与电动吸引器吸痰法相同。

（3）注射器吸痰法：一般可用50毫升或,100毫升注射器连接吸痰管抽吸，以保持呼吸道通畅。注射器负压吸引力小，仅适用于家庭病床或无电动吸引条件的紧急情况。

（4）效果评价：①患者呼吸道的分泌物及时吸出，缺氧症状得到改善，呼吸平稳，患者未发生呼吸道黏膜损伤。②护患沟通有效，患者有安全感，愿意配合。

2. 氧气吸入法　是通过输入氧气，以提高动脉血氧分压（partial pressure of oxygen in arterial blood，$PaO_2$）和动脉血氧饱和度（oxygen saturation in arterial blood，$SaO_2$），纠正各种原因造成的缺氧状态，促进组织的新陈代谢，维持机体生命活动的一种治疗方法。临床主要用于因呼吸系统疾病而影响肺活量者；心肺功能不全使肺部充血而致呼吸困难者；各种中毒引起的呼吸困难者；昏迷患者；某些外科手术前后、大出血休克患者以及分娩时产程过长或胎心音不良等。

（1）吸氧方法：鼻导管给氧法、鼻塞给氧法、漏斗给氧法、面罩给氧法、头罩式给氧法等。

（2）操作步骤如下：

1）装氧气表：氧气筒吸氧：吹气除尘，打开氧气筒上总开关，放出少量氧气，以吹去气门上的灰尘，立即关好。安装氧气表，将氧气表倾斜15°，用手初步拧紧旋钮，再用扳手旋紧，使氧气表直立，湿化瓶内装1／3～1／2满冷开水或蒸馏水，接好湿化瓶。接管与检查：将橡胶管一端接湿化瓶，检查氧气表下端的流量调节阀（小开关）关好后，打开总开关（大开关），再开流量调节阀，检查是否通畅、漏气，关闭流量调节阀，推至病房备用。

氧气管道化吸氧（中心供氧吸氧法）：装流量表和湿化瓶，将消毒处理过的给氧装置携至床边，右手持氧气流量表及湿化瓶，对准床旁中心供氧装置的氧气输出插座孔插入，听到"咔嚓"声即为接好。接管及检查，将橡胶管连接在氧气湿化瓶上，打开流量表开关，检查氧气流出通畅、全套装置安装合适、无漏气，关流量开关。

2）核对解释：将用物推至患者床旁，核对患者并做好解释工作，检查并询问患者有无鼻腔手术及外伤史。

3）清洁鼻腔：选择一侧鼻腔，用湿棉签清洁。

4）连接鼻导管：选择一侧鼻腔，用湿棉签清洁。

5）调节氧流量：根据病情调节氧流量。

6）放置鼻塞：直接将鼻塞（单腔或双腔）塞入鼻前庭，双腔鼻塞管鼻塞部塞入鼻腔后应绕过双侧耳后固定于颌下，积累适宜。

7）记录观察：记录患者床号、姓名、给氧时间、氧流量、护士签名。观察吸氧装置是否通畅、安全；缺氧状况是否改善；湿化瓶内定期添加湿化液；压力表指针是否接近0.5兆帕。

8）停止用氧（患者的缺氧症状解除，或用氧间歇时）拔出鼻塞，分离鼻塞导管放入弯盘中，安置患者于舒适体位；关总开关，待压力表指针指向"0"时再关小开关（流量表）。

9）整理记录：整理用物，分类消毒处理；洗手后记录停止用氧时间、用氧效果。

10）卸氧气表：氧气筒内的氧气接近0.5兆帕，将氧气表卸下，准备再次充氧备用。卸下湿化瓶，用扳手旋松氧气表的螺帽，再用手旋开，将氧气表卸下；氧气表消毒处理后放在指定的地方备用。

（3）操作流程：以鼻塞吸氧为例：装氧气表→核对解释→清洁鼻腔→连接鼻塞导管→调节氧流量→记录观察→交代注意事项。

（4）注意事项：

1）严格遵守操作规程，注意安全用氧，切实做好"四防"，防震、防火、防油、防热。

2）先调节流量后吸氧（先调后用）；停用氧时先拔出鼻塞或给氧导管，再关闭氧气开关（先拔后关）；中途改变流量时，先将氧气和导管分离，调节好流量后再接上（先分后接）。以免一旦关错开关后大量氧气突然冲入呼吸道而损伤肺组织。

3）用氧过程中，观察患者缺氧症状改善情况。排除影响用氧效果的因素，按需调节流量。

4）持续鼻导管给氧者，每日更换鼻导管2次以上，双侧鼻孔交替插管，并及时清除鼻腔分泌物，防止鼻导管堵塞。使用鼻塞、头罩者每天更换1次，使用面罩者4～8小时更换1次。

5）氧气筒内氧气不能用尽，压力表降至0.5MPa即不可再用，及时调换氧气筒。

6）氧气筒应有"空"或"满"标志，避免急用时搬错。

（5）效果评价：

1）患者的缺氧状态得到改善，用氧安全。

2）护患沟通有效，患者满意。

3）患者及家属能说出用氧的目的、用氧期间的安全知识并能配合操作。

（6）氧浓度和氧流量的换算法：氧浓度和氧流量的关系如下。

$$吸氧浓度（\%）＝21+4×氧流量（L／min）$$

3. 洗胃法　是将胃管由口腔或鼻腔插入胃内，反复灌入洗胃溶液，以冲洗并排除胃内容物，减轻或避免吸收中毒的胃灌洗方法。

（1）常用的洗胃溶液：应根据患者中毒的物质选择适当的洗胃液。

（2）洗胃方法

1）口服催吐法：是将大量溶液饮入，通过刺激舌根诱发呕吐，达到排除胃内容物的目的，适用于清醒合作者。

2）自动洗胃机洗胃法：自动洗胃机是利用电磁泵作为动力源，通过自控电路的控制（正压冲洗和负压吸引），电磁泵自动转换动作，分别完成向胃内冲洗药液和吸出胃内容物的过程。能自动、迅速、彻底清除胃内毒物。适用于抢救急性中毒患者。

3）漏斗胃管洗胃法：是利用虹吸原理，将洗胃溶液灌入胃内后再吸出，以达到冲洗并吸出胃内容物的目的。适用于基层医疗单位或缺乏电源时需洗胃的患者。

（3）操作步骤准备：

1）核对解释：备齐用物，携至床旁，核对患者，解释目的和程序。

2）安置体位：协助患者围好塑料围裙或铺好橡胶单及治疗巾，弯盘放于口角边，污水桶置座位前或床旁。口服催吐者取坐位；胃管洗胃取坐位或卧位；中毒较重者取左侧卧位，因左侧卧位可减慢胃排空，延缓毒物进入十二指肠的速度；昏迷者取平卧位，头偏向一侧并用压舌板、开口器撑开口腔，置牙垫与上下磨牙之间。

3）冲洗胃腔：

口服催吐法：嘱患者一次饮入300～500毫升洗胃液，然后引吐，必要时可用压舌板压其舌根催吐；反复进行，直至吐出的液体澄清无味为止；协助患者漱口、擦脸，必要时更换衣裤，卧床休息，遵医嘱进行相关治疗；整理用物，做好记录。

自动洗胃机洗胃法：接电检查。接通电源，检查全自动洗胃机性能。插置胃管，润滑胃管前段、插管，证实胃管在胃内后固定。正确接管，将已配好的洗胃液倒入水桶内，将3根橡胶管分别与机器的药管（进液管）、胃管、污水管（出液管）相连；将药管的另一端放入洗胃溶液桶内（管口必须在液面以下），污水管的另一端放入空水桶内，机器上的胃管端与患者胃管相连；调节药量流速，每次进液量为300～500毫升。先吸后洗按"手吸"键，吸出胃内容物，当毒物不明时，应将吸出物留取送检。再按"自动"键，机器即开始对胃进行自动冲洗。冲洗时"冲"灯亮，吸引时"吸"灯亮。观察处理，洗胃过程中，若发现有食物堵塞管道，水流减慢、不流或发生故障时可交替按"手冲"和"手吸"键，重复冲吸数次，管路通畅后，再按"手吸"键，将胃内残留液体吸出后，按"自动"键，恢复自动洗胃，直至洗出液澄清无味为止。待冲吸洗干净后，按"停机"键，机器停止工作。

漏斗胃管洗胃法：插置胃管，液状石蜡润滑胃管前端，由鼻腔或口腔插入45～55厘米，证实胃管在胃内后，胶布固定。抽吸与引流，置漏斗低于胃部水平位置，挤压橡胶球，抽尽胃内容物。灌入洗胃液，举漏斗高过头部30～50厘米，将洗胃液缓缓倒入漏斗内300～500毫升，当漏斗内尚余少量溶液时，速将漏斗降低至胃部位置以下，并倒向污水桶内。反复灌洗，如此反复冲洗直至洗出液澄清无味为止。每次灌入量和洗出量应基本相等，否则易致胃潴留。

（4）观察处理：洗胃过程中，应随时观察洗出液的性质、颜色、气味、量，及患者面色、脉搏、呼吸和血压的变化，有无洗胃并发症的发生。洗胃可能发生的并发症有急性胃扩张、胃穿孔、大量低渗液洗胃致水中毒、水电解质紊乱、酸碱平衡失调、昏迷患者误吸或过量胃内液体反流致窒息、迷走神经兴奋致反射性心搏骤停。洗胃并发症征象为患者感到腹痛，吸出血性液体或出现休克现象等，发现上述现象，应立即停止洗胃，与医生联系，共同采取相应的急救措施。

洗胃完毕，反折胃管，拔出；协助患者漱口、洗脸。必要时更衣，嘱患者卧床休息，遵医嘱进行相关治疗。

（5）整理、记录：整理床单，清理用物；记录患者的床号、姓名，灌洗液名称、液量，洗出液的颜色、气味、性质、液量，患者的反应。

（6）操作流程：核对解释→安置体位→冲洗胃腔→观察处理→结束工作→整理记录。

（7）注意事项：

1）急性中毒患者应迅速采取口服催吐法，必要时进行插胃管洗胃。

2）根据毒物性质选用洗胃溶液；中毒物质不明的患者在洗胃前须留取毒物标本进行检验，洗胃溶液可选用温开水或1%盐水。

3）误服强酸或强碱等腐蚀性药物时，禁忌洗胃，以免造成胃穿孔。可迅速给予牛奶、豆浆、米汤、蛋清水等保护胃黏膜。

4）患有消化性溃疡、食管梗阻、食管静脉曲张、胃癌等疾病者一般不洗胃。昏迷者谨慎洗胃，必要时去枕平卧，头偏向一侧。

5）洗胃液一次灌入量300～500毫升为宜。灌入量与吸出量应平衡，以防胃内压上升致急性胃扩张及毒物快速排出肠道，增加毒物吸收量，或因为扩张刺激迷走神经兴奋，引起反射性心脏骤停。

6）幽门梗阻患者洗胃宜在饭后4～6小时或空腹时进行，洗毕，需记录胃内潴留量（胃内潴留量＝吸出量–灌入量），以了解梗阻情况。

7）洗胃过程中密切观察患者的呼吸、脉搏、血压，抽出液的性质及有无腹痛的情况。有异常时及时通知医生处理。

（8）效果评价：

1）患者的胃内毒物被洗出或中和，中毒症状改善。

2）患者胃内清洁，可进行胃部检查或手术。

3）患者胃黏膜水肿减轻，幽门梗阻症状缓解。

4）护患沟通有效，患者及家属能理解洗胃的必要性，能有效地配合洗胃。

5）患者安全，未发生洗胃并发症。

# 第二章　护理教育管理

## 第一节　概述

### 一、临床护理教育的概念

临床护理教育是护理教育的重要组成部分，也是现代医院护理管理的重要任务之一。临床护理教育是指继医学院校教育之后，对从事临床护理专业技术工作的各类护理人员进行专业教育的统称。它包括新护士岗前培训、护士规范化培训、继续护理学教育、护生临床教学和生产实习、护理进修生培训等。临床护理教育不同于医学院校教育，前者主要是结合临床护理实践开展教育，强调理论与实践相结合。通过临床教育，既可使护理人员增长知识，熟练掌握专业技能，还有利于培养严谨的工作作风和良好的职业道德。由此可见，临床护理教育不仅是培养学以致用的合格护理人才的重要途径，也是提高医院护理质量的有效办法。

### 二、临床护理教育的组织管理

#### （一）教育学术组

有医、教、研任务的大型综合医院，应在医院护理副院长或护理部主任领导下，设立护理教育学术组，成员由主任护师或副主任护师、护理部助理员等5~7人组成。其任务是研究制定和修订临床教学计划并组织实施，定期了解和检查各科室临床教育进展情况，听取意见，不断改进教学方法，提高教学质量，并根据教育计划的要求组织考核、总结和评价教育效果。条件不具备的医院，由护理部主任指定一名护理助理员专门负责。

#### （二）科室教学组

科室教学组在科主任指导及护士长领导下，由主管护师及护师3~4名组成，负责临床护理人员培训、评审和考核。同时医院应有科学的教育管理制度和规范的技术操作规程，以形成完善的教育管理体系。

# 第二节 新护士的岗前培训

## 一、概念

岗前培训是指护理专业毕业生上岗前的基础训练，训练内容分为公共部分和专科部分。公共部分由护理部统一制定计划，并组织实施；专科部分由各科室分别制定计划，并按计划逐项落实。公共部分教育时间为2周，普通科室专科部分教育时间3~4周，ICU、CCU、急诊科等科室则根据训练内容及培训对象实际能力而定，一般为6~8周。

新护士的岗前培训是一项重要的工作，通过岗前培训可帮助新进人员转换角色，即从护生角色转换为护士角色；帮助新成员尽快地熟悉医院与科室环境；有利于新成员严格地执行医院各项规章制度；减少新成员对医院临床护理工作产生现实震撼；使新成员很快地投入临床护理工作，并成为一名安全的护理者。岗前培训时间较短，必须注意质和量两方面的效果，使新成员较快适应护士的角色，树立工作信心，达到尽快地、安全地独立开展工作的目的。

## 二、岗前培训的内容

新护士的岗前培训内容包括公共部分和专科部分。

### （一）公共部分

1. 医院简介 重点介绍医院的组织机构、规模、功能、任务、目标及管理模式。
2. 职业道德 职业道德教育包括医德范畴、医德准则。
3. 工作环境
（1）医院组织体系、护理人员排班、规章制度。
（2）医院环境：包括门诊部、住院部、办公区、生活区等。
（3）基础护理操作技术：生命体征测量、肌肉注射、静脉输液、青霉素过敏试验、给氧、吸痰、导尿、灌肠、鼻饲、铺床、重症患者护理、无菌技术操作等。
（4）护理文书：体温单、医嘱单、医嘱本、病区交班报告、特护记录单等的书写。

基础护理操作技术及护理文书两项内容，护生在校期间已接受训练，把它列为岗前培训内容主要是规范新护士操作，纠正实际操作中的错误。

4. 细微服务 即护士通过仪表、仪容、举止、语言等，为患者提供高品质的、无微不至的服务。

（二）专科部分

1. 科室人员结构。

2. 科室环境。

3. 各班工作程序、工作重点、标准及各类人员职责。

4. 专科主要常见病的临床表现、治疗原则、护理措施。

5. 专科主要常见急症的临床表现、救治原则、护理措施。

6. 专科主要检查及特殊诊疗技术的临床应用及护理，如心电监护、呼吸机、各种造影检查等。

（三）授帽仪式

授帽仪式是新护士岗前培训不可缺少的内容之一。洁白、整齐的燕尾帽代表着护士的尊严和责任；划一的格式体现了严格的纪律、严谨的作风和饱满充沛的精力。当每一名新护士踏上平凡而又神圣的护士岗位的第一天，接受了象征着高尚、纯洁的燕尾帽的授帽洗礼，就意味着她将对人类科学的护理事业做出无私的奉献。

新护士的授帽仪式可在室内或室外进行，必须有一明亮、清洁、宽敞的空间，会场正前方悬挂护理事业的创始人南丁格尔画像，画像两侧可配彩旗，并配有扩音系统或音响设备。

授帽仪式由护理部指定专人主持，其程序如下：

1. 新护士宣誓　由护理部主任或指定专人带领新护士宣读誓词。

誓词：

我志愿做一名护士。牢记护士的天职，热情、慎独、求实、奉献、尽心尽责、救死扶伤，全心全意为伤病员服务，发扬南丁格尔精神，遵循公道、公正、科学的道德准则，勤奋学习，刻苦钻研，精益求精，不断进取，把知识和生命献给人类的科学护理事业。

宣誓人：×××

2. 授帽　在轻快的《皎皎白玉兰》乐曲声中，由医院领导或医院护理高级职称人员为新护士授帽。

3. 新护士代表发言。

4. 医院领导或护理部主任讲话。

### 三、岗前培训的方法

岗前培训可采取集中式或分散式。集中式即是由护理部统一组织教学人员负责岗前培训公共部分内容的介绍与训练；分散式则由各科护士长安排临床师资负责岗前培训专科部分内容的介绍和训练。教育方法可采用视听、讲课、示教、练习、实地参观、临床带教等多种形式。

1. 视听　可采用录像带、幻灯片、投影片等教具进行，优点是使学习者比较容易记忆，了解和应用那些看得见或听得见的现象或事物。如：医院简介、医院组织机构、医院环境、排班、基础护理操作技术等的教育应尽量采用视听教学法。

2. 讲课　是教学的常用方法，可用于职业道德、规章制度、专科护理操作技术、文明礼貌服务教育。

3. 练习　能使学习者亲自试验，亲身体会，在练习中悟出灵感，寻求各种问题的解决方法。如护理文书书写、基础护理技术操作等。

4. 实地参观　多用于科室环境介绍，有利于新成员顺利开展工作。

5. 临床带教　是岗前培训的重要方法，是新成员独立工作之前的临床实际工作能力教育。由护士长指定临床经验丰富的师资进行带教，主要教育内容为病情观察、基础护理、专科护理、临床护理问题的处理办法及工作程序、重点、要求等，使新成员具备独立工作能力。

### 四、岗前培训的考核

岗前培训考核的目的：一是筛选招聘人员；二是激发新成员对岗前培训的兴趣，鼓励她们努力参与岗前培训，完成岗前培训的各项内容。

培训内容中公共部分的考核以基础护理操作技术为主，训练后选择临床最常用的操作进行考核，如：静脉输液、肌肉注射、皮下注射、青霉素皮试、无菌操作技术、生命体征监测等。专科部分考核以常规、制度、职责、各班工作程序、专科基础理论知识为主。考核成绩可纳入新成员规范化培训的学分管理。


# 第三节　护士规范化培训


### 一、概念

护士规范化培训是指在完成护理专业院校基础教育后，接受规范的护理专业化培训。鉴于我国护理学科当前的实际情况，其培训对象包括护理专业大学本科、大学专科及中专毕业后从事临床护理工作的护士。扎实的基础是每一个称职的临床护士必须具备的基本条件，如果基础打不牢，不仅以后的提高和发展受到限制，而且临床护理质量也会受到影响。因此，护士必须进行严格的规范化培训，经过规范化培训，使基础理论、基础知识、基本技能、外语水平和医德医风等得到全面发展和提高，达到卫健委《卫生技术人员试行条例》规定的护师基本条件。

### 二、护士规范化培训的内容和方法

护士规范化培训内容包括：政治思想、职业素质、医德医风、临床操作技能、专业理论知识、外语。培训方式以临床实践为主，理论知识和外语以讲座和自学为主。培训时间依据大学本科、专科、中专三个不同学历层次分别为一年、三年、五年。

1. 本科毕业生 培训时间1年。主要是轮回参加本学科各主要科室的临床护理工作，进行临床护理操作技能和有关理论知识的培训。具备独立运用护理程序为患者实施整体护理的能力（培训细则见附件一）。

2. 专科毕业生 培训时间3年。第1年，轮回参加本学科各主要科室的临床护理工作，着重临床护理基本操作技能训练，同时学习有关专业理论知识。第2、第3年，深入学习和掌握本专业理论知识和临床操作技能，运用护理程序为患者实施整体护理。

3. 中专毕业生 培训时间5年。第1年，轮回参加本学科各科室的临床护理工作，进行各项基本护理技术操作训练，巩固在校期间所学的基础理论知识，达到国家执业护士的合格标准。第2、第3年，进行各项基础护理技术操作和部分专科临床护理技能操作训练，学习有关专业的理论知识。第4、第5年，深入学习和掌握本专业理论知识和操作技能，运用护理程序为患者实施整体护理，适时进行外语培训。

### 附件一 大学本科、专科毕业生各主要临床科室轮回培训细则

ICU（CCU）：培训3个月。目的是学习危重病的基础护理知识，进行临床护理实践和护理科研设计。掌握休克、感染、水电解质紊乱、酸碱平衡失调、ARDS的基础理论知识和临床护理技能；掌握常见危重病的病因、病理、临床表现、治疗原则，并能运用护理程序对危重患者进行整体护理；熟悉呼吸机的基础理论知识及临床应用；熟悉各种监护仪的使用及血流动力学监测方法；结合实际选题，完成一份护理科研设计书。

普通外科（综合外科）：培训3个月。目的是学习普通外科常见病的围手术期护理，进行临床实践和见习护理管理。熟悉普通外科常见病的围手术期护理并能运用护理程序对患者实施整体护理，完成3份规范的护理病历；熟悉胃肠外营养的适应证、配制方法及营养途径、并发症和护理；跟护士长见习护理管理1~2周。

血管内科（综合内科）：培训3个月。目的是学习心血管内科常见病的基础理论知识，进行临床护理实践。熟悉心血管内科常见病的病因、病理、临床表现、治疗原则，并运用护理程序对患者实施整体护理，完成3份规范的护理病历，组织教学查房1次；掌握普通心电图、心电监护仪、除颤器的使用方法，能阅读正常心电图及常见异常心电图，了解心血管内科常用检查和诊疗技术的临床应用和护理。

急诊科：培训2个月。目的是学习急诊科常见急症的处理原则和抢救配合，掌握常用急救技术和常用急救器材的使用。熟悉损伤、昏迷、中毒、心搏骤停的处理原则；掌握气管插管、气管切开、胸腔闭式引流术的配合及护理，心肺复苏技术，洗胃机、呼吸机等常用急救设备的使用和管理；参与临床教学，完成2学时授课。

### 三、护士规范化培训的考核

护士规范化培训应依逐年的教育过程做整体规划，务必使每一次课程的知识和技

能在日后的课程计划里扩增，才不至于浪费精力和时间在无关联性的训练内容上。医院教育学术组和科室教学组有责任评价参与培训的护理技术人员是否达到预期的教育目的，因此必须建立考核制度。

1. 定性考核和定量考核相结合　在设计学分权重时，注意克服重定性轻定量的做法，定量考核权重可占0.85，而职业道德等定性指标则可运用模糊数学的原理进行量化（参见本章计算机学分管理系统）。

2. 年度考核和阶段考核相结合　规范化培训内容均作为考核要素，其中医德医风、实践时间、夜班数、公共理论、专科理论、专科护理技术为年度考核项目，即每年均要考核1次。其余项目为阶段考核，即一个教育周期完成后，最后一次考核授予学分。

3. 卷面考试和计算机辅助考试相结合　公共理论、专科理论考核以卷面考试形式为主，考核内容和试题必须规范化，才能保证考核的科学性、可比性和可靠性。临床护理能力考核则应用计算机辅助考试（参见本章计算机辅助考试系统）。

4. 理论考核和日常工作质量检查相结合　护理学是一门综合性应用学科，临床工作质量往往是评价教育对象实绩的一个重要标尺。

### 四、护士规范化培训的管理

护士规范化培训要求做到规范化、制度化，为了使培训对象、时间、内容三落实，必须加强教育管理。

1. 由主管副院长、护理部主任、有关职能部门负责人组成领导小组，在医院党委领导下，对全院护理规范化培训进行领导、管理和质量监控。

2. 规范化培训实行学分累积，学分分配每年25学分，由科室及护理部进行全面综合考核。考核周期结束后经医院考核小组审核合格，才能取得再次注册及晋升护师专业技术职务的资格。

3. 建立《护士规范化培训学分手册》，每年完成的学分由个人及科室考核小组审查、填写、核对签名。每年由护理部计算机学分管理系统处理存档。

4. 培训对象工作调动时，要把规范化培训档案、材料上交护理部，随同个人档案转出，以供新单位参考。新调入的护士，科室考核组应根据原单位培训情况，进行综合考核后纳入相应培训年度。

### 附一：国家卫健委《临床护士规范化培训办法》

#### 第一章　总则

第一条　为加强临床护士规范化培训，完善毕业后护理学教育制度，培养临床合格的护理专业人才，特制定本办法。

第二条　本办法的培训对象是护理专业大学本科、大学专科及中专毕业后从事临床护理工作的护士。

第三条　临床护士经过规范化培训，达到《卫生技术人员职务条例》规定的护师基本条件和以下要求：

1. 坚持四项基本原则，热爱祖国，遵纪守法，贯彻执行党的卫生工作方针，具有良好的职业素质和医德医风，全心全意为人民服务。

2. 熟悉本学科的基础理论，具有较系统的专业知识，并能用以指导实践工作。

3. 熟练掌握本专业的临床护理（包括基础护理和专科护理）操作技能，能独立完成本专业常见病的护理，一般急重症患者的抢救配合及护理。

4. 了解临床护理科研的基本方法，掌握论文（包括个案护理分析、临床经验总结）撰写的基本方法。

5. 初步掌握一门外语，能熟记本专业的外语词汇。

## 第二章　培训基地

第四条　凡具有卫健委《综合医院分级管理标准》规定的二级甲等以上（含二级甲等）条件的医院可申请作为临床护士的培训基地。

第五条　培训基地由省、自治区、直辖市卫生行政部门或其相应机构审查，批准认可。有关部委属医院的培训基地由有关主管部门会同当地卫生行政部门审批认可。

第六条　培训基地除对本单位临床护士进行培训外，还应承担外单位派送的临床护士培训任务。

第七条　培训基地应根据培训办法，制定具体实施计划，严格进行培训和考核，确保培训质量。

## 第三章　培训考核

第八条　培训内容包括政治思想、职业素质、医德医风、临床操作技能、专业理论知识、外语。业务培训方式，以临床实践为主；理论知识和外语以讲座和自学为主。

第九条　培训时间，依据不同学历层次（大学本科、大学专科、中专）分别为一年、三年、五年。

1. 大学本科毕业生　培训时间1年。

轮回参加本学科各主要科室的临床护理工作，进行严格的临床护理基本操作技能训练，同时学习有关专业理论知识。逐步进行专业培训，深入学习和掌握本专业的临床操作技能和理论知识，具备独立运用护理程序为患者实施整体护理的能力。培训结束由培训基地进行考核。

2. 大学专科毕业生　培训时间3年，分两阶段进行。

第一阶段：一年。轮回参加本学科主要科室的临床护理工作，进行严格临床护理基本操作技能训练，同时学习有关专业理论知识。经培训，考核合格后方可进入第二阶段培训。

第二阶段：二年。逐步进行专业培训，深入学习和掌握本专业的临床操作技能和理论知识，具备独立运用护理程序为患者实施整体护理的能力。培训结束由培训基地进行考核。

3. 中专毕业生　培训时间5年，分3个阶段进行。

第一阶段：一年。轮回参加本学科各科室的临床护理工作，严格进行各项基础护理技术操作的训练，复习和巩固在校期间学习的本专业基础理论知识，达到卫健委国家考试中心对执业护士的考试标准。

第二阶段：二年。严格进行各项基础护理技术操作训练，经培训基地考核全部掌握，学习有关专业的理论知识及部分专科临床护理技能操作，培训结束由培训基地进行考核。

第三阶段：二年。逐步进行专业培训，深入学习和掌握本专业的临床操作技能和理论知识，具备独立运用护理程序为患者实施整体护理的能力。培训结束由培训基地进行考核。

第十条　临床护士培训由护理部负责制定计划，科护士长、病房护士长执行指导，以保证计划实施。

第十一条　对临床护士的考核成绩，可根据政治思想、理论知识、操作技能等不同内容，采用评分或学分积累形成，由培训基地进行全面考核，合格者发给合格证书作为申报护师的依据。

## 第四章　组织领导

第十二条　在卫健委领导下，由科教司成教处组织有关部门成立"临床护士培训委员会"负责指导培训工作。

第十三条　各省、自治区、直辖市应在卫生行政部门领导下成立相应机构，其任务是：

1. 根据本办法，结合本地区实际情况制定培训考核的实施方案。
2. 确认培训基地的认可和撤销。
3. 指导检查培训工作。
4. 组织对培训质量的评估。

第十四条　医院应成立临床护士规范化培训管理机构，并有专职人员负责具体工作。把完成护士培训作为医院考核晋升等级的条件之一。

## 第五章　培训经费

第十五条　为加强培训基地的建设，其行政主管部门应根据培训任务在经费上给予一定支持，派送临床护士的单位应向培训基地缴付适当的培训费用。

## 附二：临床护士规范化培训大纲

### 总则

为加强临床护士规范化培训，完善护理学毕业后教育制度，特制定本培训大纲。

**一、培训对象**

从护理专业院校（大学本科、大学专科、中专）毕业后在医院从事临床护理工作的护士。

**二、培训目标**

临床护士经过规范化培训，达到卫健委《卫生技术人员职务试行条例》规定的护师水平。

**三、培训方法**

依据不同学历层次（大学本科、大学专科、中专）分阶段进行。

1. 大学本科毕业生（毕业后1年）

专业知识：巩固大学理论知识，学习有关专业的理论知识，阅读本学科进展状况资料，完成一篇综述或论文。

专业技能：掌握本专业的各项操作技能，掌握常见病、多发病及一般急症及危症患者的抢救配合及监护，独立运用护理程序对患者实施整体护理，正确书写护理病历，完成临床教学工作。

2. 大学专科毕业生（分两个阶段）

第一阶段（毕业后1年）：

专业知识：巩固学校期间学习的理论知识，学习大学本科护理专业教材。

专业技能：熟练掌握基础护理操作技能，完成对常见病患者的护理措施。

第二阶段（毕业后2年）：

专业知识：深入学习有关专业的理论知识，了解本学科进展状况，完成一篇综述或论文。

专业技能：掌握本专业各项操作技能，掌握对危、急重症患者的抢救配合及护理，能运用护理程序对患者实施整体护理，正确书写出护理病历，完成临床教学工作。

外语水平：借助辞典每小时能笔译2000个印刷符号以上。

3. 中专毕业生（分三个阶段）

第一阶段（毕业后1年）：

专业知识：巩固学校期间学习的专业理论知识，复习卫健委国家考试中心规定的护士执业考试内容，掌握护理程序的理论知识。

专业技能：掌握各项基础护理技术操作，初步掌握本专科常见的护理操作及常见病患者的护理。

外语水平：熟记常用医用英语词汇。

第二阶段（毕业后2～3年）：

专业知识：完成本省、市卫生人员晋升教材中医学基础知识部分的复习内容，学习护理心理学、护理伦理学理论知识并运用于临床实践，了解本专科的进展状况。

专业技能：熟练掌握各项基础护理技术操作，掌握本专科护理技术操作及各项护理常规，基本掌握本专科急、重症患者的抢救配合及病情观察。

外语水平：借助辞典能阅读医用科普短文。

第三阶段（毕业后4～5年）：

专业知识：完成本省、市卫生人员晋升指定教材中全部专业理论知识内容，掌握本专科重症监护患者护理知识，阅读大学专科或本科护理教材内容。

专业技能：熟练掌握本专科各项护理技术操作，掌握重症监护病房常规仪器的使用和保养，能运用护理程序对患者实施整体护理，并能书写护理病历，完成对中专护生实习的带教工作。

**四、考核**

1. 考核项目  政治思想、医德医风、实践时间、理论知识及专业。

2. 考核类型  由护理部主任主持，科护士长及病房护士长按照培训大纲，对临床护士进行阶段考核和综合考核。全部考核合格者由培训基地给予合格证书。

**五、实施**

按照培训大纲细则实施。


# 第四节　继续护理学教育


## 一、概念

继续护理学教育是继规范化专业培训之后，以学习新理论、新知识、新技术和新方法为主的一种终生性护理学教育。目的是使护理技术人员在整个专业生涯中，保持高尚的医德医风，不断提高专业工作能力和业务水平，跟上护理学科的发展。国际医学教育界把医学院校教育、毕业后医学教育和继续医学教育称为医学教育连续统一体。由于我国护理学教育存在三种教育体制（中专、大专、本科），继续护理学教育不包括三种不同学历毕业生的毕业后教育，这三种接受不同教育程度的毕业生，毕业后必须经过临床规范化专业培训达到相应的要求，才能进入继续护理学教育。继续护理学教育也不包括成人教育中的补课教育和学历教育，护理学补课教育和学历教育原则上是为那些已经进入护理技术队伍，正在从事护理工作，但却未完整接受过正规基础教育的在职人员举办的。

## 二、继续护理学教育的培训内容和形式

继续护理学教育内容要适应不同专科护理人员实际的需要，以现代护理学科发展中的新理论、新知识、新技术、新方法为重点。具体教育活动内容包括：学术会议、讲座、专题讨论、讲习班、调研考察报告、疑难病例护理讨论会、技术操作示教、短期或长期培训，提供教学、学术报告、发表论文、著作等。

教育形式和方法可根据不同内容和条件灵活制定，一般以短期和业余在职学习为主。

## 三、继续护理学教育学分授予和管理

### （一）学分授予

继续护理学教育实行学分制，学分分为Ⅰ类学分和Ⅱ类学分。

Ⅰ类学分项目：

1. 国家卫健委审批认可的国家教育项目。
2. 省、市审批认可的继续教育项目。
3. 卫健委继续教育委员会专项备案的继续教育项目。

Ⅱ类学分项目：

1. 自学项目。
2. 其他形式的继续教育项目。

### （二）继续护理学教育管理

继续护理学教育实行学分制管理，教育对象每年参加经认可的继续护理学教育活动不得少于25学分，其中Ⅰ类学分须达到3～10学分，Ⅱ类学分达到15～22学分。教育对象在任期内每年须按规定修满接受继续护理学教育的最低学分，才能再次注册、聘任及晋升高一级专业技术职务。同时，为加强学分管理，应建立继续护理学教育登记制度，作为参加教育的凭证。

随着临床护理学教育的发展和考核制度化、规范化，采用人工方法处理考核数据已满足不了需要，必须运用计算机辅助管理。近年来，计算机运用于考核管理已取得了一定的经验。下面介绍规范化培训与继续护理学教育的计算机管理。

1. 计算机学分管理系统　计算机学分管理系统是综合计算机技术、临床护理学教育理论和模糊数学原理研制而成的应用系统。该系统主要包括考核体系、运行参数和运算模式3个部分。

考核体系：是学分管理系统的重要内容，考核体系的建立必须服从考核目的和教育内容的需要，应体现专业特点，发挥考核导向作用。通过建立考核体系，统一量纲和量级，以达到对教育对象进行客观、公正考核评价的目的。考核体系根据护理规范化培训和继续护理学教育的不同对象，采用相应的考核项目和权重，建立由二级结构组成的

护理人员考核体系。

运行参数：护士规范化培训与继续护理学教育，由于教育对象层次不同，学历不同，所实施的考核科目、培训周期、权重、学分也不同，因此考核体系的参数亦有所区别。

运算模式：学分管理系统考核计算采用直接计量和模糊计量相结合的方法。

直接计量是指在考试、考核中有精确的考试成绩和数量记录，将这些数量记录按评定标准直接计算出分数。例如，理论考试、技术操作考核、外语测验、值夜班数等等。

模糊计量是指考核中难以用精确的数量单位来记录，而是运用模糊数学原理，使定性的考核要素转化为相应的分数。

医德医风定性考核法：把医德医风分为优（95分）、良（85分）、中（75分）、差（60分）4个档次，而后采取不记名投票，再把投票结果纳入计算公式，便得出考核对象医德医风的实际成绩。

在考绩管理中，无论是直接计量或模糊计量，各项考核成绩均由计算机学分管理系统换算为"标准学分"及"比较学分"。

●标准学分

标准学分是用来衡量考核对象是否达到某项教育内容的基本标准。如要求中专毕业生规范化培训完成125学分才能达标，其中专科理论12.5学分。这125学分就是衡量其是否达标的分数线，12.5分则是衡量其专科理论是否达标的分数线。教育对象凡考核、考试合格，便可获得相应的标准学分。有的考核科目，整个教育周期才综合考评1次的，经考试合格便可1次授予整个教育周期的标准学分。对需要每年进行考试或考核的科目，每次合格只能授予1年的标准学分。

●比较学分

比较学分用来表示获得同一标准学分者之间的差异，即在达标者中谁的绩效更佳。比较学分的引入，可区分开教育对象不同的水平梯次，起到了高标准的导向作用，有利于激励人们努力拼搏，平等竞争。

比较学分计算方法：

设：比较学分为X，考核成绩为T，该项考核指标权重为P

则：$X = T \cdot P$

例如：某中专毕业生在规范化培训周期中，专科理论考试分数为90分，问该项比较学分是多少？

代入公式：$X = 90 \times 0.10 = 9$

学分管理系统以菜单形式，分别完成护理人员教育手册中各类数据的输入、查阅、修改、删除、统计、排序、打印输出等功能。该系统对护理人员考绩实行数量化考核管理，从而增强了考核与考绩管理工作的系统性、科学性。

2. 计算机考试题库　护理专业中级技术资格考试题库（下称题库）的建立，是为了适应护理人员继续护理学教育发展的需要。题库的设置以国家颁发的《卫生技术人员职务条例》为依据，作为护理专业中级资格考试命题的基础。题库由基础护理和本专业39个不同专科的1万多道试题组成（试题数仍在不断扩增），试题包括3个方面内容，即基础理论、专业水平、外语。基础理论和外语的考试采用笔试，专业水平考试采用计算机辅助考试。

题库中的试题类型分为A型题、X型题、阅图题和系列多项多选题四种类型。

●A型题

A型题为单项最佳选择题。先提供一段叙述、一个问题、一份简短病历，然后列出4～5个备选答案。备选答案中只有一个是正确或最佳答案，其余是似乎正确的错误答案，称干扰答案。

例1：

提示：患者行小肠部分切除术后12小时，T37.8℃，P88次／分钟，BP 16／8kPa。

提问：根据目前患者的状况，应给患者采取哪种最佳体位？

A. 平卧位　B. 头低脚高位　C. 半卧位　D. 截石卧位　E. 俯卧位

正确答案为C。5个备选答案只有1个正确。

●X型题

X型题为多项正确选择题。先提供一段叙述、一个问题或一份简短病历，然后列出4个备选答案，正确的选项为2项或2项以上，要求对每一选项都做出判断，全答对给分，全答错或部分答对均不给分。

例2：

提问：患者经检查确诊为机械性肠梗阻，下列哪些是处理该患者的主要措施？

A. 禁食　B. 清洁灌肠　C. 胃肠减压　D. 补液

正确答案为A、C、D。4个备选答案有3个正确。

●阅图题

阅图题为问答题。先提供一份病历摘要和有关的图片（如心电图、X线片），然后根据病历摘要和相关的图片提出问题。例题请参见本章计算机辅助考试，试题实例第4问。

●系列多项多选题

参见本章计算机辅助考试系统。

3. 计算机辅助考试系统　临床医学决策能力计算机辅助考试系统（下简称系统），是综合计算机应用、教育测量学和临床医学（含医药学、护理学、中药学、中医学等）学科理论和技术研制而成的应用系统。该系统由环境配置、文件管理、考试管理、考绩分析和试题分析5个部分组成。本节主要介绍该系统考试管理中的试题结构、答题思路、答案类型和答题操作等有关考试的基础知识。

●试题结构

计算机辅助考试试题题型为系列多项多选题，属于多选题的范畴，但不同于目前我国采用的A型题、B型题、C型题和K型题等多选题。系列多项多选题是由一个病历摘要和若干组提示、提问、备选答案所组成，见试题实例。

试题实例

病历摘要：患者男性，60岁。今晨因胸骨剧烈持续性压缩痛2小时入院。

体检：体温37℃，脉搏92次／分，血压14／8kPa（105／60mmHg）。面色苍白，皮肤潮湿，心音低。心电图检查提示："急性前壁心肌梗死"。

提示：患者感腹部不适，稍有便意。

提问：该患者入院时，应急需做哪些处理？

（√）1. 绝对卧床

（√）2. 持续吸氧

（√）3. 持续心电监护

（　）4. 记录出入量

（×）5. 叮嘱患者先去排便后再回病房

（　）6. 做入院介绍

（√）7. 按医嘱止痛处理

提示：心肌梗死后，常伴有不同程度的左心功能障碍和血流动力学改变，容易发生致命性的并发症，故须严密观察病情变化。

提问：应观察哪些主要症状？

（√）1. 疼痛的部位、性质和时间

（√）2. 发热、心动过速

（√）3. 恶心、呕吐、上腹胀痛

（　）4. 心脏浊音界增大

（√）5. 室性心律失常

（√）6. 呼吸困难、发绀、烦躁

（√）7. 血压、皮肤颜色、四肢温度

（×）8. 皮疹、出血

（×）9. 下腹疼痛、腹泻

提问：该患者做下列血清酶检测，什么酶升高最早，恢复最快？

（×）1. 谷草转氨酶

（×）2. 乳酸脱氢酶

（√）3. 肌酸磷酸激酶

（×）4. 碱性磷酸酶

（×）5. 谷丙转氨酶

提示：请看心电图（略）

提问：下列哪些表现支持急性前壁心肌梗死？

（×）1. Ⅱ、Ⅲ、AvF、P波倒置，QRs波群呈RS型

（×）2. V2、V3导联中，QRS波群呈QS型

（√）3. V4~V6导联中，QRS波群呈QS型

（√）4. V4~V6导联中，S-T段抬高与T波形成单向曲线

（×）5. V1、V5导联中，T波低平

提示：给患者哌替啶75mg肌注、休息、吸氧及静滴硝酸甘油等综合处理后，患者胸痛持续4小时未能缓解，而行静脉溶栓治疗。

提问：应注意观察哪些不良反应？

（×）1. 寒战、发热

（×）2. 听力损害

（√）3. 出血

（ ）4. 头昏、乏力

（×）5. 血管扩张性头痛

（√）6. 心律失常

（√）7. 皮疹

提示：患者住院的第二天下午5时，突然意识丧失，呼吸暂停，颈动脉搏动消失，心电监护屏幕上出现室颤波型。

提问：应立即采取哪些措施？

（√）1. 利多卡因50~100mg静注

（√）2. 直流电除颤

（√）3. 胸外心脏按压和口对口人工呼吸

（×）4. 利多卡因100mg心腔内注射

（×）5. 利多卡因200~250mg肌注

提示：对患者进行心电监护

提问：心电监护出现下列哪些现象为危险信号？

（×）1. 室性期前收缩，每分钟<3次

（√）2. 连续出现2个或2个以上室性期前收缩

（√）3. 出现多源性室性期前收缩

（×）4. 频发房性期前收缩，每分钟>5次

（√）5. 出现RonT

提问：该患者的护理重点：

（√）1. 严密监视恶性心律失常的发生

（√）2. 解除疼痛

（　）3.　调节水、电解质和营养平衡

（√）4.　保持安静休息

（√）5.　保持大便通畅

（　）6.　进行生活指导

（√）7.　变换体位

提示：患者由于进食量减少及卧床而发生便秘，第3天给予开塞露20毫升注入肛门，护士叮嘱患者排便时勿过度用力屏气。

提问：避免用力排便是因为用力排便可：

（√）1.　使迷走神经张力升高

（√）2.　反射性引起心律失常

（×）3.　使迷走神经张力下降

（√）4.　加重心肌缺氧

（×）5.　减低右心房压力

（√）6.　发生心脏破裂

提示：患者入院已3天，病情稳定，心电示波未见异常心律。

提问：对该患者有哪些护理诊断？

（×）1.　意识障碍

（√）2.　舒适的改变

（√）3.　心排血量减少

（√）4.　排便异常

（×）5.　感知异常

（√）6.　焦虑

从试题实例看，系列多项多选题有以下几个特点：第一，问题系列性。试题围绕着某个患者所患的疾病而逐步引申出与该患者有关的一系列临床护理问题。如试题实例，通过该病历摘要，围绕着急性心肌梗死患者住院期间的检查、治疗、护理等过程引出了10问。第二，病例真实性。试题是以实际的临床病历为基础，经过适当"塑造"而成。第三，提问序贯性。试题的每一个提问之间往往有连贯性。因此在解答问题时应注意联想前面的问题。第四，答案多解性。在备选答案中，有正确、错误和无效三种解答。如试题实例第一问，有7个备选答案，其中1、2、3、7项是正确的，第5项是错误的，第4、6项是无效的。

●答题思路

计算机辅助考试是一种全新的考试方法，应试者要紧密围绕试题所提供的资料，准确地理解提问，从临床护理工作的实际出发，进行思考。

答题思路

病历摘要：患者男性，60岁。今晨因胸骨剧烈持续性压榨痛2小时入院。体检：体温37℃，脉搏92次／分钟，血压14／8kPa（105／60mHg）。面色苍白，皮肤潮湿，心音低。心电图检查提示："急性前壁心肌梗死"。

提示：患者感腹部不适，稍有便意。

提问：该患者入院时，应急需做那些处理?

（√）1. 绝对卧床

（√）2. 持续吸氧

（√）3. 持续心电图监护

（　）4. 记录出入量

（×）5. 嘱患者先去排便后再回病房

（　）6. 做入院介绍

（√）7. 按医嘱止痛处理

本试题第一问的关键词是"急需""哪些处理"。患者心电图提示"急性前壁心肌梗死"，其急救措施就是要尽量减少心肌氧的消耗，尽量缩小梗死面积，保存更多的心肌。绝对卧床、止痛处理是使身体减少活动，降低心肌缺氧，这是正确的。持续吸氧是提高血氧浓度，增加心肌的氧供应，有利于保护心肌。而心电监护有利于心律失常的早期发现，便于早期处理。所以第1、2、3、7项答案是正确的。心肌梗死急性期患者的进食、排便及一切生活料理必须在床上进行，才能达到身体减少做功的目的。若患者便秘可给缓泻剂或低压灌肠等处理，而让患者去排便有违急性心肌梗死的常规处理。故第5项答案是错误的。对一个新入院的患者来说，本应做入院介绍，但不是急需处理的措施，可在病情稳定，患者情绪安定情况下再做入院介绍。记录出入量应该在所有急救措施执行后再进行。

因此，第4、6项作为无效答案。

提示：心肌梗死后，常伴有不同程度的左心功能障碍和血流动力学的改变，容易发生致命性的并发症，故须严密观察病情变化。

提问：应观察哪些主要症状?

（√）1. 疼痛的部位、性质和时间

（√）2. 发热、心动过速

（√）3. 恶心、呕吐、上腹胀痛

（　）4. 心脏浊音界增大

（√）5. 室性心律失常

（√）6. 呼吸困难、发绀、烦躁

（√）7. 血压、皮肤颜色、四肢温度

（×）8. 皮疹、出血

（×）9. 下腹疼痛、腹泻

这个问题主要是测试应试者临床观察能力。心肌梗死由于冠状动脉闭塞，常可出现胸骨后或心前区压榨、窒息或烧灼样疼痛，且伴有大汗、烦躁不安、恐惧濒死感，持续时间可长达1~2小时至10多个小时，用硝酸甘油不能缓解。部分患者可向左上肢、上腹部、下颌、颈部、背部放射。所以，观察疼痛的部位、性质和时间是非常必要的。发热、心动过速与心肌梗死后坏死物质吸收有关，发热一般在38℃左右，持续时间约1周，心肌梗死患者疼痛剧烈时伴有频繁的恶心、呕吐，尤以下壁心肌梗死常见，与迷走神经受刺激和心排出量降低有关。因此，上述备选答案中第1、2、3项是正确的。心律失常是心肌梗死急性期引起死亡的重要原因之一。多发生在起病至1周内，尤以24小时内最多见，各种心律失常中以室性心律失常为多见，故严密监护心律失常是十分重要的。心力衰竭是心肌梗死的并发症之一，可在起病最初几天内发生，其原因为梗死后心肌收缩力显著减弱以及心脏各部分心肌之间不协调所致，患者常出现呼吸困难、发绀、烦躁等。血压下降、皮肤苍白、四肢湿冷、脉压减小等是心肌梗死并发休克的主要表现，其原因是心肌广泛坏死，心排血量急剧下降所致。所以，第5、6、7项答案是正确的。心肌梗死心脏浊音界可轻度至中度增大，但此项属心脏体征，故第4项作为无效答案。皮疹、出血、下腹疼痛、腹泻不为心肌梗死的临床表现，故答案中第8、9两项作为错误答案。

提问：该患者做下列血清酶检测，什么酶升高最早，恢复最快？

（×）1. 谷草转氨酶

（×）2. 乳酸脱氢酶

（√）3. 肌酸磷酸激酶

（×）4. 碱性磷酸酶

（×）5. 谷丙转氨酶

此问的关键词是"升高最早"，肯定答案只有一个。从上述备选答案中，肌酸磷酸激酶升高最早，且恢复最快，一般在病后6小时开始升高，24小时达高峰，2~4日恢复正常；谷草转氨酶在发病后6~12小时开始升高，24~48小时达高峰，3~6日后降至正常；乳酸脱氢酶在发病后8~10小时升高，恢复则更迟；碱性磷酸酶与谷丙转氨酶对急性心肌梗死无特殊意义，所以肯定答案是第3项。

提示：请看心电图（略）。

提问：下列哪些表现支持急性前壁心肌梗死？

（×）1. Ⅱ、Ⅲ、AVF、P波倒置，QRS波群呈RS型

（×）2. V2、V3导联中，QRS波群呈QS型

（√）3. V4-V6导联中，QRS波群呈QS型

（√）4. V4-V6导联中，S-T段抬高与T波形成单向曲线

（×）5. V1、V5导联中，T波低平

急性心肌梗死的心电图常有典型的改变及动态变化，其特点是S-T段弓背向上抬高，为损伤的改变，异常Q波显示心肌穿壁性坏死；T波倒置为心肌缺血改变。这个提

问的关键词为"急性""前壁"，从5项备选答案中看来，V4-V6导联的S-T段弓背向上抬高，QRS波群呈QS型，此表现支持急性前壁心肌梗死。所以，第3、4项为正确答案。V2、V3导联虽然出现病理性Q波，但根据心电向量的基本观念，该区定为前间壁。应试者在答题时，必须认真阅读提问及备选答案，才能提高答题的准确性。P波倒置及V1、V5导联T波低平不是心肌梗死的心电图表现，故第1、2、5项不支持急性前壁心肌梗死。

提示：给患者哌替啶75毫克肌注、休息、吸氧及静滴硝酸甘油等综合处理后，患者胸痛仍持续4小时未能缓解，而行静脉溶栓治疗。

提问：应注意观察哪些不良反应？

（√）1. 寒战，发热

（×）2. 听力损害

（√）3. 出血

（  ）4. 头昏、乏力

（×）5. 血管扩张性头痛

（√）6. 心律失常

（√）7. 皮疹

溶解血栓常用药物有尿激酶和链激酶。其作用是使纤溶酶原转变为纤溶酶，使已形成的纤溶蛋白水解，使堵塞血管再通。溶栓药物其主要不良反应为出血，出血是因血中纤溶酶过度增多所致，表现为注射部位血肿，伤口或溃疡处渗血，鼻出血和血尿。部分患者用药后可有寒战、发热及头痛等不适，链激酶具有抗原性，若链球菌感染而体内链激酶抗体含量较高的患者，易引起过敏反应，表现为皮疹。如溶栓治疗成功，闭塞的冠脉再通，恢复灌注，由于代谢的因素，缺氧心肌与正常心肌之间的电位差别，将产生再灌注性心律失常，主要是室性心律失常，甚至心室纤颤或室性心动过速，再灌注性心律失常也是溶栓成功的临床指标之一。所以备选答案1、3、6、7项为正确的。由于溶栓剂是溶解血栓，并不扩张血管，故备选答案第5项是错误的；此药虽无头昏、乏力的不良反应，但如发生过敏反应的患者有可能出现头昏，故第4项作为无效答案。

提示：患者住院的第2天下午5时，突然意识丧失，呼吸断续，颈动脉搏动消失，心电监护屏幕上出现室颤波型。

提问：应立即采取哪些措施？

（√）1. 利多卡因50～100mg静注

（√）2. 直流电除颤

（√）3. 胸外心脏按压和口对口人工呼吸

（×）4. 利多卡因100mg心腔内注射

（×）5. 利多卡因200～250mg肌注

患者突然出现意识丧失、抽搐、呼吸断续、颈动脉搏动消失，而且心电示波呈室颤图形，应判断为"心脏骤停"，并立即进行心肺复苏的抢救。首先可叩击心前区2～3次，每次叩击心前区可产生5～15秒的能量，有可能使室颤消除，继而做胸外心脏按压及口对口人工呼吸或其他人工呼吸，并迅速建立有效的呼吸通道。心电示波显示心室纤颤时，应立即进行非同步直流电除颤及静脉注射利多卡因50～100mg，每分钟注射1次，总量不超过300mg，继以1～4mg／min，静脉滴注。经第1、2期复苏心跳恢复后，再进一步地进行生命支持。故第1、2、3项答案是正确的。

提示：对患者进行心电监护。

提问：心电监护出现下列哪些现象为危险信号？

（×）1. 室性期前收缩，每分钟<3次

（√）2. 连续出现2个或2个以上室性期前收缩

（√）3. 出现多源性室性期前收缩1个

（×）4. 频发房性期前收缩，每分钟>5次

（√）5. 出现RonT

心律失常是急性心肌梗死的重要并发症之一，尤以室性期前收缩最为常见。急性心肌梗死时出现室性期前收缩是由于心肌急性缺血、损伤和坏死所致。根据Lown分级标准，通常把以下4种现象定为危险信号：①室性期前收缩，每分钟>5～6次。②RonT型的室性期前收缩。③多源性室性期前收缩。④连续出现2个或2个以上室性期前收缩。由于这些类型的室性期前收缩是心室颤动的先兆，应给予及时、有效的处理。因此，备选答案第2、3、5项为正确答案。频发性房性期前收缩，发展下去的结果可能是房性心动过速或心房扑动。这几种心律失常，对血液循环的影响相对较轻。因此，一般不会有什么生命危险，此期不处理，也会导致心衰，加重病情。但由于提问的是危险信号，而不是发展结局，故1、4项为错误答案。

提问：该患者的护理重点？

（√）1. 严密监视恶性心律失常的发生

（√）2. 解除疼痛

（　）3. 调节水、电解质和营养平衡

（√）4. 保持安静休息

（√）5. 保持大便通畅

（　）6. 进行生活指导

（√）7. 变换体位

此问主要是回答心肌梗死急性期及亚急性期的护理要点。急性心肌梗死可能由于完全性冠状动脉阻塞所致心肌缺血或由于血管再通所致灌注性心肌损伤引起心律失常，而且容易发生室性心动过速和心室颤动。一旦并发恶性心律失常，致死的发生率较高，所以严密监护恶性心律失常的发生是十分重要的。疼痛往往可导致休克与心律失常，应尽早给予有效的止痛处理。安静休息可减轻心脏负荷，减少心肌缺氧。卧床休息，食量

减少或使用吗啡易引起便秘,用力排便易诱发并发症甚至心脏破裂。为避免长期卧床的患者发生褥疮而定期变换体位是必要的。上述备选答案中1、2、4、5、7五项答案是正确的。进行生活指导是恢复期的护理重点,作为无效答案。调节电解质和营养平衡也是十分重要的,但已脱离提问中的"护理重点"范围。

提示:患者由于进食量减少及卧床而发生便秘,第3天给予开塞露20mL注入肛门,护士嘱患者排便时勿过度用力屏气。

提问:避免用力排便是因为用力排便可

（√）1. 使迷走神经张力升高

（√）2. 反射性引起心律失常

（×）3. 使迷走神经张力下降

（√）4. 加重心肌缺氧

（×）5. 减低右心房压力

（√）6. 发生心脏破裂

当用力排便时迷走神经张力增高,迷走神经受刺激后血压下降,通过颈动脉窦压力感受器引起反射性的心律失常。而且用力可增加心排血量,增加心脏负荷,加重心肌缺氧。心肌梗死尤其是透壁性梗死缺乏侧支循环,梗死区薄弱。一旦用力排便可使血压升高,心室扩大而致心脏破裂,所以第1、2、4、6项答案是正确的。由于用力时可使迷走神经张力增高,心脏压力增强,因此,第3、5项为错误答案。

提示:患者入院已3天,病情稳定,心电示波未见异常心律。

提问:对该患者有哪些护理诊断?

（×）1. 意识障碍

（√）2. 舒适的改变

（√）3. 心排血量减少

（√）4. 排便异常

（×）5. 感知异常

（√）6. 焦虑

急性心肌梗死的患者由于冠状动脉供血不足而致胸骨后或心前区疼痛。一旦心肌收缩力减弱,心功能不全使心排血量减少。由于发病后卧床休息,食量减少或使用吗啡止痛而引起便秘。心肌梗死患者发病急,病情重,使患者产生焦虑情绪。备选答案中第2、3、4、6项为正确病案。患者住院期间,病情稳定,无并发症。因此,无意识障碍及感知异常,备选答案中的第1、5项为错误答案。

●答案类型

计算机辅助考试主要是检测应试者的临床观察能力、判断能力和处置能力,三种能力之和为总能力,其总和取值100。每一大题包括8～10个小题,每小题有若干个选项,选项分正确、错误、无效三种类型。正确答案,选了得分;错误答案,选了扣分;

无效答案，选与不选均不给分也不加分。每小题的分值是相等的。各种能力分值的大小取决于拥有其小题数目的多少。如果一次考试，小题总数为100题，其中测量观察能力为30道，判断能力为25道，处理能力为45道。三种能力的分值分别为30分、25分、45分。

●答题操作

人机交互考试过程显示屏幕共分四个部分。屏幕上部为静态窗口，用于显示病例摘要；屏幕中部为动态窗口，显示各问所需提示、提问和备选答案；屏幕下部为信息提示窗口，显示考试总时间、待考病例数、剩余总问数和当前病例问数等；屏幕右下部为显示图表和图像信息。

答题操作时答案的选择：应试者只选择正确的答案或者正确的"错误答案"，按你认为正确的答案代号相应的数字键，备选答案最多为10个，"0"键代表第10个答案。例如：应试者认为第1项备选答案是应该"√"出的，就按键盘上的"1"键，屏幕上便在序号"1"之前打"√"，表示答案生效了。奇数次按同一键为"√"，偶数次按同一键为删除"√"，确认自己的选择后，按"P"键便结束当前的提问，进入下一个提问或考试结束。每一问至少需选出一个备选答案，否则按"P"键无效。当一个提问选择结束后，不能返回前面修改。

在考试过程中，当某问题需要配合图片显示时，如心电图、X线照片等，系统在屏幕的右下方形象地画出一只手按键图形，提示你按"G"键或"Enter"键，即可显示所需的图表或图像。应试者只需掌握10个数字键和P、C、Enter键，便可完成整个考试操作。

## 附：国家卫健委《继续护理学教育试行办法》

第一条　为了提高护理人员素质，促进护理学的发展，必须逐步建立连贯性护理学教育的完整体系和制度，以适应社会主义卫生事业的发展。

第二条　继续护理学教育是继毕业后规范化专业培训之后，以学习新理论、新知识、新技术、新方法为主的一种终生性护理学教育，目的是使护理技术人员在整个专业生涯中，保持高尚的医德医风，不断提高专业工作能力和业务水平，跟上护理学科的发展。

第三条　继续护理学教育的对象是毕业后通过规范或非规范化的专业培训，具有护师及护师以上专业技术职务的，正在从事护理专业技术工作的护理技术人员。参加继续护理学教育，既是广大护理技术人员享有的权利，又是应尽的义务。

第四条　卫健委继续医学教育委员会是在卫健委领导下，对全国继续护理学教育进行领导、管理和质量监控的权威性组织。

第五条　卫健委继续医学教育委员会聘请医院、高等医学院校、科研单位和有关护理学学术团体等的7～9位专家组成继续护理教育学科组。

护理学学科组受卫健委继续医学教育委员会委托，承担以下任务。

1. 负责国家级继续护理学教育项目及其主办单位和学分的审定，报卫健委继续医学教育委员会批准。

2. 推荐优秀的国家级继续护理学教育文字、音像教材和电视节目，发展多媒体教学及远程教育。

3. 研究并提出全国继续护理学教育发展计划和指导意见，并向卫健委继续医学教育委员会提出建议。

4. 卫健委继续医学教育委员会交付的其他工作。

第六条 各省、自治区、直辖市继续医学教育委员会要重视继续护理学教育，成立护理学学科组，积极开展继续护理学教育。

第七条 各级卫生行政主管部门应加强对继续护理学教育工作的领导，各医疗卫生单位、高级医学院校和护理学学术团体应将开展继续护理学教育作为一项重要的任务，鼓励、组织和监督护理技术人员积极参加继续护理学教育活动，并从制度上予以保证。

第八条 继续护理学教育的内容要适应不同专科护理技术人员的实际需要，注意针对性、实用性和先进性，应以现代护理学科学技术发展中的新理论、新知识、新技术和新方法为重点。

第九条 继续护理学教育活动包括：学术会议、学术讲座、专题讨论会、专题讲习班、专题调研和考察、疑难病历护理讨论会、技术操作示教、短期或长期培训等，为同行继续护理学教育提供教学、学术报告、发表论文和出版著作等，亦应视为参加继续护理学教育。

第十条 继续护理学教育应以短期和业余学习为主，其形式和方法可根据不同内容和条件，灵活多变。

自学是继续护理学教育的重要形式，应有明确的目标并经考核认可，各单位要积极提供有关的文字和音像教材。

第十一条 国家级继续护理学教育项目的申报办法按《国家级继续教育项目申报、认可试行办法》执行。

中华护理学会总会举办国家级继续护理学教育项目可直接向卫健委继续医学教育委员会申报。

第十二条 继续护理学教育实行学分制，可按照《继续医学教育学分授予试行办法》执行。护理技术人员每年参加经认可的继续护理学教育活动的最低学分数为25学分，其中Ⅰ类学分须达到3～10学分，Ⅱ类学分达到15～22学分。省、自治区、直辖市级医院的主管护师及其以上人员5年内必须获得国家级继续护理学教育项目5～10个学分。

第十三条 建立继续护理学教育登记制度。登记的内容应包括：项目名称、编号、日期、内容、形式、认可部门、学分数、考核结果、签章等。登记证由省、自治区、直辖市继续医学教育委员会印制和发放。登记证由本人保存，在参加继续护理学教育项目后由主办单位签章认可，作为参加继续护理学教育的凭证。

第十四条　各单位应建立继续护理学教育档案，将本单位护理技术人员参加继续护理学教育活动的情况作为本人考绩的一项内容。

第十五条　护理技术人员须按规定取得每年接受继续护理学教育的最低学分数，才能作为再次注册、聘任及晋升高一级专业技术职务的条件之一。

第十六条　本办法由卫健委继续医学教育委员会负责解释。

第十七条　本办法自发布之日起试行。

# 第五节　进修生的临床培训

护理专业进修是指护理人员通过短期强化训练方式，有针对性地提高专科理论与技能的培训方法。护理专业进修是医院护理教育的重要组成部分，是培养合格专科护理人才的有效途径。

## 一、目标和要求

经过进修强化培训，具有扎实的护理基础理论，熟练掌握本专科理论知识和专科技能，能开展专科护理新业务、新技术，胜任临床教学及管理工作。具体要求如下。

1. 具有良好职业道德修养和护士基础文明素质，全心全意为患者服务。

2. 熟悉本专业和相关专业的理论知识，具有较系统的专科理论，并能应用于临床实际，能处理本专科常见病护理疑难问题。

3. 熟练掌握本专科技术操作，掌握本科室开展的专科护理新业务、新技术，能对护理人员进行业务指导。

4. 了解本专科国内外护理新进展。

## 二、进修生应具备的条件

1. 必须是正规院校毕业并有3年以上临床实际工作经验者。

2. 具有系统的护理基础理论知识及一定的专科护理知识，熟练掌握基础操作技能。

3. 具有良好的职业道德修养及护士素质，努力工作，勤奋学习，刻苦钻研，勇于创新。

## 三、进修生临床教育内容

1. **职业素质**　医德医风、文明礼貌、专业形象。

2. 专科理论  专科基础医学理论、专科护理理论。

3. 专科技能  各种专科技能、新技术、新方法。

4. 临床能力  专科护士各班工作内容、程序、要求，常见病的护理常规，急危重症的抢救配合、处理、护理，专科护理疑难问题处理等。

5. 专科环境  含专科的环境设施，医疗、护理设备，各项医疗护理规章制度等。

## 四、临床带教师资和带教方法

护士进修生不同于在校实习生，均具有中专以上专业基础，并经过长短不一的临床实践，且进修目的是通过专科化训练，使其发展成为专科的技术骨干。根据其特点，必须选择称职的带教老师及灵活的带教方法。

### （一）带教师资

1. 临床带教老师必须系统掌握本专科的专业知识和技能，熟悉专科护理的国内外新进展。

2. 掌握临床教育理论和教育技能、技巧，并创造性地运用到教学实践中。

3. 热爱护理事业，热爱护理教育，具有良好的职业道德和素质，以身作则，为人师表。

4. 必须是护师或护师以上专业技术职务的临床护理技术人员。

### （二）带教方法

承担进修生带教任务的科室，必须根据进修目标制定出周密的带教计划，在重点突出临床实际能力的基础上，安排一定比例的课程，使理论和实践紧密结合。在实际工作中，带教老师可采用各种不同的方法进行讲解、分析、提问、总结，可根据自己的能力选择不同的教学法，如启发法、分析法、研讨法、论证法、归纳法等。在教学中注意发现进修生潜能，变被动为主动，提高教学效果。

## 五、进修生的管理

1. 实行二级管理  进修生由护理部及科室协同管理，护理部按照进修生应具备的条件进行严格审核，经审批后由有关科室按照进修人员的进修目的、内容制定出进修计划，并具体组织实施。

2. 完善进修手续  护理部设计"专科护士进修表"，凡进修人员必须按表中内容逐项填写清楚，同时履行进修手续。

3. 建立进修生管理制度  全院统一进修生管理制度，内容包括：医德医风、考勤、遵守制度等。

4. ICU、CCU、手术室、急诊科等科室进修时间不得少于6个月。

5. 定期召开座谈会  科室定期分别召开带教老师和进修生座谈会，了解进修进度、带教情况、进修生表现及要求，掌握进修生临床教育整体情况，对存在问题及时发现，并妥善给予解决。

6. 考核

（1）经常性考核：带教老师负责进修生的经常性考核，其内容含工作质量、临床能力、医德医风、考勤等。

（2）终末考核：终末考核于进修结束前进行，包括专科理论知识的卷面考试及专科技能考试。

7. 鉴定　进修生于进修结束时，必须书写自我进修鉴定，科室护士长根据其进修状况写出科室意见，最后由护理部负责人签名盖印，以示证明。

# 第六节　临床护理培训中心的管理

临床护理培训中心是应临床护理工作的需求，以护理基础理论、技术、新业务为主要培训内容，对护理人员进行集中教学的训练基地，其目的是为了全面提高护理人员的基础理论和临床技术操作水平。

## 一、任务

1. 组织岗前培训　制定岗前培训计划，内容有：基础护理理论、医院的规章制度、基础文明素质规范、基础护理技术操作的培训和考核。时间为2～3周。

2. 负责规范化培训和继续护理学教育的实施　落实护理人员规范化培训和继续教育方案，适应不同专科护理人员的需要，组织基础护理技术操作和专科护理技术操作的培训和考核，公共理论的学习和考核、学术会议交流、专题讲座、讲习班等。

3. 组织临床护理教学　针对临床护理工作中护理难度大、技术要求高的操作以及新理论、新技术、新方法，进行教学，统一标准，使护理人员更好地开展工作。如心电监护、十二指肠引流、输液泵的使用等，同时可应专科护理需要，进行业务指导。

4. 开展护理研究，进行临床验证　为护理人员开展护理科研提供一定的场所和实验器材，解释、说明各种护理技术、护理操作的理论基础，改进护理操作程序和方法。

## 二、布局和设备

临床护理培训中心应力求布局合理，设备齐全，集现代化、科学化为一体，与临床护理工作接轨。总占地面积不得少于160m²，可分设为办公室、资料室、准备室、基础护理示教室、专科护理示教室、课室、护士行为规范训练室等。

1. 办公室　宜宽敞明亮，配置电话，可供管理人员办公用。

2. 资料室　具备开展护理科研的基本设施，是护士查找护理期刊、专业资料及开展一定护理实验研究的场所。需配资料柜、复印机、多媒体电脑，并与医学情报室联网，可进行科技文献数据库的检索。

3. 准备室　为各种物品放置区，是护理人员进行操作考核前的物品准备间，备有置物柜，柜上放置无菌物品（含储槽、治疗巾、手套、不同规格注射器、输液器、输血器）、导尿包、灌肠包、各种处置盘等。室内备有治疗车、护理车、药物配伍禁忌表等。

4. 基础护理示教室　是进行静脉输液、皮试等基本护理技术操作示教、练习的场所，需备有床单位等设施，有基本护理技术操作流程图。

5. 专科护理示教室　有专科解剖挂图，配备一定床单位设施及医疗仪器设备，如：心电监护仪、除颤器、心电图机、静脉输液泵等，可开展心电监护、十二指肠引流等专科护理技术教学和练兵。

6. 课室　是对护理人员进行规范化培训和继续护理学教育的场所，需备有一定数量的课桌及音响器材、投影机和幻灯机等，可容纳100～200人。

## 三、管理要求

1. 专人负责　临床护理培训中心必须由专人管理，可设1名负责人，2名组员。

2. 建章立制　制度是管理的依据，是产生效益的保证。临床护理培训中心应有较完备的操作规程和管理规则，每年应有工作计划，每季度与科室沟通联系一次，及时了解当前护理学科新动态。

3. 物品保管　中心的物品管理要由专人负责，每月进行清点登记。对消耗的一次性物品应及时补充。所有教学仪器、设备和器材，应分类、分室立账，做到账物相符，定期维护。

# 第三章　护理职业防护

近年来，随着人类疾病谱的改变、病毒的变异、各类新型高科技仪器设备的使用，以及新型生物制剂的层出不穷，使得医护人员可能造成职业危害的因素越来越多样化、复杂化，有关医院工作人员（特别是护理人员）职业安全防护的课题也越来越受到关注。护理人员是医院工作人员的主体之一，因其工作性质和工作环境的特殊性，常常暴露于各种现存的和潜在的职业危险因素之中，成为职业暴露中的高危群体。因此，护理人员在工作中应树立职业危害的防范意识，具备对职业危害因素的认识、辨别和处理的基本知识和能力，以保护自身的身心健康和职业安全。

## 第一节　概述

### 一、基本概念

1. 护理职业暴露（nursing occupational exposures）　指护理人员在工作中为患者提供服务时，经常暴露于感染患者的血液、体液及排泄物污染的环境中，有感染某种疾病的危险，同时各种理化因素及工作压力也会对护理人员造成影响，这些统称为护理职业暴露。

2. 护理职业防护（nursing occupational protection）　指在护理工作中采取多种有效措施，保护护理人员免受职业损伤因素的侵袭，或将各种伤害降到最低程度。

3. 普及性预防（universal precaution）　指在为患者提供医疗服务时，只要有可能接触到他人的血液和深层体液（无论是患者还是医务人员），不论其是阴性还是阳性，都应当作为具有潜在的传染性而加以防护。

4. 标准性预防（standard precaution）　指将所有患者的血液、体液、分泌物、排泄物、呕吐物及被其污染的物品等均视为具有传染性，不论是否有明显的污染或是否接触非完整的皮肤与黏膜，医务人员接触这些物质时，必须采取防护措施。

## 二、护理职业防护的意义

### （一）保障职业安全，维护护理人员身心健康

通过有效地实施护理职业防护措施，不仅可以避免由职业卫生和职业安全对护理人员造成的机体损害，而且还可以控制由环境行为引发的不安全因素，减轻工作过程中的心理压力，增强社会适应能力，维护护理人员的身心健康，保障职业安全。

### （二）控制职业危险因素，科学规避护理职业风险

护理人员通过学习职业防护知识和技能，可以提高职业防护的安全意识，自觉履行职业规范要求，严格遵守护理操作规程，有效控制职业危险因素，科学规避护理职业风险，减少护理差错，增加护理工作的安全感和成就感。

### （三）营造轻松和谐的工作氛围，焕发工作激情

良好安全的职业环境，不仅使护理人员产生愉悦的身心效应，而且可以促进人际健康交流，获得对职业选择的积极认同，增加职业满意度；同时轻松愉快的工作氛围，可以缓解护理人员的工作压力，改善其精神卫生状况，焕发职业工作的激情，提高职业适应能力。

# 第二节　护理职业伤害的因素

护理工作场所是一个特殊的高危环境，因此，护理人员在其工作环境中可能经常受到各种各样的职业伤害，其造成的损伤也呈现经常性、多样性，以及损伤程度差异性等特点。根据暴露源和致伤原因进行分类，可分为生物因素、物理因素、化学因素、心理社会因素、运动功能性职业因素和暴力攻击伤害。

## 一、生物因素

生物因素伤害是指在护理工作中各类病原微生物（常见的有细菌、病毒等）通过飞沫、唾液、血液、体液、排泄物及其污染物等方式进入护士机体后，发生的感染性疾病。此为影响护理人员职业安全最常见的危害。

常见病原微生物包括葡萄球菌、链球菌、肺炎球菌、大肠埃希菌、结核杆菌、乙型肝炎病毒（hepatitis B virus，HBV）、丙型肝炎病毒（hepatitis C virus，HCV）、艾滋病病毒（human immunodeficiency virus，HIV）、SARS冠状病毒、梅毒螺旋体等：含有病原微生物的污染物包括血液、体液（包括羊水、心包液、胸腔液、腹腔液、脑脊液、阴道分泌物等人体物质）、排泄物等，以及护理工作中使用的仪器设备。

## 二、物理因素

物理因素伤害是指工作环境中能引起人体组织创伤的因素，最常见的是针刺或切割等因素所造成的损伤，还包括噪音、高温、电离辐射（各种放射线）、非电离辐射（如电磁场、微波、超声波、激光、紫外线等），这些因素可造成血源性感染疾病及听力、皮肤、眼睛、中枢神经等部位损伤和各类放射性疾病。

### （一）锐器伤（sharp instrument injury）

锐器伤是一种由医疗利器，如注射器、针头、安瓿、手术刀等造成的意外伤害，造成皮肤深部足以使受伤者出血的皮肤损伤，是护理人员最常见的职业暴露损害，而病原体污染的锐器是导致血源性传播疾病的主要途径。目前已经证实有二十多种病原体可以经锐器伤直接传播，其中最常见、危害性最大的是乙型肝炎病毒、丙型肝炎病毒和艾滋病病毒。另一方面，锐器伤对受伤者产生极大的心理影响，使其产生焦虑、恐惧、悲观、抑郁的情绪，甚至放弃护理职业。

### （二）温度性损伤

常见的温度性损伤有热水瓶、热水袋所致的烫伤；供应室、手术室等部门的护理人员长期进行热力灭菌、干热灭菌时所造成的烫伤、中暑；易燃易爆物品，如氧气、乙醇所致的各种烧伤；如因各种医疗仪器设备老化及连接不当等原因导致漏电、短路现象，如烤灯、高频电刀使用不当所致的电灼伤等。

### （三）噪音

护理工作中的噪音主要来源于监护仪、呼吸机的机械声、报警声、电话铃声、病人呻吟声、物品及机器的移动声音等。世界卫生组织规定的医院噪声标准为：白天病区理想的声音强度是35～40dB，研究发现，世界范围内的医院噪声远远超过世界卫生组织规定的标准，有些医院白天的声音强度甚至超过70dB。护理人员长期处于这样的工作环境中，大脑自然会处于一种极其疲乏与精神紧张的状态，从而引起护理人员头痛、听力下降、注意力不集中等，严重者还可导致听力、神经系统等的损害，甚至差错事故的发生。

### （四）放射性损伤

常见的有各种放射线辐射和紫外线辐射。大剂量放射线瞬间照射或低剂量放射线长期照射都可能引起组织损伤。在为患者进行诊疗过程中，如果护理人员防护不当，可导致放射性皮炎、皮肤溃疡坏死、自主神经功能紊乱、造血功能降低，甚至诱发肿瘤，致胎儿畸形。在日常工作中，护理人员需定期消毒病室、治疗室等，不可避免地会接触紫外线，而紫外线能使空气中的氧分子分解成臭氧，起到消毒作用。臭氧是强氧化剂，能破坏呼吸道黏膜和组织；紫外线照射到人的眼睛、皮肤会引起灼伤、红斑、眼角膜炎、皮肤过敏等；臭氧还可刺激呼吸道引起黏膜水肿等不良反应。

### 三、化学因素

化学因素伤害是指护理人员在医院内所接触的主要化学因素（化学制剂），包括化疗药物和化学消毒剂等。在使用和操作过程中，可以导致人体系统的毒性损害和刺激性损害。

#### （一）化疗药物

化疗药物是抗肿瘤治疗中必不可少的药物，其在肿瘤细胞和正常细胞之间无明显选择性，对人体正常组织也有抑制杀伤作用，即细胞毒性。20世纪70年代以来，大量研究证实，化疗药物对操作人员可能产生潜在职业危害，如氟尿嘧啶、环磷酰胺等。美国医疗机构药师协会将化疗药物定义为危险物品，澳大利亚卫生部门通过特殊显影试验证实，化疗药物配制过程中可溢出含有毒性微粒的气溶胶或气雾，通过皮肤或呼吸道进入人体。因此，护理人员在进行化疗操作过程中，注射器溶药、排气、换液、拔针等都可能造成皮肤接触或吸入。如长期接触化疗药物，可导致肝肾功能异常、月经不调、流产等，甚至骨髓抑制。

#### （二）化学消毒剂

化学消毒灭菌是预防医院感染的主要措施之一，护理人员在预防医院内感染的过程中，经常主动或被动地暴露于化学消毒剂的危害之中，使身体健康受到威胁，如甲醛、戊二醛、过氧乙酸、含氯消毒剂（84消毒液、氯己定）、环氧乙烷、甲苯等均有一定挥发性和刺激性。化学消毒剂侵入人体的途径主要为皮肤、呼吸道，所致危害与化学消毒剂接触种类、频率、时间长短、暴露方式、侵入途径有关。这些化学消毒剂在极微量接触中即可刺激皮肤、黏膜引起皮肤过敏、流泪、恶心、呕吐、气喘等症状；经常接触还会引起眼结膜灼伤、上呼吸道炎症、喉头水肿和痉挛、化学性气管炎或肺炎；长期接触不仅可造成肝肾功能损害，还会损害中枢神经系统或致癌，表现为头痛、记忆力衰退等。

### 四、心理社会因素

心理社会因素伤害主要是由于工作性质与特点所导致的异常生理和心理负担。护理工作中很多因素可造成或加重护理人员的精神紧张、情感焦虑或人际冲突，这些因素与护士生活环境、工作压力、社会支持有密切关系，如行为及语言伤害、工作疲劳感和护患冲突、因倒班而打破生理节律和生活规律、面对意外伤害及死亡的负面刺激等所造成的一些心理障碍或慢性疾病，如焦虑、抑郁、食欲下降、免疫功能下降、失眠、高血压、溃疡病、内分泌功能紊乱等。

### 五、运动功能性职业因素

运动功能性因素伤害是指护理人员在工作中站立时间长，体力劳动较多，负重过重，突发状况多，包括扭伤、撞伤、跌倒等常见的机械性损伤。临床护理工作的劳动强度大，如搬运患者，可引起护理人员脊柱、关节的损伤。长期的超负荷体力劳动，可引发下肢静脉曲张、颈肩痛或颈椎病、腰背痛等疾病，造成自身伤害。

## 六、暴力攻击伤害

暴力攻击伤害主要是指在恶性医疗纠纷中，患者或家属对护理人员实施暴力行为或精神疾病患者对护理人员使用暴力行为，导致身体遭受不同程度的损害。因护理人员自身服务意识不强、医院开放性环境等原因，暴力已严重影响到护理人员的工作热情，直接威胁到护理人员的人身安全。国际护士会指出，护士可能受到的暴力比其他行业多三倍。

# 第三节　护理职业防护措施

## 一、生物因素职业伤害的防护

### （一）护理人员应当牢固树立标准预防的观念

对所有患者的血液、体液、分泌物、排泄物、呕吐物及被其污染的物品均应被视为具有传染性，接触这些物质时，必须采取防护措施。医学防护是本着对患者和医务人员共同负责的原则，强调双向防护，既要防止疾病从患者传至医务人员，又要防止疾病从医务人员传给患者；既要防止血源性疾病的传播，又要防止非血源性疾病的传播。

### （二）严格进行洗手和手的消毒

洗手时应用流动的水、洗手液或肥皂，按照"七步洗手法"认真洗手，洗手后涂抹护肤品，防止皮肤皲裂，保持手部皮肤完整。

### （三）使用必要的防护用品

如手套、口罩、防护眼镜、帽子、隔离衣、隔离鞋等。

### （四）着装防护

包括基本防护、加强防护、严密防护、特殊情况防护。在基本防护基础上，根据危险程度（或相关预案）使用隔离衣裤、（防水）防护服、防护镜、高效过滤手套、面罩等。

### （五）落实消毒与隔离措施

防护应与消毒、隔离措施共同实施，并严格按规定处理医疗废物。

## 二、物理因素职业伤害的防护

### （一）锐器伤

护理人员进行侵入性操作要保证充足的光线，严格按规程操作；使用后的锐器必须及时、直接地放入耐刺、防渗漏的锐器盒中，或者利用针头处理设备进行安全处置。锐器盒要有明显的标志，装其2／3满时，即停止使用。禁止用手直接接触使用后的针头、刀片等锐器；禁止将使用后的针头重新套上针帽，禁止用手分离使用过的针头和针筒；安瓿操作时使用砂轮、手套或指套。护理工作中一旦发生锐器伤，伤者应保持冷静，立即用健侧手从近心端向远心端挤压，尽可能挤出损伤部位的血液，使用肥皂水彻底清洗伤口，并用流动水冲洗伤口5分钟，用0.5%聚维酮碘溶液、75%酒精或安尔碘消毒伤口；填写医务人员锐器伤登记表，及时上报主管部门，必要时抽血检测，采取药物预防或免疫预防措施，建立追踪档案，进行相应处理。

### （二）温度性损伤和噪音

对温度性损伤的防护，护理人员应该熟练掌握各种电疗仪器的使用方法，合理安置氧气、乙醇等易燃易爆物品，减少烧伤、烫伤事件的发生。医院噪音，尤其是ICU、手术室等特殊科室因医疗仪器设备较多，噪音是无法避免的，在不影响护理工作的前提下，可尽量降低各种机器的报警音量，不同的环境和昼夜时间段采用不同音量；建筑设计上可使用吸音天花板、隔音墙等；护理人员要正确认识医院噪音，学会自我调整和自我放松，排除噪音所带来的干扰，减轻心理压力，保持身心健康。

### （三）放射性损伤

预防放射线辐射损伤，应加强放射诊疗工作管理，防止放射事故发生；进入放射相关区域必须做好防护；辅助医生进行放射性检查时，应严格执行个人剂量计佩戴制度，做好个人放射检测工作。预防紫外线辐射损伤，应加强对紫外线操作人员的技术培训和指导，严格操作规程，提高防护意识，加强防护措施。接触紫外线时，必须戴防护眼镜、帽子、口罩等，防止皮肤直接暴露在紫外线下；紫外线灯开关应安置于室外；严禁在紫外线消毒时进入消毒区域；消毒结束后开窗通风。

## 三、化学因素职业伤害的防护

### （一）化疗药物

对接触化疗药物的人员进行培训，使其增强防护意识，了解化疗药物的毒副作用，严格掌握化疗操作规程；提供安全的操作环境、设备和防护用品，配药必须在专用房间，有独立排风系统，使用专用层流安全柜，并定期检测其净化效能；配制化疗药品时，应穿一次性防渗透长袖防护服，戴口罩、帽子、双层手套（内面为聚氯乙烯手套，外面为乳胶手套），必要时戴眼罩、护目镜，穿鞋套等；配药时，尽可能用水剂代替粉剂以减少冲配时气雾的外溢。必须打开粉剂安瓿时，先使药粉降至瓶底，垫无菌纱布后打开。溶解药物时，溶媒应沿瓶壁缓慢注入瓶底，待药粉完全浸湿后再搅动。抽取药液应使用针腔较大的针头，药液不超过针筒3／4以防止溢出；抽取药液后，在瓶内排气再拔出。输注化疗药物时，应确保输液管道所有接头处衔接紧密，以免药液外溢，更换化疗药物时应戴手套；药物溅到皮肤或眼睛时，立即用大量清水或生理盐水反复冲洗；药液溅到工作服或口罩上，应立即更换；药液溢在桌面或地面，应用纱布吸附药液，再用肥皂水擦洗；若为药粉，应用湿纱布轻轻抹擦，以防药粉飞扬而污染空气。凡与化疗药物接触的针头、注射器、输液器、棉球、棉签等，都必须收集在专用、带盖、防漏的密闭垃圾桶内，标明警示标志，按医疗废物处理要求进行无害化处理。

定期做好化疗操作人员的健康体检，每隔6个月检查肝功能、血常规、免疫功能；合理安排休假；化疗药物配制操作人员应定期轮换；孕期和哺乳期女性避免接触化疗药物，应暂时脱离接触化疗药物的环境。

### （二）化学消毒剂

进行化学消毒剂操作的护理人员，应掌握不同消毒剂的使用方法和注意事项；在达到消毒效果的前提下，尽量减少化学消毒剂的使用量，正确对待化学消毒剂的使用浓度，并非浓度越高、使用次数越多，其消毒效果就越好；按规定合理存放化学消毒剂，多数消毒剂应在常温下于阴凉处避光密闭保存，易燃易爆消毒剂应远离火源；配制消毒剂时，应注意个人防护，穿工作服，戴防护手套、口罩，必要时穿隔离衣，戴防护眼镜。配制时，动作轻柔，防止消毒液溅洒；消毒场所通风系统良好。

## 四、心理社会因素职业伤害的防护

### （一）提高护理人员自身业务素质

加强个人业务学习和培训，充实专业知识，提高技术操作水平，加强工作中的安全防护措施，严格按照规程操作，提高患者及家属护理工作的满意度。

### （二）加强心理锻炼，提高心理素质

加强心理知识的学习，掌握各种疾病引起的心理变化，增强服务意识，建立良好护患关系，减少工作中发生冲突的机会；敢于面对工作中的行为及语言伤害，勇于维护自身权利，提高处理重大事件的能力。

### （三）创造安全的职业环境

医疗机构应尽量创造舒适、安全的工作环境，提供必要的防护保障，控制发生安全隐患的关键环节；合理安排各科室护理人员，科学安排工作内容，减轻护理人员的职业紧张性。护理人员应掌握沟通技巧，减少因误解而造成的冲突，改善组织内部关系，增加互相支持，培养团队合作精神，营造安全健康的职业环境。

### （四）合理运用压力应对技巧

护理人员学会自我心理调适，保持积极乐观的心态，学会自我放松，积极疏导负面的躯体和心理反应，降低紧张感；培养轻松的业余爱好，进行有规律的运动，劳逸结合，合理营养，有助于减轻焦虑、紧张情绪，恢复体力和精力。

### （五）善于利用社会支持系统的力量

身心疲惫或紧张时，与亲人、朋友消遣或倾诉以缓解压力，有效的社会支持系统会增强护理人员战胜压力的信心和力量。

## 五、运动功能性职业伤害的防护

### （一）加强锻炼、强身健体是预防运动型损害的重要措施

功能性腰背痛大多由于疲劳而发病，稍加休息或做对抗性反方向肌肉运动就可逆转，护理人员工作之余要进行腰背部肌肉的锻炼。通过锻炼可以提高机体免疫力，使全身各个脏器系统功能增强，局部腰肌可摄取更多营养物质；同时，通过锻炼还可增加身体的柔韧性、加强骨关节活动、降低骨关节损伤概率，如太极拳、健美操、游泳、慢跑、瑜伽等。

### （二）指导护理工作人员正确用力和正确使用各种设备

培训员工理解和熟悉有关提举、搬运重物等的正确方法，用力学原理去完成工作。站立或坐位时，应尽可能保持腰椎伸直，使脊柱支撑力增大，避免因过度屈曲引起的腰部韧带损伤；抬重物时，要挺胸直腰，先屈髋下蹲，后用力抬重物；搬移病人或重物时，可借助翻身床、对接床、机械提举架、移动椅等协助完成。

### （三）避免长时间维持一种体位和长时间站立

护理人员应定期变化体位，缓解肌肉、关节、骨骼疲劳，减轻脊柱负荷；为预防下肢深静脉曲张的形成，站立时要自我调节站立姿势，可让双腿轮流支撑身体重量，或适当做踮脚动作，促进小腿肌肉收缩，减少静脉血液淤积；工作间歇，应尽量抬高下肢，以促进血液回流，也可穿弹力袜保护。

### （四）护理人员应重视自我保健

提倡卧硬板床休息，并注意床垫的舒适度；学会主动休息，生活有规律，夜班或较大工作量后应及时休息。此外，要注意饮食中营养物质的均衡，多食富含钙、铁、锌等营养元素的食物，同时增加机体内蛋白质的摄入量。

## 六、暴力攻击害的防护

### （一）增强法律意识，规范护理行为

护理人员自身应改善服务态度，主动为患者提供服务，加强与患者和家属的沟通

交流，建立良好的护患关系；严格落实核心制度，为患者提供安全服务，减少护患纠纷的发生，防止患者和家属的过激行为。

（二）加强护理人员应对暴力能力的培训

定期对护理人员进行相关政策及制度方面的培训，教会护理人员如何评估和识别可能发生暴力的有关因素和信号，教会自身保护方法。

（三）医疗机构应加强安全保卫工作

增加保卫人员，设立报警监控体系，消除治安隐患，创造安全和谐的工作环境。

（四）加强精神专科安全管理

精神疾病科护士提高预防患者暴力攻击行为发生可能性的能力，掌握安全防护技巧；综合性医院收治精神病患者时，应及时请精神科会诊，要求患者家属设立陪护，加强意外风险事件的防范。

## 七、临床医务人员常用的自我防护对策

（一）洗手

洗手是预防医院感染的最简单、有效的措施，为第一道防线。能有效预防传染性疾病的传播，保护自己与他人。因此，护理人员必须坚持洗手制度，即使是操作时戴手套，而脱去手套后也要洗手。如果手被患者的体液、血液或人体组织污染后，应立即清洗，必要时消毒泡手。

（二）戴口罩、面罩及护目镜

为了避免吸入含有病原体的气溶胶，防止患者的体液、血液等传染物溅入眼睛、口腔及鼻腔黏膜，护理人员在接触这类患者，尤其是传染病患者时，应戴口罩、面罩及护目镜，护目镜每次使用后均应进行清洗消毒。常见的有防冲击、防雾、耐磨、防静电、防化的护目镜，有防紫外线眼镜（波长小于380nm的光为紫外光）、防红外线眼镜（波长大于760nm的光为红外光）等。每治疗一位患者应更换1次口罩，如潮湿，被血液、体液污染应立即更换。

（三）戴手套

在进行相关操作时，戴手套可以有效保护护理人员，一旦有针刺伤发生，即可减少职业感染机会，一副手套只能对一位患者使用1次，使用中若破损则应立即更换，脱手套后应立即洗手。

（四）穿隔离衣

隔离衣可以保护工作人员和患者，避免交叉感染。隔离衣应每天更换，如被体液、血液污染或潮湿时，应立即更换，最好使用一次性防水隔离衣。

（五）对物品、标本及废物的处理

1. 锐物处理

（1）禁止双手回套护针帽。

（2）禁止直接传递针头及锐器，应用容器盛放后传递。

（3）禁止徒手整理污染的针头和注射器。

（4）禁止徒手携带裸针头等锐器物。

（5）使用后的锐器应直接放入耐刺、防渗漏的利器盒内，或者放入针头处理设备进行安全处置，也可使用具有安全性能的注射器、输液器等医用锐器，以免刺伤。

（6）盛装锐器的盒子不能过满，不应超过盒子的3／4。

（7）禁止直接接触医疗垃圾，处理使用过的锐器时，应戴防护手套。

2. 血标本的处理　取血时应戴手套，采用真空负压采血管，送标本时也应戴手套。

3. 血渍清理　地面、墙壁、家具等上面被血液污染时，不能直接抹布或拖把擦拭，应先用1∶10的漂白水浸泡15～30分钟，然后戴手套用抹布擦拭，擦拭后立即洗手。

4. 医疗废物的处理　所有医疗废物如废弃标本、锐利器械、污染的敷料等，均应放置在有生物危害标记的专用容器内，送往规定地点焚烧。

（六）健康检查与预防免疫接种

1. 护士要定期进行健康检查。

2. 预防接种（人工免疫），使机体产生特异性免疫，如护理人员应该接种乙肝疫苗，可有效预防乙肝。

# 第四章　神经系统疾病

## 第一节　颅内血肿

颅内血肿是颅脑损伤中最常见、最严重的继发病变，发生率约占闭合性颅脑损伤的10％和重型颅脑损伤的40％~50％。如不能及时诊断处理，多因进行性颅内压增高，形成脑疝而危及生命，早期发现和及时处理可很大程度上改善预后。

颅内血肿按症状出现时间分为急性血肿（3日内）、亚急性血肿（3日以后到3周内）和慢性血肿（超过3周）。按部位则分为硬脑膜外血肿、硬脑膜下血肿和脑内血肿。

### 一、硬脑膜外血肿

#### （一）概述

硬脑膜外血肿是指血液积聚于颅骨与硬脑膜之间的血肿，约占外伤性颅内血肿的30％，大多属于急性型。可发生于任何年龄，但小儿少见。

#### （二）病因和病机

硬脑膜外血肿最多见于颞部、额顶部和顶部。因脑膜中动脉主干撕裂所致的血肿，多在颞部，可向额部或顶部扩展；前支出血，血肿多在额顶部；后支出血，多在颞顶部。由上矢状窦破裂形成的血肿在其一侧或两侧。横窦出血形成的血肿多在颅后窝或骑跨于颅后窝和枕部。

急性硬膜外血肿常见于青壮年颅骨线性骨折患者，慢性硬膜外血肿致伤因素与急性者相同，不同者在于患者伤后能够较长时间耐受血肿，并且临床症状表现十分缓慢。

#### （三）临床表现

1. 意识障碍　进行性意识障碍为颅内血肿的主要症状，其变化过程与原发性脑损伤的轻重和血肿形成的速度密切相关。临床上常见三种情况。

（1）原发脑损伤轻，伤后无原发昏迷，待血肿形成后开始出现意识障碍（清醒昏迷）。

（2）原发脑损伤略重，伤后一度昏迷，随后完全清醒或好转，但不久又陷入昏迷（昏迷中间清醒或好转→昏迷）

（3）原发脑损伤较重，伤后昏迷进行性加重或持续昏迷。

因为硬脑膜外血肿病人的原发脑损伤一般较轻，所以大多表现为（1）（2）两种情况。

2. 颅内压增高　病人常有头痛、恶心、呕吐等颅压增高症状伴有血压升高、呼吸和脉搏缓慢等生命体征改变。

3. 瞳孔改变及脑疝的表现　颅内血肿所致的颅内压增高达到一定程度，便可形成脑疝。幕上血肿大多先形成小脑幕切迹疝，除意识障碍外，出现瞳孔改变；早期因动眼神经受到刺激，患侧瞳孔缩小，但时间短暂，往往不被察觉；随即由于动眼神经受压，患侧瞳孔散大；若病疝继续发展，脑干严重受压，中脑动眼神经核受损，则双侧瞳孔散大。与幕上血肿相比，幕下血肿较少出现瞳孔改变，而容易出现呼吸紊乱甚至骤停。

4. 神经系统体征

（1）患者伤后立即出现全瘫或偏瘫。

（2）去大脑强直表现为全身肌紧张加强、四肢强直、脊柱反张后挺等。

（四）诊断

根据头部受伤史，伤后当时清醒，以后昏迷，或出现有中间清醒（好转）期的意识障碍过程，结合X线平片显示骨折线经过脑膜中动脉或静脉窦沟，一般可以早期诊断。

CT扫描示颅骨内板与硬脑膜之间的双凸镜形或弓形高密度影，常伴有颅骨骨折和颅内积气。

（五）常见并发症

1. 颅内压增高　是最常见的并发症。由于疾病使颅腔内容物体积增加，导致颅内压持续在2.0kPa（200mmH$_2$O）以上，颅内压增高会引发脑疝危象。

2. 脑疝　是最危急的并发症。是颅内压升高到一定程度，部分脑组织发生移位，挤入硬脑膜的裂孔或枕骨大孔，压迫附近的神经、血管和脑干，产生一系列生命体征变化，随时危及生命。

3. 癫痫发作　颅脑损伤后容易继发癫痫。

4. 其他并发症　如应激性溃疡、坠积性肺炎、泌尿系感染、压疮等。

（六）治疗原则

1. 手术治疗

（1）手术适应证：①有明显颅内压增高症状和体征；②CT扫描提示明显脑受压的颅内血肿；③幕上血肿量＞40mL、颞区血肿量＞20mL、幕下血肿量＞10mL。

（2）手术方法：可根据CT扫描所见采用骨瓣或骨窗开颅，清除血肿，妥善止血。血肿清除后，如硬脑膜张力高或疑有硬脑膜下血肿时，应切开硬脑膜探查。对少数病情危急，来不及做CT扫描等检查者，应直接手术钻孔探查，再扩大成骨窗清除血肿。钻孔顺序可根据损伤方式和机制、瞳孔散大侧别、头部着力点、颅骨骨折部位等来确定，一般先在瞳孔散大侧部骨折线处钻孔，可发现60%～70%的硬脑膜外血肿。

2. 非手术治疗　凡伤后无明显意识障碍，病情稳定，CT扫描所示幕上血肿量＜40mL，幕下血肿量＜10mL，中线结构移位＜1.0cm者，可在密切观察病情的前提下，采用非手术治疗。

（七）护理评估

1. 按中医整体观念，运用望、闻、问、切的方法评估病证、舌象、脉象及情志状态。

2. 观察患者意识、瞳孔、生命体征及神经系体征。

3. 有无呼吸道梗阻。

4. 详细了解既往史，有无心血管、周围血管疾病及糖尿病等。

5. 通过CT扫描片、MRI检查，判断出血部位及范围。

6. 了解病人家庭情况

（八）一般护理

1. 按外科及本系统疾病一般护理常规执行。

2. 保持病室环境干净、舒适、整洁、安静、温湿度适宜。

3. 疼痛明显者遵医嘱适当给予镇静、镇痛药物，以保证病人充足的睡眠。

4. 饮食宜清淡，营养丰富，禁忌肥甘甜腻、辛辣食物，以高蛋白质、低脂、低盐为原则。

5. 密切观察其意识瞳孔、生命体征及神经系统体征。

6. 急诊入院诊断明确有手术指征者，应立即做好急诊术前准备。

7. 术前护理

（1）绝对卧床休息，取头高位，减少不必要的搬动。

（2）昏迷病人应禁食，保持呼吸道通畅，给予氧气吸入。

（3）密切观察生命体征、意识、瞳孔变化，发现异常，立即通知医师。当患者出现头痛剧烈、呕吐加剧、躁动不安等典型症状时立即通知医生并迅速输入20%甘露醇250mL，同时做好术前准备工作。

（4）定时翻身拍背，保持皮肤清洁干燥；尿潴留者应留置导尿管；便秘者，协助排便。

8. 术后护理

（1）取平卧位，头部路抬高，偏向一侧。

（2）清醒病人，鼓励进食，注意防止呛咳；昏迷无消化道出血者尽早行鼻饲饮食或肠内营养支持。

（3）病情观察：①观察生命体征、意识、瞳孔变化。②对术后置引流管的病人应注意观察引流量、色、性质的变化。③遵医嘱给予脱水药物，降低颅内压；观察尿量，防止发生水电解质紊乱，遵医嘱补液；按时给予降压药物，保持血压稳定并观察药物疗效。④观察有无恶心、呕吐、剧烈头痛等颅内再次出血征象，及消化道出血的表现。⑤定时翻身拍背，保持皮肤清洁干燥，预防坠积性肺炎及压疮的发生。留置导尿管的病人定期做膀胱功能训练，做好会阴部护理。

（4）对症护理：高热患者行药物及物理降温，必要时给予亚低温治疗；眼睑闭合不全者注意保护眼睛，如涂眼药膏等，防止角膜溃疡。

（5）康复：根据患者情况，制定语言、运动、智力等康复训练。

（九）健康教育

1. 向病人讲解疾病的相关知识。
2. 加强营养，增强体质。
3. 嘱病人保证充足睡眠，避免过度劳累。
4. 按医嘱服药，不得擅自停药，出院后1个月门诊随访。
5. 指导家属协助患者进行瘫痪肢体的功能锻炼。
6. 颅骨缺损的患者要戴好帽子外出，并有家属陪护，防止发生意外，告知其颅骨修补一般需在术后的半年后。

## 二、硬脑膜下血肿

（一）概述

硬脑膜下血肿是指出血积聚在硬膜下腔，它是最常见的颅内血肿，占颅内血肿的40%左右。其中急性硬脑膜下血肿发生率最高，其次慢性型，亚急性次之。

（二）病因和病机

急性和亚急性硬脑膜下血肿的出血来源主要是脑皮质血管，大多由对冲性脑挫裂伤所致，好发于额极、颞极及其底面，可视为脑挫裂伤的一种并发症，称为复合型硬脑膜下血肿。另一种较少见的血肿是由于大脑表面回流到静脉窦的桥静脉或静脉窦本身撕裂所致，范围较广，可不伴有脑挫裂伤，称为单纯性硬脑膜下血肿。

慢性硬脑膜下血肿的出血来源和发病机制尚不完全清楚。好发于老年人，多有轻微头部外伤史。部分病人无外伤，可能与营养不良、维生素C缺乏、硬脑膜出血性或血管性疾病等相关。此类血肿常有厚薄不一的包膜。

（三）临床表现

急性和亚急性硬脑膜下血肿主要表现如下。

1. 意识障碍　伴有脑挫裂伤的急性复合型血肿病人多表现为持续昏迷或昏迷进行性加重，亚急性或单纯型血肿则多有中间清醒期。
2. 颅内压增高　血肿及脑挫裂伤继发的脑水肿均可造成颅内压增高，导致头痛、恶心、呕吐及生命体征改变。

3. 瞳孔改变　复合型血肿病情进展迅速，容易引起脑疝而出现瞳孔改变，单纯型或亚急性血肿瞳孔变化出现较晚。

4. 神经系统体征　伤后立即出现的偏瘫等征象，因脑挫裂伤所致。逐渐出现的体征，则是血肿压迫功能区或脑疝的表现。

慢性硬脑膜下血肿进展缓慢，病程较长，可为数月甚至数年。临床表现差异很大，大致可归纳为如下三种类型：

（1）以颅内压增高症状为主，缺乏定位症状。

（2）以病灶症状为主，如偏瘫、失语、局限性癫痫等。

（3）以智力和精神症状为主，表现为头昏、耳鸣、记忆力减退、精神迟钝或失常。

第（1）（2）种类型易与颅内肿瘤混淆，第（3）种类型易误诊为神经症或精神病。

（四）诊断

根据有较重的头部外伤史，伤后即有意识障碍并逐渐加重，或出现中间清醒期，伴有颅内压增高症状，多表明有急性或亚急性硬脑膜下血肿。CT扫描可以确诊，急性或亚急性硬脑膜下血肿表现为脑表面新月形高密度、混杂密度或等密度影，多伴有脑挫裂伤和脑受压。

慢性硬脑膜下血肿容易误诊、漏诊，应引起注意。凡老年人出现慢性颅内压增高症状，智力和精神异常或病灶症状，特别是曾经有过轻度头部受伤史者，应想到慢性硬脑膜下血肿的可能，及时施行CT或MRI检查，应当可确诊。CT显示脑表面新月形或半月形低密度或等密度影，MRI则为短$T_1$、长$T_2$信号影。

（五）常见并发症

1. 血肿复发

（1）年龄大，脑萎缩严重，术后脑组织膨胀不满意，难以有效地消除无效腔，易于复发。

（2）有凝血机制障碍者，术后易于复发。

（3）血肿的密度与术后复发率密切相关。

2. 脑脊液漏　是指外伤后脑脊液从外耳道、鼻腔或开放创口流出，是颅脑损伤严重的并发症。

3. 颅骨缺损　是手术中去骨瓣减压所致。

（六）治疗原则

1. 急性或亚急性硬脑膜下血肿　由于病情发展急重，一旦确诊，应立即手术治疗。

2. 慢性硬膜下血肿　保守治疗，一旦出现颅内压增高症状，应立即行手术治疗。

3. 手术治疗　可有以下几种方法：①钻孔引流术；②骨窗或骨瓣开颅术；③肌下

减压或去骨片减压术。

急性和亚急性硬脑膜下血肿的治疗原则与硬脑膜外血肿相仿。需要强调的是，硬脑膜外血肿多见于着力部位，而硬脑膜下血肿既可见于着力部位，也可见于对冲部位。所以，如果因病情危急或条件所限，术前未做CT确定血肿部位而只能施行探查时，着力部位和对冲部位均应钻孔，尤其是额、颞极及其底部，是硬脑膜下血肿的最常见部位。此外，此类血肿大多伴有脑挫裂伤，术后应加强相应的处理。

慢性硬脑膜下血肿病人凡有明显症状者，即应手术治疗，且首选钻孔置管引流术：血肿较小者顶结节处一孔即可，较大者在额部再钻一孔，切开硬脑膜和血肿的壁层包膜，经骨孔置入导管于血肿腔内，用生理盐水反复冲洗直至流出液清亮为止。保留顶结节钻孔处的导管，引流2～3天，多可治愈。

（七）护理评估

1. 按中医整体观念，运用望、闻、问、切的方法评估病证、舌象、脉象及情志状态。

2. 详细了解受伤过程，如暴力大小、方向、性质、速度。

3. 评估有无意识障碍，是否出现头痛、恶心、呕吐、呼吸困难等情况。

4. 了解病人既往健康状况。

5. 了解病人及家属的心理反应。

（八）一般护理

1. 按外科及本系统疾病一般护理常规执行。

2. 保持病室环境安静、温湿度适宜，急性期卧床休息，取头高足低位，躁动者加床栏。

3. 安慰病人，保持情绪安定，避免焦躁、恐惧等不良情绪。

4. 饮食宜清淡，营养丰富，术后暂禁食，在神志清楚、咽功能恢复后可进流质，并逐渐改为半流质及普通饮食。

5. 密切观察其意识、瞳孔、生命体征及神经系统体征，预防脑疝及血肿复发。

6. 躁动患者及癫痫发作患者应注意安全防护，遵医嘱给予抗癫痫药物，防止因癫痫发作引起血肿增大。

7. 慢性硬脑膜下血肿行硬脑膜下钻孔引流术后去枕卧位或头低脚高，直到拔出引流管，有利于瘀血引出。

8. 保持呼吸道通畅，昏迷患者头偏向一侧，及时吸痰，必要时尽早行气管切开术。

9. 对症护理

（1）有脑脊液漏者绝对平卧，严禁填塞耳鼻，勿用力排便、咳嗽、打喷嚏，合并有高热昏迷、颅内压增高、脑疝等护理参照相应内容。

（2）加强基础护理，注意口腔、皮肤、会阴部清洁。

（3）保持良好肢体的功能位置，鼓励主动运动，预防肌肉萎缩。

（九）健康教育

1. 向病人及家属讲解疾病的相关知识。

2. 心理指导　清醒脑损伤病人应尽早自理生活。对恢复过程中出现头痛、耳鸣、记忆力减退的病人，给予适当解释和宽慰，使其树立信心。

3. 控制外伤性癫痫　坚持服用抗癫痫药物至症状完全控制后1~2年，逐步减量后才能停药，不可突然中断服药。癫痫病人不能单独外出、登高、游泳等，以防意外。

4. 康复训练　脑损伤后遗留语言、运动或智力障碍，在伤后1~2年内有部分恢复的可能。提高病人自信心，协助病人制订康复计划，进行语言、运动、记忆力等方面的训练，以提高生活自理能力及社会适应能力。

5. 嘱定期来医院复查。

6. 去骨瓣术后颅骨缺损的病人告知其行修补术的时间。

## 三、脑内血肿

（一）概述

脑内血肿分为两种类型。

1. 浅部血肿　出血均来自脑挫裂伤灶，多伴有颅骨凹陷性骨折或严重的脑裂伤，好发于额叶和颞叶，常与硬脑膜下和硬膜外血肿并存。

2. 深部血肿　多见于老年人，血肿位于白质深处，脑表面可无明显挫伤。

（二）病因和病机

急性或亚急性脑内血肿常见于对冲性脑挫裂伤，其次为直接打击的冲击伤或凹陷性骨折引起。迟发性外伤性脑内血肿多见于中、老年患者，发病高峰常在脑挫裂伤后3天内或清除其他脑内血肿突然减压后。血肿初期仅为一血凝块，4~5天后血肿开始液化，变为棕褐色陈旧血液，至2~3周后，血肿表面开始有包膜形成。

（三）临床表现

脑内血肿与伴有脑挫裂伤的复合性硬脑膜下血肿的症状很相似，而且事实上两者常同时存在。主要表现为颅内压增高，以进行性加重的意识障碍为主，若血肿累及重要脑功能区可出现偏瘫、失语、癫痫等局部症状。

（四）诊断

CT检查在挫裂伤灶附近或脑深部白质内见到圆形或不规则高密度血肿影，周围有低密度水肿区。

（五）常见并发症

1. 外伤性癫痫　是指继发于颅脑损伤后的癫痫性发作，可发生在伤后的任何时间，早者于伤后即刻出现，晚者可在头伤痊愈后多年开始突然发作。

2. 脑外伤后综合征　颅脑损伤后神经、精神障碍。

3. 其他并发症　压疮、肺部感染、泌尿系统感染、暴露性角膜炎、关节挛缩等。

（六）治疗原则

脑内血肿的治疗与硬脑膜下血肿相同，多采用骨瓣或骨窗开颅，在清除硬脑膜下血肿和明显挫碎糜烂的脑组织后，大多数脑内血肿即已显露，将之一并清除。对少数脑部血肿，如颅内压增高显著，病情进行性加重，也应考虑手术，根据具体情况选用开颅血肿清除或钻孔引流术。

（七）护理评估

1. 按中医整体观念，运用望、闻、问、切的方法评估病证、舌象、脉象及情志状态。

2. 密切观察生命体征、意识状态及瞳孔的变化。

3. 神经功能缺损的程度及脑疝的前驱症状。

4. 有无呼吸道梗阻。

5. 有无焦虑等不良情绪。

6. 自理能力及生活习惯。

（八）一般护理

1. 急诊手术按急诊患者术前护理，术前及术后护理按神经外科围术期护理常规。

2. 病情观察　严密观察意识、瞳孔、生命体征，如有异常及时通知医生。脑内血肿位于后凹者，因后颅窝空隙较小，少量血肿即可引起猝死，应严密观察呼吸变化及是否出现颈强直症状。继发性颅脑损伤者不可轻易使用止痛剂、降压药、止吐药等，以免掩盖病情变化。

3. 躁动患者及痫发作患者应注意安全防护，遵医嘱给予抗癫痫药物，防止因癫痫发作引起血肿增大。

4. 保持呼吸道通畅，昏迷患者头偏向一侧，及时吸痰，必要时尽早行气管切开术。

5. 昏迷及瘫痪患者保持肢体功能位，加强口腔护理、皮肤护理、翻身等，预防肺部感染及压疮的发生。

6. 高热患者行药物及物理降温，必要时给予亚低温治疗。

7. 眼睑闭合不全者注意保护眼睛，如涂眼药膏等，防止角膜溃疡。

8. 根据患者情况，制定语言、运动、智力等康复训练。

（九）健康教育

1. 向病人及家属讲解疾病的相关知识。

2. 饮食宜清淡而营养丰富，避免过度劳累。

3. 指导家属协助病人做好各项基础护理，普及健康知识。

4. 告知长期卧床病人并发症的预防措施。

5. 告知其来医院复查的时间。

# 第二节 脑疝

## 一、概述

颅内占位病变导致颅内压增高到一定程度时，颅内各分腔之间的压力不平衡，脑组织从高压区向低压区移位，部分脑组织被挤入颅内生理孔隙中，导致脑组织、血管及神经等重要结构受压和移位，出现严重的临床症状和体征，称为脑疝（brain herniation）。脑疝是颅内压增高的危象和引起死亡的主要原因。

根据移位的脑组织及其通过的硬脑膜间隙和孔道，可将脑疝分为以下常见的三类。

1. 小脑幕切迹疝　又称颞叶钩回疝，是位于小脑幕切迹缘的颞叶海马回、钩回通过小脑幕切迹被推移至幕下。

2. 枕骨大孔疝　又称小脑扁桃体疝，是小脑扁桃体及延髓经枕骨大孔被推挤向椎管内。

3. 大脑镰下疝　又称扣带回疝，是一侧半球的扣带回经镰下孔被挤入对侧分腔。

## 二、病因和病机

颅内任何部位占位性病变发展到严重程度均可导致颅内各分腔压力不均而引起脑疝。常见病因有以下几方面。

1. 外伤所致各种颅内血肿，如硬脑膜外血肿、硬脑膜下血肿及脑内血肿。

2. 各类型脑出血、大面积脑梗死。

3. 颅内肿瘤尤其是颅后窝、中线部位及大脑半球的肿瘤。

4. 颅内脓肿、颅内寄生虫病及各种肉芽肿性病变。

5. 医源性因素，对于颅内压增高病人，进行不适当的操作如腰椎穿刺，可因放出脑脊液过多、过快，使各分腔间的压力差增大，而促使脑疝形成。

## 三、临床表现

不同类型的脑疝各有其临床特点，在此仅简述小脑幕切迹疝及枕骨大孔疝的临床表现。

（一）小脑幕切迹疝

1. 颅内压增高的症状

（1）剧烈头痛，其程度进行性加重伴烦躁不安。

（2）与进食无关的频繁喷射性呕吐。

（3）急性脑疝病人视神经盘水肿可有可无。

2. 瞳孔改变　是颅内压增高导致脑疝的重要指征之一。双侧瞳孔是否等大、等圆及对光反射是否灵敏，如果两侧瞳孔大小多变、不等圆、对光反射差或出现分离现象，常表示脑干损伤；如果一侧或双侧瞳孔散大、对光反射消失，甚至眼球固定，表示病情危重。叶沟回疝时，由于疝入脑组织直接压迫中脑或动眼神经经常出现瞳孔不等大；病侧瞳孔可先缩小后逐渐扩大，对光反射迟钝或消失。枕骨大孔疝常呈现双侧瞳孔先缩小后逐渐散大至对光反射迟钝、消失。

3. 意识改变　患者的意识由清醒转为混乱或嗜睡时，应高度警惕。一般早期呈现出烦躁不安、注意力涣散，继而出现反应迟钝或消失等意识障碍进行性加重的表现。

4. 运动障碍　表现为病变对侧肢体的肌力减弱或麻痹，病理征阳性。脑进展时可致双侧肢体自主活动消失，严重时可出现去脑强直发作，这是脑干严重受损的信号。

5. 生命体征紊乱　表现为心率减慢或不规则、血压忽高忽低、呼吸不规则、大汗淋漓或汗闭、面色潮红或苍白。体温可高达41℃以上或体温不升。最终因呼吸循环衰竭而致呼吸停止、血压下降、心脏停搏。

（二）枕骨大孔疝

由于脑脊液循环通路被堵塞，常出现颅内压增高，病人剧烈头痛，频繁呕吐，颈项强直，强迫头位的表现。

四、诊断

仔细询问病史症状与体征，由此做出初步诊断。发现有视神经盘水肿及头痛、呕吐三主征，颅内压骤然增高，进行性剧烈头痛、进行性瘫痪及视力进行性减退等症状时，都应考虑到有颅内病变的可能。对于临床疑诊病例，应及时选择恰当的辅助检查，以利于早期诊断和治疗。

五、治疗原则

病人一旦出现典型的脑疝症状，立即给予脱水治疗以降低颅内压，确诊后尽快手术去除病因。若难以确诊或虽确诊但病变无法切除者，可通过脑脊液分流术、侧脑室外引流术或病变侧颞肌下、枕肌下减压术等姑息性手术来降低颅内压。

六、护理评估

1. 按中医整体观念，运用望、闻、问、切的方法评估病证、舌象、脉象及情志状态。

2. 详细了解发病经过，脑瘫形成的原因、时间。

3. 评估病人全身情况，有无意识障碍、瞳孔改变、呼吸困难、肢体偏瘫及伴随症状。

4. 通过观察CT扫描片中，中线偏移的多少来确定脑疝的严重程度及发病的部位。

5. 了解病人家庭情况。

## 七、一般护理

1. 病人立即平卧，头部抬高15°～30°。

2. 遵医嘱快速静脉滴入甘露醇等脱水剂，并观察脱水效果。

3. 保持呼吸道通畅，及时吸痰，充分给氧。

4. 准备气管插管盘及呼吸机，对呼吸功能障碍者，行人工气管插管，必要时行气管切开术。

5. 密切观察生命体征、意识、瞳孔变化。

6. 紧急做好术前特殊检查及术前准备。

7. 留置导尿管，并记录尿量。

## 八、健康教育

1. 向患者讲解脑疝的相关知识，原因及症状，以及相关促发因素。

2. 指导病人避免用力咳嗽和用力排便等。

3. 保持呼吸道通畅。

4. 发生脑疝及时进行急救处理。

5. 做好家属的心理疏导。

# 第三节　颅内肿瘤

## 一、概述

颅内肿瘤（intracranial tumors）又称脑瘤，包括原发性和继发性两大类。原发性颅内肿瘤发生于脑组织，如脑膜、脑神经、垂体、血管及残余胚胎组织等；继发性肿瘤是身体其他部位恶性肿瘤转移到颅内的肿瘤。常见的类型有：神经胶质瘤、脑膜瘤、垂体腺瘤、听神经瘤、颅咽管瘤、转移性肿瘤。可发生于任何年龄，以20～50岁为多见。

（一）神经胶质瘤

来源于神经上皮，是颅内最常见的恶性肿瘤，约占颅内肿瘤40%～50%。其中，多形性胶质母细胞瘤恶性程度最高，病情进展快，对放、化疗均不敏感。母细胞瘤也为高度恶性，好发于2～10岁儿童，多位于后颅窝中线部位，因阻塞第四脑室及导水管而引发脑积水，对放射治疗敏感。少突胶质细胞瘤占胶质瘤的7%，生长较慢，分界较清，可手术切除，但术后易复发，需术后放疗及化疗。室管膜瘤约占12%，肿瘤与周围脑组织分界尚清楚，有种植性转移倾向，术后需放疗和化疗；星形细胞瘤是胶质瘤中最常见的，约占40%，恶性程度较低，生长缓慢，呈实质性者与周围组织分界不清，常不能彻底切除，术后易复发，囊性者常分界清楚，若切除彻底可望根治。

（二）脑膜瘤

约占颅内肿瘤的20%，良性居多，生长缓慢，多位于大脑半球矢状窦旁，邻近的颅骨有增生或被侵蚀的迹象。脑膜瘤有完整的包膜，彻底切除可预防复发。

（三）垂体腺瘤

来源于腺垂体的良性肿瘤。按细胞的分泌功能可分为催乳素腺瘤（PRL瘤）、生长激素腺瘤（GH瘤）、促肾上腺皮质激素腺瘤（ACTH瘤）及混合性腺瘤。PRL瘤主要表现为女性闭经、泌乳、不育等；男性性欲减退、阳痿、体重增加、毛发稀少等。GH瘤在青春期前发病者为巨人症，成年后发病表现为肢端肥大症。ACTH瘤主要表现为库欣综合征，如满月脸、水牛背、腹壁及大腿皮肤紫纹、肥胖、高血压及性功能减退等。手术摘除是首选的治疗方法。若瘤体较小可经蝶窦在显微镜下手术，瘤体较大需开颅手术，术后放疗。

（四）听神经瘤

发生于第Ⅷ脑神经前庭支的良性肿瘤，约占颅内肿瘤10%。位于小脑脑桥角内，可出现患侧神经性耳聋、耳鸣、前庭功能障碍、同侧三叉神经及面神经受累及小脑功能受损症状。治疗以手术切除为主，直径小于3cm者可用γ-刀治疗。

（五）颅咽管瘤

颅咽管瘤为良性肿瘤，大多为囊性，多位于鞍上区，约占颅内肿瘤的5%，多见于儿童及青少年，男性多于女性。主要表现为视力障碍、视野缺损、尿崩、肥胖和发育迟缓等。以手术切除为主。

（六）转移性肿瘤

多来自肺、乳腺、甲状腺、消化道等部位的恶性肿瘤，多位于幕上脑组织内，可单发或多发，男性多于女性。有时脑部症状出现在前，原发灶反而难以发现。

**二、病因和病机**

颅内肿瘤的病因至今尚不明确。大量研究表明，细胞染色体上存在瘤基因，加上各种后天诱因可使其发生。可能诱发脑瘤的因素有：遗传综合病证或特定基因多态性、电磁辐射、神经系统致癌物、过敏性疾病和病毒感染。颅内肿瘤发病部位以大脑半球最多，其次为蝶鞍、鞍区周围、小脑脑桥角、小脑、脑室及脑干。一般不向颅外转移，但可在颅内直接向邻近正常脑组织浸润扩散，也可随脑脊液的循环通道转移。脑瘤的预后与病理类型、病期及生长部位有密切关系。良性肿瘤单纯外科治疗有可能治愈，交界性肿瘤单纯外科治疗后易复发，恶性肿瘤一旦确诊，需要外科治疗辅助放疗和（或）化疗。

### 三、临床表现

因肿瘤的组织生物学特性、原发部位不同而异，以颅内压增高和神经功能定位症状为其共性。

#### （一）颅内压增高

1. 头痛，晨醒、咳嗽和大便时加重，呕吐后可暂时缓解。
2. 呕吐见于颅后窝肿瘤，多清晨呈喷射状发作。
3. 视神经盘水肿，颅内压增高晚期病人视力减退、视野向心性缩小，最终可失明。瘤内出血可表现为急性颅内压增高，甚至发生脑疝。

#### （二）癫痫

大脑半球肿瘤可表现为癫痫，发作类型与肿瘤部位有关，额叶肿瘤多为癫痫大发作，中央区及顶叶多为局灶性发作，颞叶肿瘤表现为伴有幻嗅的精神运动性发作。脑电图局灶性慢波具有诊断价值。

#### （三）破坏性症状

1. 中央前后回肿瘤可发生一侧肢体运动和感觉障碍。
2. 额叶肿瘤常有精神障碍。
3. 枕叶肿瘤可引起视野障碍。
4. 顶叶下部角回和缘上回可导致失算、失读、失用及命名性失语。
5. 语言运动中枢受损可出现运动性失语。
6. 肿瘤侵及下丘脑时表现为内分泌障碍。
7. 四叠体肿瘤出现瞳孔不等大、眼球上视障碍。
8. 小脑半球肿瘤出现同侧肢体共济失调。
9. 脑干肿瘤表现为交叉性麻痹。

#### （四）压迫症状

1. 鞍区肿瘤可引起视力、视野障碍。
2. 海绵窦区肿瘤压迫Ⅲ、Ⅳ、Ⅵ和Ⅴ对脑神经，病人出现眼睑下垂、眼球运动障碍、面部感觉减退等海绵窦合征。病人早期出现脑神经症状有定位价值。

## 四、诊断

颅内肿瘤诊断包括定位诊断：肿瘤部位和周围结构关系；定性诊断：肿瘤性质及其生物学特性。需要与脑部炎症、变性或血管等病变鉴别。

1. 颅骨X线平片　可见垂体腺瘤蝶鞍扩大，听神经瘤侧内听道扩大、骨质破坏。颅咽管瘤鞍上斑点状或蛋壳形钙化。颅骨破坏或骨质增生多见于脑膜瘤、脊索瘤和颅骨骨帽。儿童颅内压增高颅缝分离、脑回压迹增多。

2. 头部CT和MRI扫描　CT和MRI是诊断颅内肿瘤的首选方法。结合二者检查结果，不仅能明确诊断，而且能确定肿瘤的位置、大小及瘤周组织情况。

3. 正电子发射体层摄影术（positron emission tomography，PET）　利用能发射正电子核素，如11碳（$^{11}$C）、13氮（$^{13}$N）、15氧（$^{15}$O）和18氟（$^{18}$F）等，测量组织代谢活性蛋白质的合成率、受体的密度和分布等，反映人体代谢和功能，可早期发现肿瘤，判断脑肿瘤恶性程度。

4. 活检　立体定向或神经导航技术获取标本，行组织学检在，确定肿瘤性质，选择治疗方法。

## 五、常见并发症

1. 颅内压增高及脑疝　由于肿瘤体积超过颅内压调节代偿能力，而产生头疼、呕吐、视神经盘水肿的颅内压增高征，它也是颅内肿瘤的主要临床症状。更为严重的是当脑瘤体积增大，脑组织从高压力区向低压力区移位导致脑组织、神经和血管等重要结构受压和移位，从而发生脑疝。

2. 脑出血　部分颅内肿瘤可以引起颅内出血，以胶质母细胞瘤多见。放射治疗、手术操作等均可引起颅内肿瘤性出血。

3. 脑脊液漏及颅内感染　颅内肿瘤致脑脊液漏多为手术引发，如垂体瘤经鼻蝶入路手术或颅内肿瘤术后硬脑膜修复欠妥或因创口感染愈合不良而引起，反复脑脊液漏有导致颅内感染风险。

## 六、治疗原则

### （一）内科治疗

1. 降低颅内压。

2. 术前有癫痫病史或者术后出现癫痫，应连续服用抗癫痫药物，癫痫发作停止后可缓慢停药。

### （二）外科治疗

切除肿瘤，降低颅内压和解除对脑神经压迫。小骨窗入路，神经导航等微创神经外科技术，在保障病人脑功能不受损伤前提下切除肿瘤。

（三）放射治疗

1. 放射治疗　作为恶性脑瘤部分切除后辅助治疗。生殖细胞瘤和淋巴瘤对放射线高度敏感，经活检证实后可首选放射治疗；中度敏感肿瘤有髓母细胞瘤、室管膜瘤、多形性胶质母细胞瘤、生长激素垂体腺瘤和转移瘤；其他垂体腺瘤、颅咽管瘤、脊索瘤、星形细胞瘤和少枝胶质细胞瘤对放射线低度敏感。对容易种植的髓母细胞瘤、生殖细胞瘤、中枢神经系统恶性淋巴瘤和室管膜母细胞瘤，还应行全脑和第2骶椎以上全脊髓照射。

2. 瘤内放射治疗　将放射范围小的液体核素（32P、198Au等）注入瘤腔，或将颗粒状核素植入瘤体内，依靠 γ 或 β 射线电离辐射作用杀伤肿瘤细胞，适用于涎腺腺样囊性癌和星形细胞瘤。

3. 立体定向放射治疗（γ刀，X刀）。

4. 化学药物治疗　采用丙卡巴肼、卡莫司汀和环己亚硝脲；或VP26，VP16及顺铂等。替莫唑胺（Temozolomide）用于治疗低级别星形细胞瘤、复发的间变形星形细胞瘤和胶质母细胞瘤。如病人体质好可与放射治疗同时进行。

5. 应用免疫、基因、光疗及中药等方法治疗颅内肿瘤均在探索中。

## 七、护理评估

1. 按中医整体观念，运用望、闻、问、切的方法评估病证、舌象、脉象及情志状态。

2. 详细询问病人既往史，发病时间，全身营养状况。

3. 观察生命体征、舌苔、意识及神志、瞳孔变化，有无颅内高压表现、视力视野障碍及癫痫、麻痹，有无精神异常及肿瘤相关症状。

4. 通过CT扫描或MRI片判断肿瘤大小及部位。

5. 根据手术难易程度、手术部位及范围等评估术后可能发生的风险及并发症，给予预防处理。

6. 了解心理、社会因素，病人家庭情况。

## 八、一般护理

1. 按外科及本系统疾病一般护理常规执行。

2. 保持病房安静、整齐，室内禁止大声喧哗，空气要新鲜，每日开窗通风2次。

3. 术前护理

（1）解除心理负担，给予病人及家属心理支持。

（2）加强生活护理，观察生命体征变化。特别是视听觉障碍、面瘫、偏瘫的病人，预防意外损伤，一旦出现异常，及时通知医师处理。

（3）吸氧，保持呼吸道通畅。

（4）遵医嘱使用脱水剂，观察用药后疗效。

（5）做好术前特殊检查。术前1日剃头，并将头部洗净。口鼻蝶窦入路手术的病人，术前需剃胡须、剪鼻毛。脑膜瘤病人术前备血1000～2000mL。

4. 术后护理

（1）保持口腔清洁，防止细菌感染。经口鼻蝶窦入路手术的病人，术后应加强口腔护理。做好皮肤及管道护理，防止并发症发生。

（2）体位护理：全麻术后未醒时，平卧，头偏向健侧；清醒后血压正常者抬高床头15°～30°；幕上开颅术后病人应卧向健侧，避免切口受压。幕下开颅术后早期宜取去枕侧卧或侧俯卧位；经口鼻蝶窦入路术后取半卧位，以利于伤口引流。后组颅神经受损、吞咽功能障碍者只能取侧卧位，以免口咽部分泌物误入气管。体积较大的肿瘤切除后，因颅腔留有较大空隙，24～48小时内手术区应保持高位，以免突然翻动时脑和脑干移位，引起大脑上静脉撕裂、硬脑膜下出血或脑干功能衰竭。搬动病人或为其翻身时，应有人扶持头部使头颈部成一直线，防止头颈部过度扭曲或震动。

（3）饮食护理：维持病人营养，保持出入量及水、电解质平衡。术后次日可进流食，以后从半流食逐渐过渡到普食。颅后窝手术或听神经瘤手术后，因舌咽、迷走神经功能障碍而发生吞咽困难、饮水呛咳者，应严格禁食、禁饮，采用鼻饲供给营养，待吞咽功能恢复后逐渐练习进食。昏迷时间较长者亦可用鼻饲。

（4）病情观察：①密切观察生命体征、意识、瞳孔和肢体活动情况，手术后必要时对血压和血氧饱和度进行动态监测。如病人出现意识障碍、瞳孔不等大、缓脉、血压升高或出现颅内压增高等症状时，应立即通知医师处理。②观察脱水药、激素、抗癫痫药、冬眠药的药物反应。

（5）呼吸道护理：保持呼吸道通畅，及时吸氧，必要时吸痰或给予气管插管或气管切开。定时翻身、拍背，防止肺部并发症发生。

（6）中枢性高热：按高热常规处理，首先考虑物理降温，如冰敷、酒精擦浴等，必要时给予冬眠疗法。

5. 并发症的预防与护理

（1）颅内压增高：术后密切观察生命体征、意识、瞳孔、肢体功能和颅内压的变化，遵医嘱给予甘露醇和地塞米松等，以降低颅内压。

（2）颅内积液或假性囊肿：术后在残留的创腔内放置引流物，以引流手术残腔内的血性液体和气体，使残腔逐步闭合，减少局部积液或形成假性囊肿。护理时注意：①妥善放置引流瓶：术后早期，创腔引流瓶（袋）置于头旁枕上或枕边，高度与头部创腔保持一致，以保证创腔内一定的液体压力，避免脑组织移位。术后48小时内，不可随意放低引流瓶（袋），以免引起颅内血肿。若术后早期引流量多，应适当抬高引流瓶（袋）。48小时后，可将引流瓶（袋）略放低，以期较快引流出创腔内的液体，使脑组织膨出，减少局部残腔。②拔管：引流管放置3～4日，一旦血性脑脊液转清，即可拔除引流管，以免形成脑脊液漏。

（3）脑出血：急性期应绝对卧床休息，保持安静，减少不必要的搬运，以防出血加重。脑出血昏迷病人，24~48小时内禁食，以防呕吐物反流至气管造成窒息或吸入性肺炎。及时清理呼吸道分泌物，保持通畅，防止脑缺氧。

（4）脑脊液漏：注意伤口、鼻、耳等处有无脑脊液漏。术后避免剧烈咳嗽，以防脑脊液鼻漏。若出现脑脊液漏，及时通知医师，并做好相应护理。

（5）尿崩症：主要发生于鞍上手术后，如垂体腺瘤、颅咽管瘤等手术涉及下丘脑影响血管升压素分泌所致。病人出现多尿、多饮、口渴，每日尿量大于4000mL，尿比重低于1.005。遵医嘱给予神经垂体后叶素治疗时，准确记录出入液量，根据尿量的增减和血清电解质的水平，调节用药剂量。尿量增多期间，须注意补钾，每1000mL尿量补充1g氯化钾。

## 九、健康教育

1. 适当休息，坚持锻炼（如散步、太极拳等），劳逸结合。

2. 鼓励病人保持积极、乐观的心态，积极自理个人生活。

3. 多食高热量、高蛋白、富含纤维素和维生素、低脂肪、低胆固醇饮食，少食动物脂肪、腌制品；限制烟酒、浓茶、咖啡、辛辣等刺激性食物。

4. 瘫痪肢体应保持功能位，防止足下垂，其各关节被动屈伸运动，练习行走，防止肌肉萎缩；感觉障碍时禁用热水袋以防烫伤；步态不稳者继续进行平衡功能训练，外出需有人陪同，以防摔伤。

5. 癫痫者不宜单独外出、登高、游泳、驾驶车辆及高空作业，随身带疾病卡。

6. 听力障碍者尽量不单独外出，以免发生意外，必要时可配备助听器，或随身携带纸笔。

7. 视力障碍者注意防止烫伤、摔伤等。

8. 指导面瘫、声音嘶哑患者注意口腔卫生，避免食用过硬、不易咬碎或易致误吸的食物，不要用吸管进食或饮水，以免误入气管引起呛咳、窒息。

9. 眼睑闭合不全者遵医嘱按时滴眼药水，外出时需戴墨镜或眼罩保护，以防阳光和异物伤害。夜间睡觉时可用干净湿手帕覆盖或涂眼膏，以免眼睛干燥。

10. 骨瓣减压病人，术后要注意多予以保护，外出要戴帽，尽量少去公共场所，以防止发生意外。

11. 指导患者遵医嘱按时、按量服药，不可突然停药、改药及增减药量，尤其是抗感染、脱水及激素治疗，以免加重病情。

12. 原有症状加重，如头痛、头晕、恶心、呕吐、抽搐、不明原因持续高热、肢体乏力、麻木、视力下降等应及时就医。

13. 术后3~6个月按时门诊复查CT或MRI。

# 第四节　椎管内肿瘤

## 一、概述

椎管内肿瘤也称脊髓肿瘤，是指脊髓、神经根、脊膜和椎管壁组织的原发性和继发性肿瘤，约占原发性中枢神经系统肿瘤的15%。肿瘤发生于胸段者最多，其次为颈段、腰骶段及马尾。

根据肿瘤与脊髓、硬脊膜的关系分为髓内肿、髓外硬脊膜下肿瘤和硬脊膜外肿。髓内肿瘤占24%，星形细胞瘤和室管膜瘤各占1／3，其他为海绵状血管畸形、皮样和表皮样囊肿、脂肪瘤、畸胎瘤等。髓外硬脊膜下肿瘤占51%，绝大部分为良性肿瘤，最常见为脊膜瘤，神经鞘瘤、神经纤维瘤，少见为皮样囊肿、表皮样囊肿、畸胎瘤和由髓外向髓内侵入的脂肪瘤。硬脊膜外肿瘤占25%，多为恶性肿瘤，起源于椎体或硬脊膜外组织，包括肉帽、转移瘤、侵入瘤和脂肪瘤，其他还有软骨瘤和椎体血管瘤。

## 二、病因和病机

1. 椎管内肿瘤可发生于任何年龄，发病高峰年龄20～50岁，除脊膜瘤外，椎管内肿瘤男性较女性发病率璐高。

2. 椎管内肿瘤的来源

（1）可由椎管周围组织直接侵入椎管，如淋巴肉瘤。

（2）可源于脊髓外胚叶的室管膜和胶质细胞，如神经胶质瘤、神经纤维瘤。

（3）可原发于脊髓的中胚叶间质，如脊膜瘤。

（4）来自身体其他部位恶性肿瘤的转移，如肺癌、鼻咽癌、乳腺癌甲状腺癌等。

## 三、临床表现

椎管内肿瘤的病程可分为根性痛期、脊髓半侧损害期、不全截瘫期和截瘫期四个期临床表现与肿瘤所在脊节段，肿瘤位于髓内或髓外，以及肿瘤性质相关。

1. 根性痛　脊髓肿瘤早期最常见症状，疼痛部位与肿瘤所在平面的神经分布一致，对定位诊断有重要意义。神经根痛常为髓外占位病变的首发症状，其中颈段和马尾部肿瘤更多见。硬脊膜外转移瘤疼痛最严重。

2. 感觉障碍　感觉纤维受压时表现为感觉减退和感觉错乱，被破坏后则感觉丧失

3. 肢体运动障碍及反射异常　肿瘤压迫神经前根或脊前角，出现支配区肌群下位运动元瘫痪，即肌张力低，腱反射减弱或消失，肌萎缩，病理征阴性。肿瘤压迫脊髓，使肿增平面以下的锥体术向下传导受阻，表现为上位运动神经元雄痪，即肌张力高，腱

反射亢进，无肌萎缩，病理征阳性。圆锥及马尾部肿瘤因只压迫神经根，故也出现下位运动神经元瘫痪。

4. 自主神经功能障碍　最常见膀和直肠功能障碍，表现为括约肌功能损害，便秘、小便急促甚至大小便失禁。

5. 其他　髓外硬脊膜下肿瘤出血导致脊髓蛛网膜下隙出血。高颈段或腰骶段以下肿瘤，阻碍脑脊液循环和吸收，导致颅内压增高。

## 四、诊断

### （一）诊断

详尽询问病史，全身和神经系统查体，初步定位椎管内肿瘤所在脊髓节段，选择必要的影像学检查，做出定位和定性诊断。

1. MRI　可清楚地显示肿瘤、脑脊液和神经组织，但对脊柱骨质显示不如CT和X线平片。

2. CT　扫描见病变部位椎管扩大，椎体后缘受压破坏，椎管内软组织填充。

3. X线　一半病例椎管内肿的脊柱X线平片可见椎弓根变薄、距离增宽，斜位片椎间孔扩大。

4. 脊髓血管造影　可排除脊髓动静脉情形。

### （二）鉴别诊断

椎管内肿瘤需要与颈椎病、腰椎间盘突出症、脊髓空洞症和脊柱结核等疾病鉴别，MRI对鉴别上述疾病有帮助。

## 五、常见并发症

1. 斜颈和脊柱侧弯　某些椎管内肿瘤可以出现剧烈疼痛，伴有代偿性脊椎骨骼的变形。髓内肿瘤可以合并肌肉的萎缩。

2. 脊柱或中线部位皮肤异常　某些先天性椎管内肿瘤容易合并脊柱或中线部位皮肤异常，如皮毛窦、色素沉着等。

3. 肿瘤的远位转移　原发于椎管内的恶性肿瘤可发生肿瘤的远位转移。

## 六、治疗原则

1. 手术治疗　椎管内肿瘤尤其是髓外硬膜内肿瘤属良性，一旦定位诊断明确，应尽早手术切除，多能恢复健康。

2. 放射治疗　凡属恶性肿瘤在术后均可进行放疗，多能提高治疗效果。

3. 化学治疗　胶质细胞瘤用脂溶性烷化剂如卡莫司汀治疗有一定的疗效。转移癌（腮腺、上皮癌）应用环醚酰胺、氨甲蝶呤等。

4. 预后　脊髓的预后取决于以下诸因素：

（1）肿瘤的性质和部位。

（2）治疗时间迟早和方法的选择。

（3）患者的全身状况。

（4）术后护理及功能锻炼，术后并发症的防治对康复十分重要。

## 七、护理评估

1. 按中医整体观念，运用望、闻、问、切的方法评估病证、舌象、脉象及情志状态。

2. 详细询问患者既往史，健康状况及发病时间。

3. 观察生命体征及神志瞳孔变化，评估肌力、肢体感觉有无疼痛。

4. 观察感觉平面，有无肢体活动和感觉障碍及大小便失禁。

5. 通过CT扫描或MRI片判断肿瘤大小及部位。

6. 评估心理和社会支持状况。

## 八、一般护理

### （一）术前护理

1. 术前准备　按神经外科术前护理常规。

2. 心理护理　此类患者普遍有焦虑，恐惧及担心疾病预后的顺虑。对医院陌生环境感到不安，对医务人的责任心和技术表示怀疑。护理人员应针对患者及家属的心理特点进行心理护理。

3. 术前宣教　以通俗易懂的语言向患者及家属讲解疾病病因、征象，术前有关检查项目及注意事项、麻醉知识、术后并发症的预防等，临床上有的患者疼痛难忍：有的感觉下肢麻木，有蚁走感：还有的感觉下肢冰冷，这些征象都是肿瘤压迫脊神经根所致。

4. 注意预防意外伤或并发症，如烫伤、冻伤、压疮等。

5. 有关项目训练

（1）咳嗽训练：指导患者做深呼吸，吸气时间长于呼气时间，要自然、缓慢，指导有效咳嗽，预防术后坠积性肺炎发生。

（2）排尿训练：让患者放松腹部及会阴部，用温热毛中敷下腹部或听流水声，练习床上自然排尿，避免术后发生尿潴留及排便困难。

（3）翻身训练：教会患者配合护理人员轴线翻身的方法。

### （二）术后护理

1. 体位护理

（1）术后6小时内取去平卧位，以利于压迫止血，搬动患者时要保持脊柱水平位，尤其是高颈段手术应颈部制动、颈托固定，应注意颈部不能过伸过屈，以免加重脊髓损伤。硬脊膜打开修补者取俯卧位。

（2）应1～2小时翻身一次，翻身时注意保持头与身体的水平位，动作轻柔，不可强拖硬拉。

（3）因术中脑脊液丢失过多，导致颅内压降低，为防止引起头痛、头晕，应将床尾垫高8～12cm。

2. 生命体征监测

（1）密切观察患者生命体征，30分钟测量血压、脉搏、呼吸一次，平稳后改为1～2小时／次，持续监测24～48小时。

（2）保持呼吸道通畅，观察呼吸频率、节律及血氧饱和度的变化，观察患者是否有出现呼吸困难、烦躁不安等呼吸道梗阻症状。

（3）注意血压的变化，肢体活动每2小时一次，及早发现椎管内出血。

3. 伤口及引流管护理　注意观察伤口有无渗血渗液，有无感染征象，保持伤口敷料干燥固定，尤其是骶尾部.污染衣裤及时更换。引流管一般在2～3天拔除。术后3～7天易出现伤口感染，表现为局部搏动性疼痛，皮肤潮红、肿胀，压痛明显并伴有体温升高，及时通知医生，检查伤口情况并及时处理。

4. 饮食护理　麻醉清醒前应禁食，清醒6小时后可进流质饮食，出现呕吐时暂不进食，头偏向一侧。术后第1天进食高蛋白、高营养、易消化的食物，以增强机体的抵抗力多食蔬菜及水果，多饮水，保持大便通畅。

5. 疼痛的护理　评估患者疼痛的程度及是否需要药物辅助止痛。另外，可适当变换体位，让患者舒适以便缓解疼痛。咳嗽、打喷嚏、便秘常常可使腹压增加，诱发或加重疼痛，因此，应注意预防感冒及便秘。由于寒冷常使腰部以下肌肉收缩，加重疼痛，所以要注意腰部及下肢保暖，给予患者足浴和温水洗浴，水温保持41℃～43℃。

### 九、健康教育

1. 向病人讲解疾病的相关知识。

2. 指导患者养成良好的生活习惯，加强营养，进高蛋白（鸡、鱼、蛋、奶等）、高维生素、高热量、高纤维素（韭菜、芹菜等）、易消化的饮食，多食水果、蔬菜忌浓茶、咖啡、辛辣食物等。

3. 指导患者肢体功能锻炼，做到自动运动与被动运动相结合。用健侧的技体带动瘫痪肢体做被动活动，或由家属帮助运动，完成关节活动，促进肢体功能恢复，并教育患者自我护理的方法。

4. 鼓励患者增强疾病恢复的信心，并说明功能的恢复会有各种可能性，如痊愈、好转、部分好转，并也有恶化的可能，使家属思想上有所准备。

5. 如有不适及时就医，定期复诊。

## 第五节　帕金森病

帕金森病（pardinson disease，PD）旧称震颤麻痹（paralysis agitans），是发生于中年以上的中枢神经系统慢性进行性变性疾病，病因至今不明。多缓慢起病，逐渐加重。病变主要在黑质和纹状体。其他疾病累及锥体外系统也可引起同样的临床表现者，则称为震颤麻痹综合征或帕金森综合征。由 James Parkinson（1817年）首先描述。65岁以上人群患病率为1000／10万，随年龄增长，男性稍多于女性。

### 一、诊断

（一）症状

1. 震颤　肢体和头面部不自主地抖动，这种抖动在精神紧张时和安静时尤为明显，病情严重时抖动呈持续性，只有在睡眠后消失。

2. 肌肉僵直及肌张力增高　表现为手指伸直，掌指关节屈曲，拇指内收，腕关节伸直，头前倾，躯干俯屈，髋关节和膝关节屈曲等特殊姿势。

3. 运动障碍　运动减少，动作缓慢，写字越写越小，精细动作不能完成，开步困难，慌张步态（festination）、走路前冲，呈碎步，面部缺乏表情。

4. 其他症状　多汗，便秘，油脂脸，直立性低血压，精神抑郁症状等，部分患者伴有智力减退。

（二）体征

1. 震颤　检查可发现静止性、姿势性震颤，手部可有撮丸样（pill-roll-ing）动作。

2. 肌强直　患肢肌张力增高，可因均匀的阻力而出现"铅管样强直"，如伴有震颤则似齿轮样转动，称为"齿轮样强直"。四肢躯干颈部和面部肌肉受累出现僵直，患者出现特殊姿态。

3. 运动障碍　平衡反射、姿势反射和翻正反射等障碍及肌强直导致的一系列运动障碍，写字过小症（micrographia）及慌张步态等。

4. 自主神经系统体征　仅限于震颤一侧的大量出汗和皮脂腺分泌增加等体征，食管、胃及小肠的功能障碍导致吞咽困难和食管反流，以及顽固性便秘等。

（三）检查

1. 生化检测　采用高效液相色谱（high performance liquid chromatography，HPLC）可检出脑脊液HVA含量减少。

2. 脑电图　部分患者脑电图见有异常，多呈弥漫性波活动的广泛性轻至中度异常。

3. 脑CT　颅脑CT除脑沟增宽、脑室扩大外，无其他特征性改变。

4. 脑脊液检查　在少数患者中可有轻微蛋白升高。

5. MRI　唯一的改变为在$T_2$相上呈低信号的红核和黑质网状带间的间隔变窄。

6. 功能影像学检测　正电子发射计算机体层扫描术（positron emission tomography，PET）可检出纹状体摄取功能下降，其中又以壳核明显，尾状核相对较轻，即使症状仅见于单侧的患者也可查出双侧纹状体摄取功能降低。尚无明确症状的患者，PET若检出纹状体的摄取功能轻度下降或处于正常下界，以后均发病。

（四）诊断要点

1. 中老年发病，慢性进行性病程。

2. 四项主征（静止性震颤、肌强直、运动迟缓、姿势步态障碍）中至少具备两项，前两项至少具备其中之一，症状不对称。

3. 左旋多巴治疗有效。

4. 患者无眼外肌麻痹、小脑体征、直立性低血压、锥体束损害和肌萎缩等。

帕金森病临床诊断与死后病理证实符合率为75%～80%。在早期的患者，诊断有时比较困难。凡是中年以后出现原因不明、逐渐出现的动作缓慢、表情淡漠、肌张力增高及行走时上肢的前后摆动减少或消失者，则需考虑本病的可能。

（五）鉴别诊断

1. 脑炎后帕金森综合征　通常所说的昏睡性脑炎所致帕金森综合征，已近七十年鲜见报道，因此该脑炎所致脑炎后帕金森综合征也随之消失。近年报道，病毒性脑炎患者可有帕金森样症状，但本病有明显感染症状，可伴有颅神经麻痹、肢体瘫痪、抽搐、昏迷等神经系统损害的症状，脑脊液可有细胞数轻（中）度增高、蛋白增高、糖降低等。病情缓解后其帕金森样症状随之缓解，可与帕金森病鉴别。

2. 肝豆状核变性　隐性遗传性疾病、约33%有家族史，青少年发病、可有肢体肌张力增高、震颤、面具样脸、扭转痉挛等锥体外系症状。具有肝脏损害，角膜K-F环及血清铜蓝蛋白降低等特征性表现。可与帕金森病鉴别。

3. 特发性震颤　属显性遗传病，表现为头、下颌、肢体不自主震颤，震颤频率可高可低，高频率者甚似甲状腺功能亢进；低频率者甚似帕金森震颤。本病无运动减少、肌张力增高及姿势反射障碍，于饮酒后消失，普萘洛尔治疗有效等可与原发性帕金森病鉴别。

4. 进行性核上性麻痹　本病也多发于中老年，临床症状可有肌强直、震颤等锥体外系症状。但本病有眼球突出、凝视障碍、肌强直以躯干为重、肢体肌肉受累轻而较好的保持了肢体的灵活性、颈部伸肌张力增高致颈项过伸与帕金森病颈项屈曲显然不同，均可与帕金森病鉴别。

5. Shy-Drager综合征　临床常有锥体外系症状，但因有突出的自主神经症状，如晕厥、直立性低血压、性功能及膀胱功能障碍、左旋多巴制剂治疗无效等，可与帕金森病鉴别。

6. 药物性帕金森综合征　过量服用利舍平、氯丙嗪、氟哌啶醇及其他抗抑郁药物均可引起锥体外系症状，因有明显的服药史，并于停药后减轻可资鉴别。

7. 良性震颤　指没有脑器质性病变的生理性震颤和功能性震颤。

（1）生理性震颤加强（肉眼可见），多呈姿势性震颤，与肾上腺素能的调节反应增强有关；也见于某些内分泌疾病，如嗜铬细胞瘤、低血糖、甲状腺功能亢进。

（2）可卡因和乙醇中毒及一些药物的不良反应：癔症性震颤，多有心因性诱因，分散注意力可缓解震颤。

（3）其他：情绪紧张时和做精细动作时出现的震颤。良性震颤临床上无肌强直、运动减少和姿势异常等帕金森病的特征性表现。

## 二、治疗

### （一）一般治疗

因本病的临床表现为震颤、强直、运动障碍、便秘和生活不能自理，故患者家属及医务人员应鼓励帕金森病早期患者多做主动运动，尽量继续工作，培养业余爱好，多食入蔬菜、水果或蜂蜜，防止摔跤，避免刺激性食物和烟酒。对晚期卧床患者，应勤翻身，多在床上做被动运动，以防发生关节固定、压疮及坠积性肺炎。

### （二）药物治疗

帕金森病宜首选内科治疗，多数患者可通过内科药物治疗缓解症状。各种药物治疗虽能使患者的症状在一定时期内获得一定程度的好转，但皆不能阻止本病的自然发展。药物治疗必须长期坚持，而长期服药则药效减退和不良反应难以避免。虽然有相当一部分患者通过药物治疗可获得症状改善，但即使目前认为效果较好的左旋多巴或复方多巴［苄丝肼／左旋多巴（美多芭）及卡比多巴／左旋多巴（信尼麦）］，也有15%左右患者根本无效。用于治疗本病的药物种类繁多，现今最常用者仍为抗胆碱能药和多巴胺替代疗法。

1. 抗胆碱能药物　该类药物最早用于帕金森病的治疗，常用者为苯海索2mg，每日3次，口服，可酌情增加；东莨菪碱0.2mg，每日3～4次，口服；甲磺酸苯扎托品2～4mg，每日1～3次，口服等，因甲磺酸苯扎托品对周围副交感神经的阻滞作用，不良反应多，应用越来越少。

2. 多巴胺替代疗法　此类药物主要补充多巴胺的不足，使乙酰胆碱-多巴胺系统重获平衡而改善症状。最早使用的是左旋多巴，但其可刺激外周多巴胺受体，引起多方面的外周不良反应，如恶心、呕吐、厌食等消化道症状和血压降低、心律失常等心血管症状。目前不主张单用左旋多巴治疗，用它与苄丝肼或卡比多巴的复合制剂。常用的药物有苄丝肼／左旋多巴、卡比多巴／左旋多巴。

（1）苄丝肼／左旋多巴：是左旋多巴和苄丝肼4∶1配方的混合剂。对病变早期的患者，开始剂量可用62.5 mg，每日口服3次。如患者开始治疗时症状显著，则开始剂量可为125mg，每日3次；如效果不满意，可在第2周每日增加125mg，第3周每日再增加125mg。如果患者的情况仍不满意，则应每隔1周每日再增加125mg。如果苄丝肼／左旋多巴的每日剂量> 1000mg，需再增加剂量只能每个月增加1次。该药明显减少了左旋多巴的外周不良反应，但却不能改善其中枢不良反应。

（2）卡比多巴／左旋多巴：是左旋多巴和卡比多巴10∶1的复合物，开始剂量可用125mg，每日口服2次，以后根据病情逐渐加量。其加药的原则和苄丝肼／左旋多巴的加药原则是一致的。卡比多巴／左旋多巴是左旋多巴和卡比多巴10∶1的复合物的控释片，它可使左旋多巴血浓度更稳定并达6小时以上，有利于减少左旋多巴的剂末现象、开始现象和剂量高峰多动现象。但是，控释片也有一些缺陷，如起效慢并且由于在体内释放缓慢，有可能在体内产生蓄积作用，反而有时出现异动症的现象，改用苄丝肼／左旋多巴后消失。

3. 多巴胺受体激动药　多巴胺受体激动药能直接激动多巴胺能神经细胞突触受体，刺激多巴胺释放。

（1）溴隐亭：最常用，对震颤疗效好，对运动减少和强直均不及左旋多巴，常用剂量维持量为每日15～40mg。

（2）培高利特：患者使用时应逐步增加剂量，以达到不出现或少出现不良反应的目的。一般来讲，增加到每日0.3mg是比较理想的剂量，但对于个别早期的患者，可能并不需要增加到这个剂量，那么可以在医师认为合适的剂量长期服用而不再增加。如果效果不理想，还可以根据病情的需要及对药物的耐受情况，每隔5日增加0.025 mg或0.05mg。

（3）吡贝地尔：使用剂量是每日100～200mg。可以从小剂量每日50mg开始，可逐渐增加剂量。在帕金森病的早期，可以单独使用吡贝地尔治疗帕金森病，剂量最大可增加至每日150mg。如果和左旋多巴合并使用，剂量可以维持在每日50～150mg。一般每使用250mg左旋多巴，可考虑合并使用吡贝地尔50mg左右。

（三）外科手术治疗

立体定向手术包括脑内核团毁损、慢性电刺激和神经组织移植。

1. 脑内核团毁损

（1）第一次手术适应证：长期服药治疗无效或药物治疗不良反应严重者；疾病进行性缓慢发展已超过3年以上；年龄在70岁以下；工作能力和生活能力受到明显限制（按Hoehne和Yahr分级为Ⅱ～Ⅳ级）；术后短期复发，同侧靶点再手术。

（2）第二次对侧靶点毁损手术适应证：第一次手术效果好，术后震颤僵直基本消失，无任何并发症者；手术近期疗效满意并保持在12个月以上；年龄在70岁以下；两次手术间隔时间要1年；目前无明显自主神经功能紊乱症状或严重精神症状，病情仍维持在Ⅱ～Ⅳ级。

（3）禁忌证：症状很轻，仍在工作者；年高体弱；出现严重关节挛缩或有明显精神障碍；严重的心、肝、肾功能不全，高血压脑动脉硬化者或有其他手术禁忌者。

2. 脑深部电刺激（deep brain stimulation，DBS）　目前DBS最常用的神经核团为丘脑腹中间核（ventrointermediatenucleus，VIM）、丘脑底核（subthalamic nucleus，STN）和苍白球腹后部慢性刺激术控制震颤的效果优于丘脑腹外侧核毁损术，后者发生并发症也常影响手术的成功。通过改变刺激参数可减少不必要的不良反应，远期疗效可靠。该法尚可用于非帕金森性震颤，如多发硬化和创伤后震颤。

丘脑底核（STN）也是刺激术时选用的靶点。曾有报道，应用此方法观察治疗1例运动不能的PD患者。靶点定位方法为脑室造影，参照立体定向脑图谱，同时根据慢性电刺激和电生理记录进行调整。发现神经元活动自发增多的区域位于AC-PC平面下2～4mm，AC-PC线中点旁10mm。对该处进行130Hz刺激，可立即缓解运动不能症状（主要在对侧肢体），但不诱发半身舞蹈症等运动障碍。观察表明，对STN进行慢性电刺激可用于治疗运动严重障碍的PD患者。

3. 神经组织移植　帕金森病脑细胞移植术和基因治疗已在动物实验上取得很大成功，但临床研究显示，胚胎脑移植只能轻微改善60岁以下患者的症状，并且50%的患者在手术后出现不随意运动的不良反应。因此，目前此手术还不宜普遍采用。基因治疗还停留在实验阶段。

### 三、病情观察

治疗前后应注意观察患者的症状有无改善，有无各种并发症的发生，术后的老年患者应注意生命体征的监测，注意患者的营养状况。

### 四、病历记录

1. 应及时、详细地记录患者的有关病史、体征、诊疗经过、病情恢复情况、向患者及其家属交代病情的情况、患者及其家属的要求与态度，需要患者及其家属签名同意的要有详细的记录。

2. 药物治疗的患者要详细地记录患者药物治疗的使用情况，药物治疗后病情的改善情况，患者的配合情况。

3. 手术治疗的患者应记录术前、术后患者的病情恢复情况，有无并发症的有关症状与体征。

### 五、注意事项

（一）医患沟通

1. 该类患者一般思想负担重，虽求医心切，但好多沟通有些困难，应与患者多交流，建立相互的信任关系。

2. 治疗方案应向患者及其家属交代清楚，取得患者的配合，尤其在药物治疗中，应向患者充分说明使用方法，剂量控制要严格，以求药物治疗的长久性。

3. 该病一般呈进行性进展，应向患者说明，以取得患者及其家属对病情复发及其加重的理解。

（二）经验指导

1. 帕金森病实验室检查及影像学检查多无特殊异常，临床诊断主要依赖发病年龄、典型临床症状及治疗性诊断（即应用左旋多巴有效）。

2. 帕金森病诊断明确后，还须进行UPDRS评分及分级，来评判帕金森病的严重程度并指导下一步治疗。

3. 并非所有的帕金森病患者皆需手术治疗。药物治疗是帕金森病最基本的治疗手段。早期患者及症状较轻的患者通过药物能基本控制症状，此类患者暂时无须手术。

4. 术后患者应继续药物治疗，相应调整剂量，康复治疗可改善症状，更好地促进康复。

# 第六节　新生儿缺氧缺血性脑病

## 一、概述

新生儿缺氧缺血性脑病（hypoxic ischemic encephalopathy，HIE）是新生儿窒息后的严重并发症，是指在围生期窒息而导致的脑缺氧缺血性损伤。脑组织以水肿、软化、坏死和出血为主要病变。病情重，死亡率高，并可产生永久性神经功能缺陷，如智力低下、癫痫和脑瘫等。

## 二、病因与发病机制

（一）病因

HIE的发生主要与新生儿围生期窒息有关，凡是造成母体和胎儿血液循环和气体交换障碍引起血氧浓度降低的因素均可引起HIE。

（二）发病机制

缺血缺氧性脑损伤的机制十分复杂，主要与以下因素有关。

1. 脑血流变化　一般发生于窒息开始，循环方面的改变主要有三点。

（1）血液的再分布，大量的血流入脑。

（2）全脑和脑的局部血流增加。

（3）脑血管的自身调节丧失，随着窒息的进展将会出现心排血量下降，体循环低血压，以及由此引起的脑血流减少。

2. 脑代谢的变化　脑所需的能量来源于葡萄糖氧化，缺氧时无氧糖酵解使糖消耗增加，易导致低血糖和代谢性酸中毒；由于ATP减少，细胞膜上的钠-钙泵功能不足导致钙平衡紊乱，$Na^+$、$Ca^{2+}$和水进入细胞内，使细胞发生水肿，引起细胞不可逆性损伤；缺氧时脑血流再灌注损伤可产生大量氧自由基，从而引起细胞膜裂解、血脑屏障破坏和脑水肿形成，使脑损害加重；缺氧时一些兴奋性氨基酸（如谷氨酸、天冬氨酸等）在脑脊液中浓度增高，可导致神经元死亡。

## 三、临床特点

### （一）一般表现

1. 宫内窘迫史或出生后窒息史。

2. 出生后24小时内出现神经系统症状。

### （二）临床特点

出生后12小时内出现异常神经系统症状，严重者出现过度兴奋，如肢体颤抖、睁眼时间长、凝视、惊厥等，或嗜睡、昏睡甚至昏迷。根据临床特点，将本病分为三度。

1. 轻度　兴奋、拥抱反射稍活跃。

2. 中度　嗜睡、迟钝，肌张力减低，拥抱反射、吸吮反射减弱，常伴惊厥，可有轻度中枢性呼吸衰竭，瞳孔缩小，前囟紧张或稍膨隆。

3. 重度　昏迷，松软，拥抱反射、吸吮反射消失，惊厥常见或持续性，常有中枢性呼吸衰竭，瞳孔不对称扩大，对光反应消失，前囟膨隆、紧张。

## 四、护理问题

### （一）潜在并发症

惊厥、颅内高压，与脑水肿引起中枢神经系统神经元过度去极化引起放电有关。

### （二）营养失调

低于机体需要量，与意识障碍及呕吐时摄入量减少、消耗量增加有关。

### （三）废用综合征

与神经系统受损有关。

## 五、护理目标

1. 及时有效地控制惊厥，恢复颅内压。

2. 每日供给所需热量和水分。

3. 脑损伤减低到最低程度，不发生神经系统后遗症。

### 六、护理措施

#### （一）控制惊厥，恢复意识

1. 保证安全，预防自伤和窒息　保持呼吸道通畅，平卧位，头偏向一侧。头肩部垫高2～3cm，在上下齿之间垫上牙垫防唇舌咬伤，及时清除呼吸道分泌物和呕吐物。准备好急救用品等。

2. 保持安静，室内空气新鲜流通　医护操作集中进行，禁止一切不必要刺激。

3. 一旦发生惊厥，必须在最短时间内将其控制　惊厥患儿应维持正常的通气、换气功能，保持静脉通道以备静脉给药。新生儿期抗惊厥药物首选苯巴比妥，出生后最初几日，首次先给10mg／kg，负荷量为20mg／kg，2～3分钟内静脉推注，15～20分钟后以同样剂量重复用1次。在无静脉通道时苯巴比妥可肌内注射，疗效及血药浓度与静脉注射基本相同。若经苯巴比妥足量应用后，惊厥仍未被控制，换用苯妥英钠或者苯巴比妥与地西泮合用。静脉注射苯妥英钠剂量过失或速度过快时可诱发心律失常，必须在严密监护下给药，保证安全。苯巴比妥与地西泮合用时，易引起呼吸衰竭和循环衰竭，新生儿应用地西泮必须谨慎，密切监护。

4. 针刺疗法　取穴人中、合谷、百会、涌泉，高热者配曲池、十宣。

5. 供氧　选用鼻导管、面罩、头罩给氧。保持$PaO_2$在6.65～9.31kPa（50～70mmHg），$PaCO_2$在5.32kPa（40mmHg）以下，但要防止$PaCO_2$过高或$PaO_2$过低。通过血气分析和血氧饱和度的监测使血氧饱和度保持在97%以上。吸入氧必须湿化，加温至32℃～34℃可增加氧分子的弥散能力，提高氧疗效果。对重度窒息新生儿紧急复苏后用高频喷射通气（high frequency jet ventilation，HFJV）治疗效果显著。

#### （二）降低颅内压

1. 脱水疗法护理　缺氧缺血性脑病颅内压增高症状除前囟张力增高外，缺乏其他特异性症状，症状最早在出生后4小时出现。治疗首选甘露醇，合并颅内出血患儿，通常在24小时后开始应用。前囟张力至第6天仍不见下降，多见于重度缺氧缺血性脑病，继续用甘露醇需谨慎。甘露醇定量每次1～2g／kg，足月儿每次0.5g／kg，早产儿0.25g／kg，30分钟内滴完，可反复使用，一般每6小时使用1次，注意观察前囟张力及尿量。如观察到患儿第1次排尿时间延迟，或出生后第1日内持续8小时尿量≤2mL／h，可遵医嘱用呋塞米。新生儿剂量为每次1.0mg／kg，静注或肌注。

2. 防止液体摄入过多　缺氧缺血性脑病患儿出生后最初3日内，液体摄入量应控制在60～80mL／（kg·d），用输液泵控制滴速，防止输入速度过快。准确记录24小时出入量。

3. 应用糖皮质激素　注意滴入速度不宜过快，出生后48小时内应用地塞米松0.5～1.0mg／kg，连用2～3次。

## （三）减低脑损伤，消除脑干症状

幼儿病情变化大，应密切观察患儿体温、脉搏、呼吸、血压、瞳孔、神志、肌张力改变。如果患儿出现呼吸深慢或节律改变，瞳孔忽大忽小，对光反射迟钝，频繁呕吐，烦躁不安或脑性尖叫，说明有脑疝和呼吸衰竭，应及时协助医生抢救。

重度缺血缺氧性脑病患儿应用纳洛酮可明显降低其死亡率，对控制惊厥发作有明显疗效。护理人员应在明确其药理作用的前提下，协助医生把握应用纳洛酮的时机并观察其疗效。纳洛酮使冠状动脉血流和心肌供氧量得到改善，并使缺氧后的脑血流量重新分布，保证脑、肾等重要部位的血流供应，减轻脑水肿，缓解瘫痪、昏迷等症状。

应用纳洛酮的指征：①中枢性呼吸衰竭明显；②瞳孔缩小或扩大，对光反射消失或有频繁的眼球震颤；③末梢循环差，前臂内侧皮肤毛细血管再充盈时间≥3s；④心律减慢和心音低钝；⑤频繁惊厥难以用镇静剂控制；⑥胃肠功能紊乱。

## （四）供给足够的营养和热卡，维持水、电解质平衡

频繁惊厥和颅内出血时，喂奶时间延至症状得到控制后或出生后72小时，禁食期间按所需热量计算后酌情以10%葡萄糖液静脉补给。开奶后不能抱喂，吸吮力差者鼻饲牛乳，注意食物的温度，注入速度要缓慢，防止发生呕吐。注意喂奶前抽胃液，观察胃管是否脱出，喂奶后用少量温水冲胃管，每周换胃管1次，换对侧鼻孔。有呕吐物或喂养困难者应静脉补液以保证热量供给。

## （五）防止和早期干预后遗症

1. 早期干预是促进康复的关键，研究已表明生长发育具有"关键期"，在"关键期"内，脑在结构和功能上都具有很强的适应和重组的能力，因此目前对高危儿的干预主张从新生儿开始。

2. 国外对早产儿进行早期干预的研究结果表明，应根据患儿的情况选择在家庭和康复中心进行干预相结合的形式。

3. 指导家长学会按摩，如肢体按摩、被动运动等，加强功能训练。

4. 预防感染发生，做好基础护理。缺血缺氧性患儿应与感染患儿分开护理，限制探视，医护人员接触患儿前做好清洁消毒工作。加强口腔、脐部、臀部护理，恢复期定时翻身，避免坠积性肺炎和褥疮的发生，必要时使用抗生素。

5. 应用促进神经细胞代谢和改善脑血流的药物，可反复应用2~3个疗程或一直用至产后28天。

6. 新生儿窒息复苏一旦成功，在常规治疗的基础上，及时给予高压氧治疗，迅速纠正缺氧，有助于预防脑细胞功能损伤，有效地防止新生儿窒息进一步发展为HIE。

# 第五章 急性神经系统疾病急救护理

## 第一节 脑出血急救护理

脑出血是指原发性非外伤性脑实质内出血,也称自发性脑出血,占急性脑血管病的20%～30%,其死亡率和致残率在各种脑血管病中居于首位。

### 一、评估要点

#### (一)病因评估

脑出血最常见的病因是高血压合并细小动脉硬化。其他原因有脑动脉粥样硬化、脑淀粉样血管病、脑动脉瘤、脑动静脉畸形、脑肿瘤、血液病、抗凝及溶栓治疗等。诱发因素主要有情绪激动、精神紧张、兴奋、劳累、用力排便、气候变化等。

#### (二)症状、体征评估

1. 临床特点

(1)多见于50岁以上,有高血压病史者,男性较女性多见,冬季发病率较高。

(2)在体力活动或情绪激动时发病。

(3)起病较急,症状于数分钟至数小时达高峰。

(4)有肢体瘫痪、失语等局灶定位症状,以及剧烈头痛、喷射性呕吐、意识障碍等全脑症状。

(5)发病时血压明显升高。

2. 不同部位出血的表现

(1)壳核出血:最常见,患者常出现三偏征,即病灶对侧偏瘫、偏身感觉障碍和同向性偏盲,双眼球不能向病灶对侧同向凝视,优势半球损害可有失语。

(2)丘脑出血:约占脑出血的20%。患者常有三偏征,通常感觉障碍重于运动障碍。

(3)脑干出血:多数为脑桥出血,患者常表现为突发头痛、呕吐、眩晕、复视、四肢瘫痪等。

(4)小脑出血:主要表现为眼球震颤、病变侧共济失调、站立和步态不稳等,无肢体瘫痪。

（5）脑室出血：出血少时，仅表现为头痛、呕吐、脑膜刺激征阳性。出血量大时，很快进入昏迷，双侧瞳孔如针尖样、四肢肌张力高、脑膜刺激征阴性，早期出现去大脑强直发作。

（6）脑叶出血：以顶叶最为常见，可表现为头痛、呕吐等，肢体瘫痪较轻，昏迷少见。

## （三）并发症

肺部感染，心功能不全，应激性溃疡出血，水、电解质紊乱及酸碱平衡失调，压疮等。

## 二、急救护理

### （一）休息与体位

脑出血急性期应绝对卧床休息2～4周，尽量减少探视和不必要的搬动，床头抬高15°～30°，以减轻脑水肿。应用亚低温疗法，进行全身和头部局部降温，可降低脑代谢。病室保持安静、空气流通，减少刺激。室温保持在18～20℃。

### （二）对症护理

1. 保持气道通畅，及时吸痰，必要时行气管切开。患者头偏向一侧，及时清除口腔及鼻腔分泌物。病情稳定后，定时翻身、叩背，以利于痰液排出。注意保暖，避免受凉。

2. 观察体温、脉搏、呼吸、血压、意识、瞳孔的变化，如有剧烈头痛、呕吐、烦躁不安、感染、再出血或出现脑疝先兆，应及时通知医生进行处理。

3. 急性脑出血昏迷时应暂禁食，发病第2～3天遵医嘱给予鼻饲饮食。神志清楚无吞咽困难者，给予高蛋白、高维生素、易消化、营养丰富的流质或半流质饮食，协助进食时不宜过急，以免引起呕吐或呛咳。同时，要保证足够的营养和水分。

4. 给予氧气吸入，改善脑缺氧。

5. 注意安全，对于躁动不安者，加用床档，取下活动义齿；烦躁、血压持续升高者，遵医嘱及时镇静、降压；便秘者，遵医嘱给予缓泻剂。

6. 颅内压升高时，应迅速降低颅内压。如患者出现剧烈头痛、喷射性呕吐、烦躁不安、意识障碍进行性加重、双侧瞳孔不等大、呼吸不规则等脑疝的先兆表现，应立即报告医生。用药时要注意有无水、电解质紊乱。

7. 预防泌尿系统感染　尿失禁或尿潴留患者留置导尿管，严格无菌操作。

8. 预防压疮　保持皮肤清洁、干燥，床单整洁、干燥，骨隆突处垫软枕或海绵垫，使用电动气垫床。每天床上擦浴1～2次，每2～3小时协助患者变换体位1次，变换体位时尽量减少头部摆动幅度，以免加重脑出血。

9. 保持口腔清洁，每日给予口腔护理2次。

10. 保持大便通畅　用力排便有使脑出血再发生的可能，因此，需注意饮食结构，给予低脂、高蛋白、高能量、粗纤维饮食等，并摄入足够水分，养成定时排便的习惯。

11. 两眼不能闭合时，用生理盐水纱布敷盖，以免角膜干燥。

（三）用药护理

1. 脱水治疗　降低颅内压、改善脑水肿。急性期一般不予应用降压药物，而以脱水降低颅内压为基础。

2. 控制血压　降压治疗时，血压下降不宜过快、过低，否则会影响脑血流量，加重脑缺氧。当血压≥200／110mmHg时，应采取降压治疗，使血压维持在略高于发病前水平或180／105mmHg左右。收缩压在180～200mmHg或舒张压在100～110mmHg时，暂不用降压药物。

3. 凝血、止血药物的应用　仅用于并发消化道出血或凝血功能障碍时，对高血压性脑出血无效。

（四）心理护理

脑出血病程长、恢复慢，患者常有忧郁、沮丧、烦躁、易怒、悲观、失望、思想负担重等情绪反应，应关心、体贴、安慰、鼓励患者，耐心解释病情，消除其悲观情绪，帮助其树立和巩固功能康复训练的信心及决心。

（五）功能锻炼

保持瘫痪肢体功能位是保证肢体功能顺利康复的前提。仰卧或侧卧位时，头抬高15°～30°，下肢膝关节略屈曲，足与小腿保持90°，脚尖向正上，上肢前臂呈半屈曲状态，手握一布卷或圆形物，以防肌肉萎缩、关节强直及足下垂。有运动性失语者，应进行语言训练。

（六）其他

合并消化道出血时，执行消化道出血急救护理；合并高热时，执行高热急救护理。

## 三、健康教育

1. 告知患者及其家属疾病的基本病因、主要危险因素和防治原则，嘱患者服用降压药，维持血压稳定。

2. 教会患者及其家属测量血压的方法和对疾病早期表现的识别。发现血压异常波动或无诱因的剧烈疼痛、头晕、晕厥、肢体麻木或语言交流困难时，应及时就医。

3. 教会患者及其家属自我护理的方法和康复训练技能，使他们认识到坚持主动或被动康复训练的意义。

4. 定期进行健康检查，复查血压、血脂、血糖，发现危险因素，及时选择合适的预防措施。

5. 建立健康的生活方式，保证充足的睡眠，适当运动，避免体力或脑力劳动过累，避免突然用力、愤怒、焦虑和惊吓等刺激。

6. 应进低脂、低盐、高蛋白、高维生素饮食，避免便秘。禁烟、酒及辛辣刺激性食物。

# 第二节　脑梗死急救护理

脑梗死又称缺血性脑卒中，是指各种原因导致脑部血液供应障碍，引起缺血、缺氧，造成的局限性脑组织缺血性坏死或软化，以及相应的神经系统症状和体征。引起脑梗死的主要原因是供应脑部血液的颅内或颅外动脉发生闭塞性病变而未能得到及时、充分的侧支循环供血，使局部脑组织缺血、缺氧。脑梗死发病率占全部脑卒中的60%~80%。临床上最常见的脑梗死有脑血栓形成和脑栓塞。

## Ⅰ　脑血栓形成

脑血栓形成是脑血管疾病中最常见的一种，是在脑动脉粥样硬化等动脉壁病变的基础上，脑动脉主干或分支动脉狭窄、闭塞或形成血栓，造成该动脉供应区局部脑组织血流中断而发生缺血、缺氧性坏死，引起偏瘫、失语等相应的神经系统症状和体征。

### 一、评估要点

（一）病因评估

最常见的病因是脑动脉粥样硬化，其次为脑动脉炎、高血压、糖尿病、高脂血症、吸烟、酗酒等。诱发因素为天气变化、情绪激动、不良生活习惯等。

（二）症状、体征评估

1. 多于静态情况下发病，约25%患者发病前有短暂性脑缺血发病史。多数病例症状经数小时甚至一两天达高峰，通常意识清楚，生命体征平稳。

2. 脑血栓阻塞血管的表现

（1）颈内动脉与大脑中动脉阻塞时，出现对侧偏瘫，偏身感觉障碍；优势半球障碍时可有失语。

（2）大脑前动脉阻塞时，可出现双侧中枢性面、舌瘫及上肢轻瘫。

（3）大脑后动脉阻塞时，可出现同向性偏盲及一过性视力障碍如黑矇等。

（4）椎基底动脉阻塞，可出现眩晕、眼球震颤、复视、语言障碍、吞咽困难、共济失调、交叉瘫痪等症状。

（5）当大脑大面积梗死或基底动脉闭塞严重时，可出现意识障碍，甚至脑疝，引起死亡。

3. 根据起病形式和病程可分为以下临床分型

（1）完全型：起病后6小时内病情达高峰，病情重表现为一侧肢体完全瘫痪，甚至昏迷。

（2）进展型：发病后症状在48小时内逐渐进展或呈阶梯式加重。

（3）缓慢进展型：起病2周以后症状仍逐渐进展。

（4）可逆性缺血性神经功能缺失：症状和体征持续时间超过24小时，但在1～3周内完全恢复，无任何后遗症。

4. 并发症　肺部感染，肺水肿，泌尿系统感染，压疮，水、电解质紊乱及酸碱平衡失调。

## 二、急救护理

（一）休息与体位

1. 急性期卧床休息，应去枕平卧，头部不宜太高，以防止脑血流减少。患者的肢体应及早给予被动运动和按摩，防止关节挛缩及足下垂等。对于意识不清、躁动，合并精神症状的患者，应给予防护。急性期的患者多有严重的脑缺氧，应持续吸氧。

2. 进展型血栓形成患者应绝对卧床（去枕平卧位），禁止使用冰袋及止血剂，以防血液凝固，加重血栓形成。

（二）病情观察

1. 注意观察血压变化，血压应维持在发病前的基础血压或患者按年龄应有血压的稍高水平，以保证脑灌注。除非血压过高［收缩压>220mmHg（29.3千帕）或舒张压>120mmHg（16.0千帕）或平均动脉压>130mmHg（17.3千帕）］，否则不予应用降压药。

2. 溶栓治疗应在发病后6小时之内进行。用药期间定时测出、凝血时间及凝血酶原时间，观察有无出血倾向。

3. 预防脑水肿　脑水肿常于发病后3～5日达高峰期，如发现患者有剧烈头痛、喷射性呕吐、意识障碍等高颅压征象，及时通知医生采取脱水降颅内压等治疗。

4. 防止窒息　告知患者进餐时不要讲话，不可用吸管饮水、饮茶。床边备吸引装置，保持气道通畅，预防窒息及吸入性肺炎。如果患者呛咳、窒息，应立即将头偏向一侧，及时清理口腔、鼻腔内分泌物和呕吐物，保持气道通畅。

（三）基础护理

保持床单整洁、干燥，定期按摩、抬高瘫痪肢体。必要时，对骶尾部及足跟使用减压贴，预防压疮及下肢深静脉血栓的形成。

**（四）药物护理**

本病常联合应用溶栓药、抗凝药、脑代谢活化剂等多种药物治疗。护士应熟悉所用药物的药理作用、用药注意事项、不良反应和观察要点，遵医嘱正确用药。

1. 脱水治疗　选择较大血管静脉滴注，以保证药物能快速滴入，250毫升甘露醇应在15～30分钟滴完，注意观察用药后患者的尿量和尿液颜色，准确记录24小时出入水量。

2. 脑保护剂及抗自由基治疗　降低脑代谢，减少脑细胞耗氧量，使缺血灶区血流量增加，降低颅内压，清除自由基，增加高密度脂蛋白胆固醇。

3. 溶栓和抗凝药物　严格掌握用药剂量。监测凝血时间，观察有无黑便、牙龈出血、皮肤瘀斑等出血表现。如有激发颅内出血的表现（严重头痛、血压升高、恶心、呕吐等），立即停用溶栓和抗凝药物，紧急行头颅CT检查。同时观察有无栓子脱落所致的其他部位栓塞的表现。

4. 血管活性药物　观察药物的疗效及不良反应，如出现头痛、恶心、呕吐、面部潮红、心慌等症状，及时通知医生处理。输液肢体勿过多活动，避免因液体外漏而引起局部组织坏死。

5. 脑代谢活化剂治疗　具有激活、保护、修复大脑神经细胞的作用，能够抵抗物理、化学因素所致的脑功能损害，改善记忆和回忆能力。

**（五）心理护理**

瘫痪、失语及肢体和语言功能恢复速度慢，可使患者产生焦虑、抑郁等心理问题，应多与患者沟通，解除其思想顾虑。

**（六）其他**

对于昏迷患者，执行昏迷急救护理。

## 三、健康教育

1. 消除危险因素，积极防治高血压、脑动脉硬化、糖尿病、心脏病，戒烟、酒。

2. 按医嘱应用降压、降糖和降脂药物，定期检测血常规、血脂、血糖等指标。

3. 告知患者及其家属疾病发生的基本病因和主要危险因素，识别早期症状和及时就诊的指征。

4. 合理休息，气候变化时注意保暖，防止感冒。生活规律，保持心境平和，避免过分激动及情绪紧张，以免加重病情或引起疾病复发。

5. 进食高蛋白、高维生素、低盐、低脂、清淡的饮食，多食蔬菜、水果、谷类等，少食动物脂肪及高胆固醇食物，如动物内脏、鸡蛋黄等。保持大便通畅，必要时服用缓泻剂。

6. 告知患者及其家属康复治疗的知识和功能锻炼的方法，如关节伸屈、肌肉按摩等，以促进肢体功能恢复。

7. 鼓励患者从事力所能及的家务劳动。家属在精神上和物质上给予患者帮助和支持，帮助患者树立战胜疾病的信心，同时增强其自我照顾的能力。

## ‖ 脑栓塞

脑栓塞是指血液中的各种栓子（心脏内的附壁血栓、动脉粥样硬化的斑块、脂肪、肿瘤细胞、空气等）随血流进入颅内动脉系统，导致血管腔急性闭塞，引起相应供血区脑组织缺血坏死，出现局灶性神经功能缺损的症状和体征。

### 一、评估要点

#### （一）病因评估

脑栓塞的栓子来源可分为三类。

1. 心源性　为脑栓塞最常见的原因，尤以风湿性心脏病瓣膜赘生物附壁血栓脱落最为常见。

2. 非心源性　常见的有动脉粥样硬化斑块脱落、脂肪栓塞、空气栓塞、癌栓塞等。

3. 来源不明　少数病例查不到栓子来源。

#### （二）症状、体征评估

常见的临床症状为局限性抽搐、偏盲、偏瘫、偏身感觉障碍、失语等，意识障碍常较轻且很快恢复。严重者可突起昏迷、全身抽搐，可因脑水肿或颅内压增高，继发脑疝而死亡。

### 二、急救护理

#### （一）休息与体位

急性期给予一级护理，绝对卧床休息，半坐卧位。指导空气栓塞患者采取头低左侧卧位，进行高压氧治疗。

#### （二）对症护理

1. 心功能良好者，给予普通饮食；心力衰竭者，给予低盐饮食。

2. 对尿潴留患者，严格做好留置导尿管的护理，注意尿的量、颜色受性质的变化。应用利尿药时，准确记录尿量，注意观察有无低血钾。

3. 被动活动和按摩瘫痪肢体，并保持功能位置，预防肌肉萎缩、关节强直及足下垂。

4. 控制心率，维持正常血压，尽可能将心房颤动转为正常心律。

5. 对于颅内压高的患者，应首先降低颅内压，常用20%甘露醇250mL快速静脉滴注，防止脑水肿。

6. 抗凝治疗时，注意观察有无出血倾向。当发生出血性梗死时应立即停用溶栓、抗凝、抗血小板聚集的药物，防止出血加重，并适当给予止血药物、脱水降颅内压、调节血压等。

7. 有抽搐、烦躁的患者，给予镇静治疗。

8. 保持床单整洁、干燥，加强皮肤护理，预防压疮的发生。

（三）药物护理

1. 早期溶栓　尽快恢复脑缺血区的血液供应是急性期的主要治疗原则，早期溶栓是指发病后6小时内采用溶栓治疗。

2. 调整血压　急性期的血压维持在比发病前稍高的水平，除非血压过高，一般不使用降压药物。

3. 防止脑水肿　出现颅内压增高时，应行降低颅内压治疗，常用20%甘露醇125～250毫升快速静脉滴注。

4. 抗凝治疗　用于进展性脑梗死的患者，防止血栓继续进展。

（四）心理护理

鼓励患者解除思想顾虑，稳定情绪，增强战胜疾病的信心。

（五）其他

患者昏迷时，执行昏迷急救护理；心力衰竭时，执行心力衰竭急救护理。

## 三、健康教育

1. 教患者及其家属掌握防治脑梗死形成的知识，嘱患者保持良好的精神状态，坚持康复治疗，戒烟、酒，合理饮食，作息规律，适量运动，减轻体重。

2. 定期复查血糖、血脂、血液流变学及血压，坚持在医生指导下正确服药，有糖尿病、高血压者需终身用药，用药不可间断，因为血糖及血压的剧烈波动对身体伤害更大。

3. 一旦发现手指麻木无力或短暂说话困难、眩晕、步态不稳等状况（可能为脑缺血先兆），应及时去医院就诊。

4. 教患者及其家属康复治疗的知识和功能锻炼的方法，如关节伸屈、肌肉按摩等。

5. 鼓励患者生活自理。鼓励患者从事力所能及的家务劳动，帮助患者树立战胜疾病的信心，同时增强其自我照顾的能力。

## 第三节　癫痫持续状态急救护理

癫痫持续状态或称癫痫状态，是指癫痫连续发作之间意识尚未完全恢复又再发，或癫痫发作持续30分钟以上未自行停止。癫痫状态是内科常见急症，若不及时治疗，可因高热、循环衰竭、电解质紊乱或神经元兴奋毒性损伤而导致永久性脑损害，致残率和死亡率均很高。

### 一、评估要点

#### （一）病因评估

癫痫持续状态有原发性和继发性之分，临床以继发性多见，包括颅脑外伤、中枢神经系统紊乱、脑血管疾病、颅内肿瘤、代谢性脑病、药物中毒等。原发因素主要是遗传因素。促发因素常见的有突然停药、减药、漏服药物，其次为感染、发热、劳累、熬夜、妊娠及分娩等。

#### （二）症状、体征评估

以瞬间麻木、疲乏、恐惧或无意识的动作为先兆，随后出现意识丧失，发出叫声倒地，所有骨骼强直收缩，头后仰，眼球上翻，上肢屈肘，下肢伸直，喉部痉挛，牙关紧闭，呼吸暂停，口唇发紫，瞳孔散大，对光反射消失，持续15~20秒，随即全身肌肉痉挛，约1分钟抽搐突然停止，伴有大、小便失禁，在发作间歇期仍有意识障碍或发作持续30分钟以上未自行缓解。常见并发症有颅内压升高，脑水肿，高热，酸中毒，水、电解质紊乱等。

### 二、急救护理

#### （一）发作期护理

1. 控制发作　迅速建立静脉通路，遵医嘱应用镇静类药物。用药过程中密切观察患者呼吸、心律、血压的变化，如出现呼吸变浅、昏迷加深、血压下降，应暂停应用。值得注意的是，建立静脉通路应静脉注射生理盐水维持，而葡萄糖注射液能使某些抗癫痫药沉淀，尤其是苯妥英钠。

2. 保持气道通畅　迅速协助患者取仰卧位，松开衣领、腰带，有义齿者取出，去枕平卧，头偏向一侧，及时清除口腔和鼻腔分泌物，防止误入气道引起吸入性肺炎。将缠有纱布的压舌板（急救时用手帕、毛巾等）垫在上下牙之间，以防损伤牙齿和咬伤舌头。将患者下颌托起，防止因舌后坠堵塞气道，有舌后坠者及时用舌钳牵出，以免影响通气功能。患者昏迷，喉头痉挛，分泌物增多，应随时吸痰，防止窒息，每次吸痰不超过15秒，以免引起反射性呼吸、心搏停止。不可强行喂水、喂药，以防误吸。

3. 给氧　发作期加大氧流量和氧浓度，以保证脑部供氧，随时检查用氧的效果，必要时可行气管插管、气管切开或呼吸机辅助呼吸。

4. 安排专人护理，做好安全防护，防止患者受伤。必要时使用保护性约束用具或加床栏，防止患者坠床。对易摩擦的关节，用软垫加以保护。四肢抽动者，不能强力按压其肢体，以防脱臼和骨折。

5. 病情观察　密切观察患者生命体征、意识及瞳孔的变化，注意发作过程和有无心率增快、血压升高、呼吸减慢或暂停、瞳孔散大、牙关紧闭、大小便失禁等，观察并记录发作的类型、发作频率与发作时间；观察发作停止后患者意识完全恢复的时间，以及有无头痛、乏力及行为异常。

6. 防治并发症　频繁抽搐可引起脑水肿，因此在控制抽搐的同时可静脉滴注甘露醇或静脉注射呋塞米，4～6小时可重复使用1次。癫痫持续状态常有中枢性高热和继发性高热，使脑组织的基础代谢率增高，脑细胞需氧量增加，脑水肿加重，因此，降温是减轻脑水肿、保护脑组织的必要措施，应严密观察高热类型及持续时间，遵医嘱予以降温措施，观察降温效果。有条件时可使用冰毯降温。

（二）间歇期护理

1. 减少刺激　病室光线易暗，各种护理操作和治疗应尽可能集中进行，动作要轻柔，避免由于外界刺激而引起抽搐。

2. 保持口腔清洁　24小时不能经口进食者，应给予鼻饲流质饮食，每日口腔护理2～3次，口腔糜烂时涂以冰硼散，口唇干裂者涂以液状石蜡。

3. 预防压疮　加强皮肤护理，保持床单整洁、干燥，有大小便污染时及时更换，协助患者每2小时翻身1次，骨隆突处垫软枕，也可使用气垫床。

（三）心理护理

长期用药加之疾病反复发作，患者易产生紧张、焦虑、易怒等不良心理问题。护士应仔细观察患者的心理反应，关心、理解患者，采取积极的应对措施，配合长期药物治疗。

（四）其他

对于昏迷患者，执行昏迷急救护理。

## 三、健康教育

1. 指导患者养成良好的生活习惯，避免过劳、便秘、睡眠不足和情感冲突。

2. 合理饮食，饮食宜清淡无刺激，富含营养，避免饥饿或过饱，多吃蔬菜、水果，戒烟、酒。

3. 告知患者避免劳累、睡眠不足、饥饿、便秘、强烈的声或光刺激、惊吓等诱发因素。

4. 遵医嘱坚持长期规律服药，切忌突然停药、减药、漏服药及擅自换药，尤其禁止在服药控制发作后不久自行停药。定期复查，首次服药后5~7日检测抗癫痫药物的血药浓度，每3个月至半年复查1次，每月做血常规和每季度做肝肾功能化验。

5. 禁止从事高风险活动，如攀登、游泳、驾驶；禁止在炉火旁、高压电机旁作业，以免发作时危及生命。

6. 随身携带写有姓名、住址、联系电话及病史的个人资料，以备发病时，他人及时帮助联系和处理。

# 第四节　吉兰-巴雷综合征急救护理

吉兰-巴雷综合征又称急性炎症性脱髓鞘性多发性神经病或急性炎症性受髓鞘性多发性神经根神经炎，是一种自身免疫介导的周围神经病，常累及脑神经。主要病理改变为周围神经广泛炎症性阶段性脱髓鞘和小血管周围淋巴细胞及巨噬细胞的炎性反应。

## 一、评估要点

### （一）病因评估

本病为神经系统一种自身免疫性疾病。可能与感染、疫苗接种、代谢及内分泌障碍、营养障碍、化学因素有关。多数患者在发病前1~4周有呼吸道、肠道感染史。

### （二）症状、体征评估

1. 运动障碍　急性或亚急性起病，四肢对称性无力（首发症状），多从双下肢开始，逐渐向上发展，出现迟缓性瘫痪，多于数日至2周达高峰。病情危重者在1~2日内迅速加重，出现四肢对称性迟缓性瘫痪。严重者可因累及肋间肌及膈肌而导致呼吸麻痹，出现呼吸困难、两侧呼吸音减弱、腱反射减弱或消失，病理反射阴性。

2. 感觉障碍　发病时多有肢体感觉异常，如麻木、刺痛和不适感，感觉缺失或减退，呈手套、袜子样分布。

3. 颅神经损害症状　如鼻唇沟浅、口歪向健侧、咳嗽无力、饮水发呛、声音嘶哑、双侧周围性面瘫等。

4. 自主神经功能障碍表现　血压增高、多汗、脉快、一过性大小便潴留、皮肤潮红、手足肿胀及营养障碍。

5. 神经反射异常，深反射减弱或消失。

## 二、急救护理

### （一）病情观察

1. 重症患者应在重症监护病房治疗，绝对卧床休息，给予生命体征监测、心电监护、血氧饱和度监测。密切观察患者的神志、呼吸及运动、感觉障碍情况。询问患者有无胸闷、气短、呼吸费力等症状，注意呼吸困难的程度和血气分析指标的改变。

2. 保持气道通畅，本病早期多困呼吸肌麻痹所致，因此，早期保持患者气道通畅非常关键。应鼓励患者咳嗽，翻身时进行拍背、体位引流以促进排痰，必要时吸痰。

3. 呼吸机管理，如有缺氧症状，如呼吸困难、烦躁、出汗、指（趾）甲及口唇发绀，肺活量降低至20~25mL／kg或以下，血氧饱和度降低，动脉氧分压低于9.3千帕，宜及早使用呼吸机。护士应熟悉血气分析的正常值，随时调节呼吸机的各项指标，严格无菌操作。

4. 备好抢救物品，如呼吸困难、两侧呼吸音减弱、吞咽困难，立即通知医生，备齐抢救药品和器械，以便随时抢救。

5. 指导患者进食高蛋白、高维生素、高热量且易消化的软食，多食水果、蔬菜，补充足够的水分，尤其注意补充维生素$B_{12}$。吞咽困难者应及时留置胃管，进食开始到进食后30分钟应抬高床头，防止食物反流和吸入性肺炎。

6. 高热时执行高热急救护理。

7. 保证患者瘫痪肢体处于功能位，病情稳定后协助患者做被动运动，防止肌肉萎缩，维持运动功能及正常功能位，防止足下垂、爪形手等后遗症，必要时用"T"形板固定双足。

8. 教会患者服药，告知其药物的作用、不良反应、使用时间、使用方法及使用注意事项。

### （二）预防并发症

1. 患者卧床时间长，机体抵抗力低下，易发生肺部感染，每2小时翻身1次，翻身后叩背以利于排痰，痰液黏稠者给予雾化吸入，每次30分钟。定时开窗通风，限制探视，保持室内空气新鲜。加强营养，提高机体抵抗力。

2. 预防压疮，保持床单清洁、干燥，骨隆突处垫软枕，或者使用电动气垫床。每2小时翻身1次，保持皮肤清洁、干燥，翻身时按摩受压部位，定时温水擦浴按摩，促进局部血液循环。正确使用便盆，避免拖、拉、推等动作，骨隆突处可给予减压贴保护。

3. 患者长期卧床，营养低下，还可导致深静脉血栓形成、肢体挛缩和肌肉失用性挛缩。应指导和帮助患者活动肢体，每日行四肢向心性按摩，每次10~15分钟，以促进静脉血回流，或使用气栓泵防止深静脉血栓形成。

（三）心理护理

患者常因呼吸费力而紧张、恐惧，常表现为躁动不安及依赖心理。护士应及时了解患者的心理状况，主动关心患者，尽可能陪伴在患者身边，耐心倾听患者的感受，使其情绪稳定、安心休息。

（四）用药护理

告知患者药物的作用、不良反应、使用时间、使用方法和使用注意事项。如应用糖皮质激素治疗时可能出现应激性溃疡所致的消化道出血，应观察有无胃部疼痛不适和柏油样大便等，留置胃管时应定时回抽胃液，观察胃液的颜色、性质和量。

### 三、健康指导

1. 指导患者及其家属掌握本病相关知识及自我护理方法，帮助分析和消除不利于疾病恢复的个人和家庭因素。

2. 避免诱因，加强营养，增强体质和机体抵抗力，避免淋雨、受凉、疲劳和创伤，防止复发。

3. 加强肢体功能锻炼和日常生活活动训练，减少并发症，促进康复。

4. 告知患者消化道出血、营养失调、压疮及深静脉血栓形成的表现以及预防窒息的方法。

5. 学会正确的咳嗽、咳痰方法，防止肺部继发感染。

6. 鼓励患者保持心情愉快和情绪稳定，树立战胜疾病的信心。

# 第六章　常见危重症的急救护理

## 第一节　急性心肌梗死

急性心肌梗死（acute myocardial infarction，AMI）是在冠状动脉病变的基础上，发生冠状动脉血供急剧减少或中断，以致供血区域的心肌产生持久而严重的缺血性损害，心肌组织代谢和血液营养成分及氧的供需不平衡，形成不可逆坏死。临床表现为持久的胸骨后剧烈疼痛、发热、白细胞计数和血清心肌酶增高以及心电图进行性改变，可发生心律失常、休克或心力衰竭，属冠心病的严重类型，需进行特别护理。

### 一、概述

#### （一）病因

冠状动脉粥样硬化造成管腔狭窄和心肌供血不足，而侧支循环尚未建立时，由于下述原因加重心肌缺血即可发生心肌梗死。

1. 冠状动脉完全闭塞　病变血管粥样斑块内破溃或内膜下出血，管腔内血栓形成或动脉持久性痉挛，使管腔发生完全的闭塞。

2. 心排血量骤降　休克、脱水、出血、严重的心律失常或外科手术等引起心排出量骤降，冠状动脉灌流量严重不足。

3. 心肌需氧需血量猛增　重度体力劳动、情绪激动或血压剧升时，左心室负荷剧增，儿茶酚胺分泌增多，心肌需氧需血量增加。

AMI亦可发生于无冠状动脉粥样硬化的冠状动脉痉挛，也偶有由于冠状动脉栓塞、炎症、先天性畸形所致。

心肌梗死后发生的严重心律失常、休克或心力衰竭，均可使冠状动脉灌流量进一步降低，心肌坏死范围扩大。

#### （二）症状

1. 梗死先兆　多数患者于发病前数日可有前驱症状，心电图检查，可显示ST段一时性抬高或降低，T波高大或明显倒置，此时应警惕患者近期内有发生心肌梗死的可能。

2. 症状

（1）疼痛：为此病最突出的症状。发作多无明显诱因，且常发作于安静时，疼痛部位和性质与心绞痛相同，但疼痛程度较重，持续时间久，有长达数小时甚至数天，用硝酸甘油无效。患者常烦躁不安、出汗、恐惧或有濒死感。少数患者可无疼痛，起病即表现休克或急性肺水肿。

（2）休克：20%患者可伴有休克，多在起病后数小时至1周内发生。患者面色苍白、烦躁不安、皮肤湿冷，脉搏细弱，血压下降<10.7kpa（80mmHg），甚至昏厥。若患者只有血压降低而无其他表现者称为低血压状态。休克发生的主要原因有：由于心肌遭受严重损害，左心室排出量急剧降低（心源性休克）；其次，剧烈胸痛引起神经反射性周围血管扩张；此外，有因呕吐、大汗、摄入不足所致血容量不足的因素存在。

（3）心律失常：75%～95%的患者伴有心律失常，多见于起病1～2周内，而以24小时内为最多见，心律失常中以室性心律失常最多，如室性期前收缩，部分患者可出现室性心动过速或心室颤动而猝死。房室传导阻滞、束支传导阻滞也不少见，室上性心律失常较少发生。前壁心肌梗死易发生束支传导阻滞，下壁心肌梗死易发生房室传导阻滞，室上性心律失常多见于心房梗死。

（4）心力衰竭：梗死后心脏收缩力显著减弱且不协调，故在起病最初几天易发生急性左心衰竭，出现呼吸困难、咳嗽、烦躁、不能平卧等症状。严重者发生急性肺水肿，可有发绀及咳大量粉红色泡沫样痰，后期可有右心衰竭，右心室心肌梗死者在开始即可出现右心衰竭。

（5）全身症状：有发热、心动过速、白细胞增高和红细胞沉降增快等。主要由于坏死组织吸收所引起，一般在梗死后1～2天内出现，体温一般在38℃左右，很少超过39℃，持续一周左右。

（三）检查

1. 心电图

（1）特征性改变：①在面向心肌坏死区的导联上出现宽而深的Q波；②在面向坏死区周围心肌损伤区的导联上出现ST段抬高呈弓背向上型；③在面向损伤区周围心肌缺血区的导联上出现T波倒置。心内膜下心肌梗死一般无病理性Q波。

（2）动态性改变：

1）超急性期：发病数小时内，可出现异常高大两肢不对称的T波。

2）急性期：数小时后，ST段明显抬高，弓背向上，与直立的T波连接，形成单向曲线，1～2日内出现病理性Q波，同时R波减低，病理性Q波或QS波常持久不退。

3）亚急性期：ST段抬高持续数日至两周左右，逐渐回到基线水平，T波变为平坦或倒置。

4）恢复期：数周至数月后，T波呈V形对称性倒置，此可永久存在，也可在数月至数年后恢复。

（3）判断部位和范围：可根据出现特征性改变的导联来判断心肌梗死的部位。如V1、V2、V3和V4、V5、V6反映左心室前壁和侧壁，Ⅱ、Ⅲ、aVF反映下壁，Ⅰ、avF反映左心室高侧壁病变。

2. 超声心动图　可发现坏死区域心肌运动异常，了解心脏功能。

3. 血液检查

（1）血常规：起病24～48小时后白细胞可增至10～20×10⁹／L，中性粒细胞增多，嗜酸性粒细胞减少或消失，红细胞沉降率增快，均可持续1～3周。

（2）血清酶：血清心肌酶升高。磷酸肌酸激酶（creatine phosphokinase，CPK）及同工酶MB（CK-MB）在3～6小时开始升高，24小时达最高峰，2～3天下降至正常。

（3）血清心肌特异蛋白的测定：血清肌钙蛋白T和I增高。

（四）治疗

治疗原则：保护和维持心脏功能，改善心肌血液供应，挽救濒死心肌，缩小心肌梗死范围，及时处理并发症防止猝死。

1. 监护和一般治疗

（1）监护。

（2）休息：卧床休息2周。

（3）吸氧。

2. 对症处理

（1）解除疼痛：应尽早解除疼痛，一般可静注吗啡3～5mg。

（2）控制休克：有条件者应进行血流动力学监测，根据中心静脉压、肺毛细血管楔嵌压判定休克的原因，给予针对性治疗。

（3）消除心律失常：心律失常是引起病情加重及死亡的重要原因。

（4）治疗心力衰竭：除严格休息、镇痛或吸氧外，可先用利尿剂，有效而安全。

（5）其他疗法：抗凝疗法、硝酸酯类药物、血管紧张素转化酶抑制剂（angiotensin converting enzyme inhibitor，ACEI）、β受体阻滞剂、葡萄糖–胰岛素–钾（极化液）、抗血小板药物、他汀类药物。

3. 挽救濒死心肌和缩小梗死范围

（1）溶血栓治疗：应用纤溶酶激活剂激活血栓中纤溶酶原转变为纤溶酶而溶解血栓。目前常有的药物有链激酶、尿激酶和tPA等。

（2）冠状动脉内介入治疗。

4. 恢复期处理　可长期口服阿司匹林100mg／d，有抗血小板聚集，预防再梗死作用。广谱血小板聚集抑制剂噻氯匹定有减少血小板的黏附，抑制血小板聚集和释放凝血因子等作用，可预防心肌梗死后复发。剂量：250mg，每日1～2次，口服。病情稳定并无症状，3~4个月后，体力恢复，可酌情恢复部分轻工作，应避免过重体力劳动或情绪紧张。

### （五）院前急救

流行病学调查发现，AMI死亡的患者中约50%在发病后1小时内于院外猝死，死因主要是可救治的致命性心律失常。显然，AMI患者从发病至治疗存在时间延误。其原因有：①患者就诊延迟；②院前转运、入院后诊断和治疗准备所需的时间过长，其中以患者就诊延迟所耽误时间最长。因此，AMI院前急救的基本任务是帮助AMI患者安全、迅速地转运到医院，以便尽早开始再灌注治疗；重点是缩短患者就诊延误的时间和院前检查、处理、转运所需的时间。

应帮助已患有心脏病或有AMI高危因素的患者提高识别AMI的能力，以便自己一旦发病立即采取以下急救措施：①停止任何主动活动和运动；②立即舌下含服硝酸甘油片（0.5mg），每5分钟可重复使用。若含服硝酸甘油3片仍无效则应拨打急救电话，由急救中心派出配备有专业医护人员、急救药品和除颤器等设备的救护车，将其运送到附近能提供24小时心脏急救的医院。随同救护的医护人员必须掌握除颤和心肺复苏技术，应根据患者的病史、查体和心电图结果做出初步诊断和急救处理，包括持续心电图和血压监测、舌下含服硝酸甘油、吸氧、建立静脉通道和使用急救药物，必要时给予除颤治疗和心肺复苏。尽量识别AMI的高危患者［如有低血压<100mmHg（13.33kPa）］、心动过速（>100次／分）或有休克、肺水肿体征，直接送至有条件进行冠状动脉血运重建术的医院。

AMI患者被送达医院急诊室后，医师应迅速做出诊断并尽早给予再灌注治疗。力争在10~20分钟内完成病史采集、临床检查和记录1份18导联心电图以明确诊断。对ST段抬高的AMI患者，应在30分钟内开始溶栓，或在90分钟内开始行急诊经皮冠状动脉腔内成形术（percutaneous transluminal coronary angioplasty，PTCA）治疗。在典型临床表现和心电图ST段抬高已能确诊为AMI时，绝不能因等待血清心肌标志物检查结果而延误再灌注治疗的时间。

## 二、护理措施

### （一）一般护理

1. 迅速建立静脉通路　遵医嘱给予溶栓、扩冠、抗凝及镇静药物治疗，缓慢静脉滴注。24小时更换输液部位，防止静脉炎发生，准备好口服药物（如肠溶阿司匹林、卡托普利、硝酸异山梨酯等），并且预置一个静脉留置针，以备24小时之内抽血用，避免不必要反复穿刺。

2. 建立重症记录单　随时记录患者的体温、脉搏、呼吸、血压及用药情况，以及神志、心律、心音变化。做好多参数监护，备好抢救物品，除颤器、气管插管盘置于床旁，出现严重并发症如心律失常、心力衰竭、休克时立即抢救。

3. 供给足够量的氧气　一般先给3～4L／min，病情平稳后，可给予低流量持续吸氧1～2L／min，如有以下情况，应持续给予氧气吸入。

（1）60岁以上的老年人。

（2）有左心衰或肺水肿者。

（3）有阵发性或持续性心前区疼痛者。

（4）有血压偏低或心律失常者。

（二）病情观察

1. 急性心肌再梗死的早期发现

（1）突然严重的心绞痛发作或原有心绞痛程度加重，发作频繁，时间延长或含服硝酸甘油无效并伴有胃肠道症状者，应立即通知医师，并加以严密观察。

（2）心电图检查：S-T段一时性上升或明显下降，T波倒置或增高。

2. 并发症观察

（1）心律失常：①RonT现象：室性期前收缩即期前收缩出现在前一心搏的T波上。②频发室性期前收缩，每分钟超过5次。③多源性室性期前收缩或室性期前收缩呈二联律。以上情况有可能发展为室性心动过速或心室颤动，必须及时给予处理。

（2）心源性休克：患者早期可以出现烦躁不安，呼吸加快，脉搏细速，皮肤湿冷，继之血压下降，脉压变小。

（3）心力衰竭：心衰早期患者突然出现呼吸困难、咳嗽、心率加快、舒张早期奔马律，严重时可出现急性肺水肿，易发展为心源性休克。

（三）休息、饮食与环境

1. 环境　有条件的患者应置于单人抢救室或心血管监护室给予床边心电、呼吸、血压的监测，尤其在前24小时内必须连续监测，室内应配备必要的抢救设备和药物，如氧气装置、吸引装置、人工呼吸机、急救车，各种抢救机械包以及除颤器、起搏器等。

2. 休息　AMI患者一般应完全卧床休息3～7天，一切日常生活由护理人员帮助解决，避免不必要的翻动，并限制探视，防止情绪波动。从第二周开始，非低血压者可鼓励患者床上作四肢活动，防止下肢血栓形成。两周后可扶患者坐起，病情稳定后可逐步离床，在室内缓步走动，对有并发症者应适当延长卧床休息时间。

3. 饮食　不宜过饱，坚持少量多餐。第一日只进流质饮食。食物以易消化、低脂肪、低盐、低胆固醇、少产气者为宜。禁食刺激性食品，禁止吸烟和饮茶。

4. 其他　保持大便通畅，大便时避免过度用力，便秘时可给予通便药物。加强患者的口腔及皮肤护理，防止口腔感染及压疮发生。

（四）健康指导

1. 积极治疗高血压、高脂血症、糖尿病等疾病。

2. 合理调整饮食，适当控制进食量，禁忌刺激性食物及烟、酒，少吃动物脂肪及胆固醇较高的食物。

3. 避免各种诱发因素，如紧张、劳累、情绪激动、便秘、感染等。

4. 注意劳逸结合，当病程进入康复期后可适当进行康复锻炼，锻炼过程中应注意观察有否胸痛、呼吸困难、脉搏增快，甚至心律、血压及心电图的改变，一旦出现应停止活动，并及时就诊。

5. 按医嘱服药，随身常备硝酸甘油等扩张冠状动脉的药物，并定期门诊随访。

6. 指导患者及家属当病情突然变化时应采取简易应急措施。

（五）并发症护理

1. 疼痛患者绝对卧床休息，注意保暖，并遵医嘱给予解除疼痛的药物，如硝酸异山梨酯，严重者可选用吗啡等。

2. 心源性休克应将患者头部及下肢分别抬高30°～40°，高流量吸氧，密切观察生命体征、神志、尿量，必要时留置导尿管观察每小时尿量，保证静脉输液通畅，有条件者可通过中心静脉或肺微血管楔压进行监测。应做好患者的皮肤护理、口腔护理、按时翻身预防肺炎等并发症，做好24小时监测记录。

3. 加强心律失常与心力衰竭的护理。

4. 密切观察生命体征的变化，预防并发症，如乳头肌功能失调或断裂、心脏破裂、室壁瘤、栓塞等。

### 三、心律失常的护理

（一）发生机制

AMI心律失常的发生机制主要由于心肌供血中断，缺血坏死的心肌组织引起心房心室肌内受体的激活，增加了交感神经的兴奋性，使血液循环及心脏内神经末梢局部儿茶酚胺浓度升高，缺血心肌发生过度反应，同时心脏的交感神经刺激增加了浦肯野纤维的自律性，儿茶酚胺加快了由钙介导的慢离子流的反应传导，从而导致心律失常的发生。AMI并发心律失常可引起血流动力学改变，使心排血量明显下降，重者常危及生命。

（二）意义

心律失常是AMI严重并发症之一，发生率75%～95%，恶性心律失常即室性心动过速、心室颤动或心脏停搏在4～6分钟内就会出现不可逆性脑损害，如能早期发现早期救治，对降低死亡率至关重要。

这就要求护士应具有恶性心律失常的紧急判断能力，精湛的护理技术和熟练掌握各种异常心电图的识别，熟悉各种心律失常的抢救程序及用药特点，掌握各种抢救仪器的使用与保养，确保仪器处于完好状态，同时一旦确诊为急性心梗患者即入住监护室，并严密监测心电变化，准备充足的抢救药品与设备，以便及时发现，及时救治，降低患者死亡率，提高其生存质量。

（三）护理措施

1. 监护准备  患者入院后即行心电示波监测，并置于监护室专人看护，备好各种抢救仪器及设备，药品准备充分、齐全，除颤仪待机备用状态。

2. 掌握监护要领  护士要熟练掌握各异常心电图的特点，如出现窦性心动过缓，可用阿托品1mg静脉点滴。维持心率60～80次／分为宜，以免增加心肌耗氧量。

3. 危险指征及救护  频发室早（每分钟超过5个）、多源性室早、成对室性期前收缩或连发室性期前收缩常预示着心室颤动。医生、护士要密切观察，发现异常迅速报告，并积极配合医生进行抢救。

出现Ⅱ度Ⅱ型及Ⅲ度房室传导阻滞伴有血流动力学障碍者，应迅速做好各项术前准备，及时安装人工心脏起搏器起搏治疗，以挽救患者生命。

## 四、早期活动的护理

AMI患者早期起床活动和早出院是近年的新趋势。早在1956年美国学者就提出，AMI后14日内进行早期活动，并对早期分级活动程度的有效性和安全性进行了评价。

近年来AMI的早期康复活动也越来越受到人们的注意，改变以往分段式的活动观念，主张在无严重并发症的情况下早期活动并逐渐发展成为有计划的康复活动疗法。

（一）意义

1. 缩短住院期  美国康复学会建议将冠心病康复的不同发展阶段分4期，住院天数1～2周。据国内对26所医院的调查结果表明：AMI患者在没有并发症的情况下最短住院21天，最长为74天，平均36天。由于美国在20世纪60年代就开始重视AMI患者的早期康复活动，到20世纪70年代中期，住院从14天降至10天，目前主张无并发症AMI患者的住院期可缩短至6～7天。平均住院天数比中国少2周。显然这对节省患者的医疗费用，提高医院的病床周转率都将是有益的。

2. 提高生活质量  AMI后患者将长期处在悲观的情绪中，部分患者恢复工作，造成职业残疾，严重影响了其生活质量。有报道对27例AMI恢复早期（2周左右）的患者进行运动负荷试验（exercise stress test，EEF），患者生活质量得以明显改善。在精神上，患者因早期能够完成EEF而增加了自信心和安全感，减轻了心理负担。

3. 改善远期预后  早期康复训练可增加患者的运动耐量，改善心肌功能，提高心脏贮备和应激能力。AMI后1～2周参加体力活动和康复程序的患者，罕有发生严重并发症如心脏破裂、室壁瘤的形成及严重心律失常，3年内病死率和再发致命性心梗的危险性降低了25%。

（二）活动计划

任何康复活动计划都是根据患者具体情况制定，因人而异。首先制订一个普通康复计划，无并发症患者可执行这个计划，有并发症的患者应视具体情况先做被动活动或轻微活动，待并发症控制、消除后再执行普通康复活动计划。

1. 一般AMI患者早期活动的时间，各国、各医院制定的康复活动计划有所不同。国内大多掌握的标准为：AMI患者绝对卧床休息1周，保持静态，避免搬动；第2周可坐起和离床站立，逐步室内行走。有的医院在心脏康复计划中，要求患者入院1～2天卧床，第4～5天采取坐位，第12～14天以沐浴。在美国心梗患者的活动时间比中国要早，一般当心电图稳定、没有胸痛的第2天便可坐起，第3～4天就可以在室内散步。

2. AMI患者溶栓治疗后的活动时间，有学者提出AMI患者在溶栓后24小时开始活动为最佳康复时间。

3. 关于老年AMI患者的活动时间，多数学者认为过早下床活动是非常危险的，应绝对卧床1～2周或至少2周。

（三）影响因素

1. 心脏破裂常发生在AMI后1周内。心脏破裂常发生在冠状动脉引起阻塞尚没有充分时间形成侧支循环的情况。

2. 无痛性AMI的心衰和休克的发生率80%以上出现在发病36h内。

3. 关于猝死的诱因，有学者分析了21例猝死AMI患者，发现17例有明显诱因；猝死发生在1周之内8例，其中5例发生在排便后数分钟，3例于病后2～3天自行下床活动，引起心律失常而致死。

（四）注意事项

AMI发病1周之内为并发症多发期，有随时发生意外的可能。在此时进行康复活动有一定危险性，因此活动量要在心电监护下逐步增加，活动前做好充分准备，活动中密切观察病情变化，活动后保证体力和精神上的休息是早期活动的关键。原则是从被动活动到自行活动，从半卧位到静坐位，并逐步增加每日活动量或延长每次活动的时间，循序渐进。

## 五、便秘的护理

AMI患者可因各种原因引起便秘，用力排便时可使腹内压猛增，增加心脏负荷，加重了心肌缺血和氧耗，导致严重的心律失常、室颤甚至猝死。因此，对AMI患者，尤其是急性期2～3周内的排便情况应引起高度重视，加强防止便秘和不可用力排便的宣传教育，指导正确排便，针对不同患者采取相应的措施，实施个体化护理。

（一）原因分析

1. AMI患者在急性期，由于绝对卧床休息，肠蠕动减慢，容易引起便秘。

2. 强烈疼痛和心肌梗死发生后的恐惧感，精神过度紧张，抑制了规律性的排便活动。

3. 排便方式的改变，大多数患者不习惯床上排便，有便意给予抑制，导致粪便在大肠内停留时间过长，水分被吸收过多，使大便干硬而引起便秘。

4. 进食过少，尤其是纤维素和水分摄入过少，肠腔内容物不足，不能有效刺激直肠黏膜引起排便反射。

5. 药物的应用，尤其吗啡、罂粟碱等药物的使用，抑制或减弱胃肠蠕动，促使排便困难。

（二）护理措施

1. 心理护理　AMI患者由于突然发病与剧烈疼痛，往往产生恐惧、紧张心理，又因进入监护病室，接触陌生的环境，高科技的仪器、设备，听见监护仪的报警声，而且没有家属陪护，会出现不可名状的焦虑。对此，应仔细观察患者的心理活动，主动介绍病室周围布局和疾病常识，耐心解答问题，使患者尽快适应环境，打消顾虑，树立信心和认识自我价值，以稳定的情绪、积极乐观的态度面对疾病，配合治疗，达到解除大脑皮层抑制排便动作的影响。

2. 加强宣传教育　向患者讲解AMI的相关知识，发生便秘的可能性，保持大便通畅的重要性和用力排便的危害性，帮助其建立正常的排便条件反射和排便功能。一般最适宜的排便应安排在早餐后15～30分钟，此时训练排便易建立条件反射，日久便可养成定时排便的好习惯。

3. 饮食指导　急性期饮食应以低脂、清淡、易消化食物为主，少食多餐为原则，避免过饱，选食纤维丰富的水果、蔬菜如芹菜、韭菜、香蕉等，食用鲜奶、豆浆、核桃、芝麻、蜂蜜等润肠食物，并保证每日饮水1000mL左右，禁忌烟、酒、茶、辣椒、可乐等刺激性的食品饮料。

4. 排便方法指导　由于环境及排便习惯方式的改变，多数患者开始时不习惯卧床排便或有人在旁。此时，护理人员要耐心向患者反复说明在床上排便的重要性，以取得患者配合，一旦有便意及时告知护士，以便护士及时给予帮助和护理。床上排便时用屏风遮挡，患者应取较舒适的体位，如患者不能适应卧床排便，可将床头抬高20°～30°，以增加患者舒适感。排便时叮嘱患者放松情绪，张口哈气以减轻腹压，勿屏气和用力排便，必要时可预防性含服抗心肌缺血药物，并做好床边监护，以免发生意外。

5. 按摩通便　每日3次按摩患者腹部，将两手搓热放在以脐部为中心的腹壁上，由升结肠向横结肠、降结肠、乙状结肠做环行按摩，每次10分钟，以促进肠蠕动，促使粪便排出。

6. 缓泻剂的应用　根据患者便秘的程度给予相应的处理。可给予果导片、蓖麻油、麻仁润肠丸等药物，每晚服用。也可给予开塞露通便，每次1～2个。患者取侧卧位，把药物挤入直肠后嘱患者做深呼吸，放松腹肌，使药液在直肠中保留5~10分钟后再慢慢排便。用泻药后，密切观察患者的排便情况，防止因排便次数增多而致腹泻，引起脱水和电解质紊乱，同时对肛周皮肤变红时给予皮肤处理，避免压疮发生。

7. 顽固性便秘患者　可选用1∶2∶3灌肠液，行小剂量低位灌肠，可起到良好的润滑作用，促进顺利排便。一般不给老年人大剂量灌肠，以免因结肠突然排空引起意外。

# 第二节　急性冠状动脉综合征

急性冠状动脉综合征（acute coronary syndromes，ACS）是冠状动脉在原有病变的基础上，由于血栓形成或痉挛而极度狭窄甚至完全闭塞，冠脉血流急剧减少，心肌严重缺血，而导致的一组症候群。在临床上主要包括不稳定心绞痛（unstable angina pectoris，UAP）、急性ST段升高性心肌梗死（ST segment elevation myocardial infarction，STEMI）、急性非ST段升高性心肌梗死（non-ST segment elevation myocardial infarction，NSTEMI）这三类疾病。急性冠脉综合征具有发病急、病情变化快、病死率高的特点，所以患者来诊后均需进行监护，以达到最大限度降低患者住院病死率，这对急诊护理抢救工作提出了新的挑战。

## 一、概　述

### （一）概念

急性冠状动脉综合征（acute coronary syndromes，ACS）是指急性心肌缺血引起的一组临床症状。ACS根据心电图表现可以分为无ST段抬高和ST段抬高型两类。无ST段抬高的ACS包括不稳定性心绞痛（unstable angina pectoris，UA）和无ST段抬高的心肌梗死（NSTEMI）。冠状动脉造影和血管镜研究的结果揭示，UA、NSTEMI常常是由于粥样硬化块破裂，进而引发一系列导致冠状动脉血流减少的病理过程所致。许多试验表明溶栓治疗有益于ST段抬高型ACS，而无ST段抬高者溶栓治疗则未见益处。因此区别两者并不像以前那样重要了，而将两者一并讨论。

UA主要有三种表现形式，即静息时发生的心绞痛、新发生的心绞痛和近期加重的心绞痛。新发生的心绞痛疼痛程度必须达到加拿大心脏学会（Council of Communication Societie，CCS）心绞痛分级至少Ⅲ级方能定义为UA，新发生的慢性心绞痛疼痛程度仅达CCS心绞痛分级Ⅰ~Ⅱ者并不属于UA的范畴。

### （二）病理生理

ACS的病理生理基础是由于心肌需氧和供氧的失衡而导致的心肌相对供血不足，主要由5个方面的原因所导致：

1. 不稳定粥样硬化斑块破溃后继发的血栓形成造成相应冠脉的不完全性阻塞，是ACS最常见的原因，由血小板聚集和斑块破裂碎片产生的微栓塞是导致ACS中心肌标志物释放的主要原因。

2. 冠脉存在动力性的梗阻，如变异性心绞痛，这种冠脉局部的痉挛是由于血管平滑肌和／或内皮细胞的功能障碍引起，动力性的血管梗阻还可以由室壁内的阻力小血管收缩导致；另外一种少见的情况是心肌桥的存在，即冠脉有一段行走心肌内，当心肌收缩时，会产生"挤奶效应"导致心脏收缩期冠脉受挤压而产生管腔狭窄。

3. 由内膜增生而非冠脉痉挛或血栓形成而导致的严重冠脉狭窄，这种情况多见于进展期的动脉粥样硬化或经皮穿刺冠脉介入治疗（percutaneous coronary intervention, PCI）后的再狭窄。

4. 冠脉的炎症反应（某些可能与感染有关，如肺炎衣原体和幽门螺旋杆菌），与冠脉的狭窄、斑块的不稳定以及血栓形成密切相关，特别是位于粥样硬化斑块肩部被激活的巨噬细胞和T-淋巴细胞可分泌基质金属蛋白酶，可导致斑块变薄和易于破裂。

5. 继发性UAP，这类患者有着冠脉粥样硬化导致的潜在狭窄，日常多表现为慢性稳定型心绞痛，但一些外来的因素可导致心肌耗氧量的增加而发生UAP，如发热、心动过速、甲亢、低血压、贫血等情况。

冠状动脉粥样斑块破裂、崩溃是ACS的主要原因。斑块破裂后，血管内皮下基质暴露，血小板聚集、激活，继而激活凝血系统形成血栓，阻塞冠状动脉；此外，粥样斑块在致炎因子作用下，可发生炎细胞的聚集和激活，被激活的炎细胞释放细胞因子，激活凝血系统，并刺激血管痉挛，其结果是使冠状血流减少，心肌因缺血、缺氧而损伤，甚至坏死。心肌损伤坏死后，一方面心脏的收缩、舒张功能受损，心脏的射血能力降低，易发生心力衰竭；另一方面，缺血部位心肌细胞静息电位和动作电位均发生改变，与正常心肌细胞之间出现电位差，同时因心梗时患者交感神经兴奋性增高，心肌组织应激性增强，极易出现各种期前收缩、传导阻滞甚至室颤等心律失常。

## 二、临床表现

### （一）症状

UAP引起的胸痛的性质与典型的稳定型心绞痛相似，但程度更为剧烈，持续时间长达20分钟以上，严重者可伴有血流动力学障碍，出现晕厥或晕厥前状态。原有稳定型心绞痛出现疼痛诱发阈值的突然降低；心绞痛发作频率的增加；疼痛放射部位的改变；出现静息痛或夜间痛；疼痛发作时出现新的伴随症状如恶心、呕吐、呼吸困难等；原来可以使疼痛缓解的方法（如舌下含化硝酸甘油）失效，以上皆提示不稳定心绞痛的发生。

老年患者以及伴有糖尿病的患者可不表现为典型的心绞痛症状而表现为恶心、出汗和呼吸困难，还有一部分患者无胸部的不适而仅表现为下颌、耳部、颈部、上臂或上腹部的不适，孤立新出现的或恶化的呼吸困难是UAP中心绞痛等同发作最常见的症状，特别是在老年患者。

（二）体征

UAP发作或发作后片刻，可以发现一过性的第三心音或第四心音以及乳头肌功能不全所导致的收缩期杂音，还可能出现左室功能异常的体征，如双侧肺底的湿啰音、室性奔马律，严重左室功能异常的患者可以出现低血压和外周低灌注的表现，此外，体格检查还有助于发现一些导致继发性心绞痛的因素，如肺炎、甲亢等。

（三）心电图

在怀疑UA发作的患者，心电图（electrocardiogram，ECG）是首先要做的检查，ECG正常并不排除UA的可能，但UA发作时ECG无异常改变的患者预后相对较好。如果胸痛伴有两个以上的相邻导联出现ST的抬高≥1mm，则为STEMI，宜尽早行心肌再灌注治疗。胸痛时ECG出现ST段压低≥1mm、症状消失时ST的改变恢复是一过性心肌缺血的客观表现，持续性的ST段压低伴或不伴胸痛相对特异性差。

相应导联上的T波持续倒置是UA的一种常见ECG表现，这多反映受累的冠脉病变严重，胸前导联上广泛的T波深倒（≥2mm）多提示LAD的近端严重病变。因陈旧心梗ECG上遗有Q波的患者，Q波面向区域的心肌缺血较少引起ST的变化，如果有变化常表现为ST段的升高。

胸痛发作时ECG上ST的偏移（抬高或压低）和／或T波倒置通常随着症状的缓解而消失，如果以上ECG变化持续12小时以上，常提示发生非Q波心梗。心绞痛发作时非特异性的。ECG表现有ST段的偏移≤0.5mm或T波倒置≤2mm。孤立的Ⅲ导联Q波可能是一正常发现，特别是在下壁导联复极正常的情况下。

在怀疑缺血性胸痛的患者，要特别注意排除其他一些引起ST段和T波变化的情况，在ST段抬高的患者，应注意是否存在左室室壁瘤、心包炎、变异性心绞痛、早期复极、预激综合征等情况。中枢神经系统事件以及三环类抗抑郁药或吩噻嗪可引起T波的深倒。

在怀疑心肌缺血的患者，动态的心电图检查或连续的心电监护至为重要，因为Holter显示85%～90%的心肌缺血不伴有心绞痛症状，此外，还有助于检出AMI，特别是在联合连续测定血液中的心脏标志物的情况下。

（四）生化标志物

既往心脏酶学检查特别是CK和CK-MB是区分UA和AMI的手段，对于CK和CK-MB轻度升高不够AMI诊断标准的仍属于UA的范畴。新的心脏标志物TnI和TnT对于判断心肌的损伤，较CK和CK-MB更为敏感和特异，时间窗口更长，既往确诊为UA的患者，有1／5～1／4 TnI或TnT的升高，这部分患者目前属于NSTEMI的范畴，预后较真正的UA患者（TnI／TnT不升高者）要差。肌红蛋白检查也有助于发现早期的心梗，敏感性高而特异性低，阴性结果有助于排除AMI的诊断。

（五）核素心肌灌注显像

在怀疑UA的患者，在症状持续期MIBI注射行心肌核素静息显像发现心肌缺血的敏感性及特异性均高，表现为受累心肌区域的核素充盈缺损，发作期过后核素检查发现心肌缺血的敏感性降低。症状发作期间行核素心肌显像的阴性预测值很高，但是急性静息显像容易遗漏一部分ACS患者（大约占5%），因此不能仅凭一次核素检查即做出处理决定。

## 三、诊 断

（一）危险分层

1. 高危患者

（1）心绞痛的类型和发作方式：静息性胸痛，尤其既往48小时内有发作者。

（2）胸痛持续时间：持续胸痛20分钟以上。

（3）发作时硝酸甘油缓解情况：含硝酸甘油后胸痛不缓解。

（4）发作时的心电图：发作时动态性的ST段压低≥1毫米。

（5）心脏功能：心脏射血分数<40%。

（6）既往患心肌梗死，但心绞痛是由非梗死相关血管所致。

（7）心绞痛发作时并发心功能不全（新出现的S3音、肺底啰音）、二尖瓣反流（新出现的收缩期杂音）或血压下降。

（8）心脏TnT（TnI）升高。

（9）其他影响危险因素：分层的因素还有高龄（>75岁）、糖尿病、C反应蛋白（C-reaction protein，CRP）等炎性标志物或冠状动脉造影发现是三支病变或者左主干病变。

2. 低危患者特征

（1）没有静息性胸痛或夜间胸痛。

（2）症状发作时心电图正常或者没有变化。

（3）肌钙蛋白不增高。

（二）UAP诊断

UAP诊断依据：

1. 有不稳定性缺血性胸痛，程度在CCSⅢ级或以上。

2. 明确的冠心病证据：心肌梗死、PTCA、冠脉搭桥、运动试验或冠脉造影阳性的病史；陈旧心肌梗死心电图表现；与胸痛相关的ST-T改变。

3. 除外急性心肌梗死。

## 四、治 疗

### （一）基本原则

首先对UAP／NSTFEMI患者进行危险度分层。低危患者通常不需要做冠状动脉造影，合适的药物治疗以及危险因素的控制效果良好。治疗药物主要包括：阿司匹林、肝素（或低分子肝素）、硝酸甘油和β-受体阻滞剂，所有的患者都应使用阿司匹林。血小板糖蛋白Ⅱb／Ⅲa受体拮抗剂（GBⅡb／Ⅲa受体拮抗剂）不适用于低危患者。低危患者的预后一般良好，出院后继续服用阿司匹林和抗心绞痛药物。

高危患者通常最终都要进入导管室，虽然冠脉造影的最佳时机还未统一。目前针对UAP／NSTEMI，存在两种不同的治疗策略，一种为早期侵入策略，即对冠脉血管重建术无禁忌证的患者在可能的情况下尽早行冠脉造影和据此指导的冠脉血管重建治疗；另一种为早期保守治疗策略，在充分的药物治疗的基础上，仅对有再发心肌缺血者或心脏负荷试验显示为高危的患者（不管其对药物治疗的反应如何）进行冠脉造影和相应的冠脉血管重建治疗。

近来多数学者倾向于早期侵入策略，其理由是该策略可以迅速确立诊断，低危者可以早期出院，高危则可以得到有效的冠脉血管重建治疗。没有条件进行介入治疗的社区医院，早期临床症状稳定的患者保守治疗可以作为UAP／NSTEMI的首选治疗，但对于最初保守治疗效果不佳的患者应该考虑适时地进行急诊冠状动脉造影，必要时需介入治疗。在有条件的医院，高危UAP／NSTEMI患者可早期进行冠状动脉造影，必要时行PCI／CABG。在早期冠状动脉造影和PCI／CABG之后，静脉应用血小板GPⅡb／Ⅲa受体拮抗剂可能会使患者进一步获益，并且不增加颅内出血的并发症。

### （二）一般处理

所有患者都应卧床休息，开放静脉通道并进行心电、血压、呼吸的连续监测，床旁应配备除颤器。对于有发绀、呼吸困难或其他高危表现的患者应该给予吸氧。并通过直接或间接监测血氧水平确保有足够的血氧饱和度。若动脉血氧饱和度降低至<90%时，应予间歇高流量吸氧。手指脉搏血氧测定是持续监测血氧饱和度的有效手段，但对于无低氧危险的患者可不进行监测。应定期记录18导联心电图以判断心肌缺血程度、范围的动态变化。酌情使用镇静剂。

### （三）抗血栓治疗

抗血小板和抗凝治疗是UAP／NSTEMI治疗中的重要一环，它有助于改变病情的进展和减少心肌梗死、心肌梗死复发和死亡。联合应用阿司匹林、肝素和一种血小板Ⅱb／Ⅲa受体拮抗剂代表着最高强度的治疗，适用于有持续性心肌缺血表现和其他一些具有高危特征的患者以及采用早期侵入措施治疗的患者。

抗血小板治疗应尽早，目前首选药物仍为阿司匹林。在不稳定性心绞痛患者症状出现后尽快给予服用，并且应长期坚持。对因过敏或严重的胃肠反应而不能使用阿司匹林的患者，可以使用噻吩吡啶类药物（氯比格雷或噻氯吡啶）作为替代。在阿司匹林或噻吩吡啶药物抗血小板治疗的基础上应该加用普通肝素或皮下注射低分子肝素。有持续性缺血或其他高危的患者，以及计划行经皮冠状动脉介入（percutaneous coronary intervention，PCI）的患者，除阿司匹林和普通肝素外还应加用一种血小板GPⅡb／Ⅲa受体拮抗剂。对于在其后24小时内计划做PCI的不稳定心绞痛患者，也可使用阿昔单抗治疗12～24小时。

（四）抗缺血治疗

1. 硝酸酯类药物　本类药物可扩张静脉血管、降低心脏前负荷和减少左心室舒张末容积，从而降低心肌氧耗。另外，硝酸酯类扩张正常的和硬化的冠状动脉血管，且抑制血小板的聚集。对于UAP患者，在无禁忌证的情况下均应给予静脉途径的硝酸酯类药物。根据反应逐步调整剂量。应使用避光的装置以$10\mu g／min$的速率开始持续静脉点滴，每3～5分钟递增$10\mu g／min$，出现头痛症状或低血压反应时应减量或停药。

硝酸酯类血流动力学效应的耐受性呈剂量和时间依赖性，无论何种制剂在持续24小时治疗后都会出现耐药性。对于需要持续使用静脉硝酸甘油24小时以上者，可能需要定期增加滴注速率以维持疗效。或使用不产生耐受的硝酸酯类给药方法（较小剂量和间歇给药）。当症状已经控制后，可改用口服剂型治疗。静滴硝酸甘油的耐药问题与使用剂量和时间有关，使用小剂量间歇给药的方案可最大限度地减少耐药的发生。对需要24小时静滴硝酸甘油的患者应周期性的增加滴速维持最大的疗效。一旦患者症状缓解且在12～24小时内无胸痛以及其他缺血的表现，应减少静滴的速度而转向口服硝酸酯类药物或使用皮肤贴剂。在症状完全控制达数小时的患者，应试图给予患者一个无硝酸甘油期避免耐药的产生，对于症状稳定的患者，不宜持续24小时静滴硝酸甘油，可换用口服或经皮吸收型硝酸酯类制剂。另一种减少耐药发生的方法是联用一种巯基提供剂如卡托普利或N-乙酰半胱氨酸。

2. β受体阻滞剂　β受体阻滞剂的作用可因交感神经张力、左室壁应力、心脏的变力性和变时性的不同而不同。β受体阻滞剂通过抑制交感神经张力、减少斑块张力达到减少斑块破裂的目的。因此β受体阻滞剂不仅可在AMI后减少梗死范围，而且可有效地降低UAP演变成为AMI的危险性。

3. 钙通道阻断剂　钙通道阻断剂并不是UAP治疗中的一线药物，随机临床试验显示，钙通道阻断剂在UAP治疗中的主要作用是控制症状，钙通道阻断剂对复发的心肌缺血和远期死亡率的影响，目前认为短效的二氢吡啶类药物如硝苯地平，单独用于急性心肌缺血反而会增加死亡率。

4. 血管紧张素转换酶抑制剂（angiotensin converting enzyme inhibitor，ACEI）ACEI可以减少急性冠状动脉综合征患者、近期心肌梗死者或左心室收缩功能失调患者、有左心室功能障碍的糖尿病患者，以及高危慢性冠心病患者的死亡率。因此ACS患者以及用β受体阻滞剂与硝酸酯类不能控制的高血压患者如无低血压均应联合使用ACEI。

### （五）介入性治疗

UAP／NSTEMI中的高危患者早期（24小时以内）干预与保守治疗基础上加必要时紧急干预比较，前者明显减少心肌梗死和死亡的发生，但早期干预一般应该建立在使用血小板糖蛋白Ⅱb／Ⅲa受体拮抗剂和／或口服氯吡格雷的基础之上。

冠状动脉造影和介入治疗（PCI）的适应证：

1．顽固性心绞痛，尽管充分的药物治疗，仍反复发作胸痛。

2．尽管充分的药物治疗，心电图仍有反复的缺血发作。

3．休息时心电图ST段压低，心脏标志物（肌钙蛋白）升高。

4．临床已趋稳定的患者出院前负荷试验有严重缺血征象，如最大运动耐量降低，不能以其他原因解释者；低做功负荷下几个导联出现较大幅度的ST段压低；运动中血压下降；运动中出现严重心律失常或运动负荷同位素心肌显像示广泛或者多个可逆的灌注缺损。

5．超声心动图示左心室功能低下。

6．既往患过心肌梗死，现有较长时间的心绞痛发作者。

## 五、护理措施

患者到达急诊科，护士是第一个接待者，护士必须在获得检查数据和医生做出诊断之前，选择必要的紧急处置措施。急诊护士尤其应在ACS综合征患者给予适时、有效的治疗方面发挥作用。护士需要在医疗资源有限的环境下，在患者床边判定紧急情况，减少延误。作为急诊护士还要具备心脏病护理技术，能处置AMI，用电子微量注射泵进行输液，识别心律失常和准确处理严重心脏危象。

### （一）病情观察

1．ACS患者病情危重、变化迅速、随时都可能出现严重的并发症。

2．要认真细致地观察患者的精神状况，面色、意识、呼吸、注意有无出冷汗、四肢末梢发凉等。

3．经常询问患者有无胸痛、胸闷，并注意伴随的症状和程度，尤其是夜间。

4．常规持续心电、血压监护，严密观察心率（律）、心电图示波形态变化，对各种心律失常及时识别，并报告医生及时处理。

5．有低血压者给予血压监护直到血压波动在正常范围。

6．有心力衰竭者给予血氧饱和度监测，以保证血氧饱和度在95%～99%。

7．急性心肌梗死患者还要定时进行心电图检查和心肌酶的检测，了解急性心肌梗死的演变情况。

8. 在监护期间，应注意患者有无出血倾向。观察患者的皮肤、黏膜、牙龈有无出血。观察尿的颜色。询问有无腹痛、腰痛、头痛现象。对行尿激酶溶栓治疗的急性心肌梗死患者，更应严密观察。

（二）病情评估

ACS的患者常需急诊入院，将患者送入监护室后，急诊科护士迅速地评估患者是否有高度危险性或低度危险性非常重要。根据评估情况严格按照急诊护理路径，迅速采取相应措施。

1. 危险评估　迅速地评估患者是否有高度或低度危险的ACS，这是当今对护士的最大挑战。

（1）有研究表明约33%的AMI的患者在发病初期无胸痛的表现，然而这些被延迟送入医院的患者有更高的危险性，因为无典型胸痛的患者很少能及时得到溶栓、血管成形术或阿司匹林、β阻滞剂、肝素等药物治疗。

（2）每年大约460万具有急性冠脉局部缺血症状的患者来到急诊科，其中只有大约25%的患者确诊后被允许入院。

（3）在急诊科疑为ACS的患者中，只有约1／3有"真的病变"。

急诊护理决定性的作用在于快速完成对患者的评估，并且在早期对ACS高危人群提供及时的紧急看护照顾，使病情缓解。据统计，每年有100万人发生AMI，约25%的患者在到达急诊科前死亡。那些到达医院的患者仍有死亡可能。

2. 早期危险评估的7分危险评分量表

（1）年龄>65岁。

（2）存在3个以上冠心病危险因素。

（3）既往血管造影证实有冠状动脉阻塞。

（4）胸痛发作时心电图有ST段改变。

（5）24小时内有2次以上心绞痛发作。

（6）7天内应用了阿司匹林。

（7）心肌坏死标记物升高。

具有上述危险因素的患者出现死亡、心肌梗死或需血管重建的负性心脏事件的可能性增高。评分越高危险性越大，且这些患者从低分子肝素、血小板GP Ⅱb／Ⅲa受体拮抗剂和心脏介入等治疗中获益也越大。这一评分系统简单易行，使早期对患者进行客观的危险分层成为可能，有利于指导临床对患者进行及时正确的治疗。

（三）急救护理

1. 早期干预原则　在急诊情况下，一旦胸痛患者明确了ACS的诊断，快速和有效的干预即迅速开始。在美国心脏病学会和美国心脏联合会制定的ACS治疗指南中曾推荐：

患者应在发病10分钟内到达急诊科，对所有不稳定心绞痛患者给予吸氧、静脉输液、连续的心电图（electrocardiogram，ECG）监护。并依据临床表现将患者分为高度危险、中度危险和低度危险。高度危险患者严格管理，低度危险患者必须按监护程序治疗，并定期随访，急诊护士和医师必须精确地估定患者的危险层次。

2. 干预时间分期　早期干预分为4个节段，称为4Ds。时间（症状，Symptom），症状开始时间点，它代表着冠状动脉闭塞的时间，虽然它是个比较好的指标，但不是完美的时间点。

时间1（门口，Door）：患者入急诊科的时间点。

时间2（资料，Data）：患者进行初步检查及心电图等材料的时间点。

时间3（决定，Decision）：决定是否进行溶栓治疗或进一步检查。

时间4（药物，Drug）：开始用药物或治疗的时间点。

其中时间1~2：6~11分钟；2~3：20~22分钟；3~4：20~37分钟。

GISSI-2研究中，不足30%的患者在症状发生后3小时才得到治疗。耽搁时间在3~5小时，其主要原因是：

（1）患者本身的耽搁：患者在就医问题上耽搁时间是延误时间的一个主要因素，其原因多在患者发病的初期症状较轻、未意识到病情的严重性，或地处偏僻，交通不便。

（2）运送患者的过程：患者发病后运送至医院途中，也要耽搁一些时间，据估计一般约为30分钟到数小时。

（3）医院内耽搁：患者到达医院以后耽搁时间是相当普遍的。在多数研究中，从患者到达医院至实施溶栓治疗，耽搁45~90分钟。

在症状发作不到1h内接受治疗的患者6周病死率为3.2%；在症状发作4小时接受治疗的患者6周病死率为6.2%。事实上非常早期的综合治疗（包括市区及郊区）可减少50%心肌梗死的发病率。"4Ds"在减少从发病到处理的时间延误方面发挥了积极作用。

3. 急诊过程耽搁　ACS患者急诊就诊耽搁主要在：

（1）患者到医院接受医师检查时；

（2）对患者胸痛评估时，因为这需要仔细观察；

（3）做ECG时；

（4）在当诊断技师不能及时识别ST变化，ECG报告延迟传递到内科医师时。

为避免这些急诊耽搁，有些医院尝试由急诊科护士做ECG，并直接由医师快速阅读ECG。还可自行设计护理观察记录文书，既节省了护士书写的时间，又提高了护理质量标准。

4. 一般急救措施

（1）立即让患者采取舒适体位，并发心力衰竭者给半卧位。

（2）常规给予吸氧，3~5L/min。

（3）连接好心电监护电极和测血压的袖带（注意电极位置应避开除颤区域和心电

图胸前导联位置）。开启心电监护和无创血压监护。必要时给予血氧饱和度监护。

（4）协助给患者做全导联心电图作为基础心电图，以便对照。

（5）在左上肢和左下肢建立静脉通路，均留置Y形静脉套管针（以备抢救和急诊介入手术中方便用药）。

（6）备好急救药品和除颤器。

（7）抗凝疗法：给予嚼服肠溶阿司匹林100～300mg，或加用氯吡格雷片75mg，1次／d，皮下注射低分子肝素等。

（8）介入疗法：对于ACS患者的治疗尤其是急性心肌梗死，尽快重建血运极为重要，对行急诊PCI的患者应迅速做好术前各项准备。

5. 急诊经皮冠状动脉介入治疗（percutaneous coronary intervention，PCI）的术前准备

（1）首先向患者及家属介绍介入诊断和治疗的目的、方法、优点。

（2）急查血常规，血凝全套，心肌酶谱，甲、乙、丙肝抗体，抗HIV等，术区备皮，做碘过敏皮试。

（3）让患者排空膀胱，必要时留置导尿管。

（4）嚼服肠溶阿司匹林0.3克，口服氯吡格雷片300mg，备好沙袋，氧气袋，全程监护，护送患者到导管室。

6. 急诊PCI术后监护

（1）患者返回病房后，护士立即进行心电、血压的监护，注意心率（律）变化。

（2）急诊PCI患者术后常规留置动脉鞘管6～12小时。嘱患者术侧肢体伸直制动，防止鞘管脱出、折断和术侧肢体的血栓形成。观察术区有无渗血，触摸双侧足背动脉搏动情况，皮肤颜色和肢体温度的变化。协助按摩术侧肢体。

（3）动脉鞘管拔管前向患者说明拔管的简要过程，消除紧张心理。医生拔管时，护士应准备好急救药品，如阿托品、多巴胺等，观察患者心电监护和血压。拔管后，穿刺部位进行加压包扎，观察有无渗血，保持局部清洁无菌，严格交接班并做好记录。

（四）心肌耗氧量与护理

在ACS发病的极早期患者心肌脆弱，电活动极不稳定，心脏供血和耗氧量之间的矛盾非常突出，因此在发病早期，尤其是24小时以内，限制患者活动，降低心肌耗氧量，缓解心肌供血和需求之间的矛盾，对保证患者平稳度过危险期，促进心肌恢复，具有非常重要的意义。

1. 心肌耗氧量　影响心肌耗氧量的主要因素有心脏收缩功、室壁张力、心肌体积。Katz提出以二项乘积（D-P）作为心肌耗氧量的指标，其公式为最大血压乘以心率。由于该指标计算方法简单，可重复性好，临床研究证实其与心肌耗氧量的真实情况相关性好，已被广泛应用于临床。

2. 排便动作　各种干预因素都可以引起D-P的增加，排便时患者需要屏住呼吸，

使膈肌下沉，收缩腹肌，增加腹压，这一使力的动作，加上卧位排便造成的紧张、不习惯等因素，会导致血压升高和心率加快，从而加重心脏负担，使心脏的氧供和氧耗之间失衡，增加心律失常的发生危险。因此在护理中：

（1）必须确实保证ACS患者大便通畅，如给予缓泻剂、开塞露等。

（2）另有研究表明坐位排便的运动强度低于卧位排便，故对无法适应卧位排便的患者在监护的情况下试行坐位排便，以缓解其焦虑情绪。

（3）在患者排便期间还必须加强监护，要有护士在场，以应付可能出现的意外情况。

3. 接受探视　患者接受探视时D-P增加明显。亲友的来访使患者情绪激动，交感神经兴奋，心脏兴奋性增强，心肌耗氧量增加，尤其是来访者表现的过度紧张和不安时更是如此。因此在护理中：①应尽可能地减少探视的次数。②对来访者应事先进行教育，说明避免患者情绪波动对患者康复的意义。③对经济有困难的患者，应劝其家属暂不谈及经费问题。

4. 音乐疗法　曾有研究表明对心肌梗死及不稳定心绞痛患者进行音乐疗法，可使其情绪稳定，交感神经活动减少，副交感神经活动增强，从而使心肌耗氧量减少。但有些研究没有得出类似的结果，其原因可能是对象和乐曲的选择有问题，很难想象一个乐盲和一个音乐家对同一首曲子会有同样的反应，也很难想象一个人在听到音乐和听到哀乐时会有一样的心情。因此在进行音乐疗法时应加强针对性。

# 第三节　心律失常

正常心律起源于窦房结，频率60～100次／分钟（成人），比较规则。窦房结冲动经正常房室传导系统顺序激动心房和心室，传导时间恒定（成人0.12～1.21秒）；冲动经束支及其分支以及浦肯野纤维到达心室肌的传导时间也恒定（≤0.10s）。心律失常指心律起源部位、心搏频率与节律以及冲动传导等任一项异常。"心律失常"或"心律不齐"等词的含义偏重于表示节律的失常，心律失常既包括节律又包括频率的异常。常见的有窦性心律不齐、心动过速、心动过缓、期前收缩、心房颤动、心脏传导阻滞等。

## 一、分类

心律失常分类方法繁多，较简明的有以下两类。

### （一）按病理生理分类

1. 激动起源失常

（1）窦性心律失常：①窦性心动过速；②窦性心动过缓；③窦性心律不齐；④窦

性停搏；⑤窦房传导阻滞。

（2）异位心律失常：

1）被动性：①逸搏：房性、结性、室性；②异位心律：房性、结性、室性。

2）主动性：①期前收缩：房性、结性、室性；②异位心律：阵发性心动过速：房性、结性、室性；扑动与颤动：房性、室性；"非阵发性"心动过速：结性、室性；③并行心律：房性、结性、室性。

2. 激动传导失常

（1）生理性传导阻滞–干扰与脱节：房性、结性、室性。

（2）病理性传导阻滞：①窦房传导阻滞；②房内传导阻滞；③房室传导阻滞：第一度房室传导阻滞、第二度房室传导阻滞、第三度（完全性）房室传导阻滞；④室内传导阻滞：分为完全性室内传导阻滞和不完全性束支传导阻滞，前者又分为完全性左束支和完全性右束支传导阻滞。

3. 传导途径异常　预激综合征。

（二）临床分类

心律失常可按其发作时心率的快慢分为快速性和缓慢性两大类。

1. 快速性心律失常

（1）期前收缩：房性、房室交界性、室性。

（2）心动过速：①窦性心动过速。②室上性：阵发性室上性心动过速、非折返性房性心动过速、非阵发性交界性心动过速。③室性：室性心动过速（阵发性、持续性）、尖端扭转型、加速性心室自主心律。

（3）扑动和颤动：心房扑动、心房颤动、心室扑动、心室颤动。

（4）可引起快速性心律失常的预激综合征。

2. 缓慢性心律失常

（1）窦性心动过缓、窦性停搏、窦房传导阻滞、病态窦房结综合征。

（2）房室交界性心律。

（3）心室自主心律。

（4）引起缓慢性心律失常的传导阻滞：①房室传导阻滞：一度、二度（I型、Ⅱ型）、三度。②心室内传导阻滞：完全性右束支传导阻滞、完全性左束支传导阻滞、左前分支阻滞、左后分支阻滞、双侧束支阻滞、右束支传导阻滞并发分支传导阻滞、三分支传导阻滞。

## 二、发病机制

（一）快速性心律失常

1. 冲动传导异常——折返　折返是发生快速心律失常的最常见的机制。形成折返激动的条件是：

（1）心脏的两个或多个部位的电生理的不均一性（即传导性或不应性的差异），这些部位互相连接，形成一个潜在的闭合环；

（2）在环形通路的基础上一条通道内发生单向阻滞；

（3）可传导通道的传导减慢，使最初阻滞的通道有时间恢复其兴奋性；

（4）最初阻滞的通道的再兴奋，从而可完成一次折返的激动。

冲动经过这个环反复循环，引起持续性加速心律失常。折返心律失常能由期前收缩发动和终止，也能由快速刺激终止（称为超速抑制）。这些特点有助于区别折返性心律失常和触发活动引起的心律失常。

2. 自律性增高　窦房结和异位起搏点的自律性增强。窦房结或其某些传导纤维的自发性除极明显升高，该处所形成的激动更可控制整个心脏导致心动过速，或提前发出冲动形成期前收缩。多发生于以下病理生理状态：

（1）内源性或外源性儿茶酚胺增多。

（2）电解质紊乱（如高血钙、低血钾）。

（3）缺血缺氧。

（4）机械性效应（如心脏扩大）。

（5）药物：如洋地黄等。

3. 触发活动　在某些情况下，如局部儿茶酚胺浓度增高、低血钾、高血钙、洋地黄中毒等，在心房、心室或希氏-浦肯野组织能看到触发活动。这些因素导致细胞内钙的积累，引起动作电位后的除极化，称为后除极化。当后除极化的振幅继续增高时，能达到阈水平和引起重复的激动。连续触发激动即可形成阵发性心动过速。

（二）缓慢性心律失常

1. 窦房结自律性受损　如因炎症、缺血、坏死或纤维化可致窦房结功能衰竭，起搏功能障碍，引起窦性心动过缓，窦性停搏。

2. 传导阻滞

（1）窦房结及心房病变，可引起窦房传导阻滞，房内传导阻滞；

（2）房室传导阻滞是由于房室结或房室束的传导功能降低，窦房结的兴奋激动不能如期向下传导而引起。可分为生理性和病理性两种，病理性常见于风湿性心肌炎、白喉及其他感染、冠心病、洋地黄中毒等，生理性多系迷走神经兴奋性过高。

### 三、临床表现与诊断

（一）临床表现

心律失常常见于各种原因的心脏病患者，少数类型也可见于无器质性心脏病的正常人。其临床表现是一种突然发生的规律或不规律的心悸、胸痛、眩晕、心前区不适感、憋闷、气急和手足发凉等。严重时可产生晕厥、心源性休克，甚至心搏骤停而危及生命。有少部分心律失常患者可无症状，仅有心电图改变。

各种类型的心律失常对脑部血液循环的影响并不相同。在房性及室性期前收缩时，脑血流量降低8%～12%，其中室性期前收缩使脑血流量降低的程度较房性期前收缩更大；偶发的期前收缩对脑循环血量影响较小，而频发的期前收缩对脑血液循环影响更大。室上性阵发性心动过速使脑血流量下降约14%；快速心房颤动时，脑血流量降低约23%；室性阵发性心动过速时影响还要加大，脑血流量下降40%～75%。如果患者平时健康，心律失常所引起的脑血流量减少可使患者出现一过性脑缺血，有的不发生症状。

但在老年患者，如果原有脑动脉硬化，本来脑血流量已经减少，当心律失常发生后，脑血流量进一步减少，更加重了脑缺血的症状，患者往往出现晕厥、抽搐、昏迷，甚至出现一过性或永久性脑损害征象，如失语、失明、瘫痪等。

当心律失常发生时，肾血流量发生不同程度的减少。多发性房性或室性期前收缩，肾血流量减少8%～10%；房性阵发性心动过速时肾血流量减少约18%；室性阵发性心动过速时肾血流量减少约60%；快速房颤时，肾血流量减少约20%；如果发生严重的心律失常，肾血流量进一步减少，可能有利于保护其他重要器官。由于肾血流量的减少，患者可出现少尿、蛋白尿、氮质血症，甚至导致肾功能衰竭。

各种心律失常均可引起心脏冠状动脉血流量的减少。经测定房性期前收缩使冠状动脉血流量减少约5%；室性期前收缩使冠状动脉血流量减少约12%；频发室性期前收缩使冠状动脉血流量减少约25%；房性阵发性心动过速使冠状动脉血流量减少约35%；室性阵发性心动过速使冠状动脉血流量减少达60%；冠状动脉正常的人，可以耐受快速的心律失常所引起的冠状动脉血流量的降低，而不发生心肌缺血。如果冠状动脉原来有硬化、狭窄时，即使轻度的心律失常也会发生心肌缺血，甚至心力衰竭。因此，这类患者常出现心绞痛、气短、肺水肿、心力衰竭的症状。

（二）诊断

1. 病史　详细的病史可对诊断提供有用的线索，尤其对病因诊断意义更大。

2. 体检　听心音、测心率，对心脏的体征做细致检查，有助于诊断。

3. 心电图　是最重要的诊查技术。判断心电图的要点：

（1）节律是否规则，速率正常、过快或过慢。

（2）P波的形态和时限是否正常。

（3）QRS波的形态和时限。

（4）PR间期的速率和节律性。

（5）ST段正常、下降或抬高。

（6）T波向上或向下。

4. 其他辅助检查　动态心电图、运动试验、食管心电图描记、临床电生理检查等。

### 四、治疗

心律失常的治疗应包括发作时治疗与预防发作。除病因治疗外，尚可分为药物治疗和非药物治疗两方面。

#### （一）病因治疗

病因治疗包括纠正心脏病理改变、调整异常病理生理功能（如冠脉动态狭窄、泵功能不全、自主神经张力改变等），以及去除导致心律失常发作的其他诱因（如电解质失调、药物不良反应等）。

#### （二）药物治疗

药物治疗缓慢心律失常一般选用增强心肌自律性和／或加速传导的药物，如拟交感神经药（异丙-肾上腺素等）、迷走神经抑制药物（阿托品）或碱化剂（乳酸钠或碳酸氢钠）。治疗快速心律失常则选用减慢传导和延长不应期的药物，如迷走神经兴奋剂（新的明、洋地黄制剂）、拟交感神经药间接兴奋迷走神经（甲氧明、去氧肾上腺素）或抗心律失常药物。

目前临床应用的抗心律失常药物已有数10种，常按药物对心肌细胞动作电位的作用来分类。Ⅰ类药抑制0相除极，曾被称为膜抑制剂，按抑制程度强弱及对不应期和传导速度的不同影响，再分为Ⅰa、Ⅰb和Ⅰc亚类，分别以奎尼丁、利多卡因和恩卡尼作为代表性药物。Ⅱ类为肾上腺素能β受体阻滞剂；Ⅲ类延长动作电位时限和不应期，以胺碘酮为代表性药物；Ⅳ类为钙内流阻滞剂，以维拉帕米为代表性药物。

抗心律失常药物治疗不破坏致心律失常的病理组织，仅使病变区内心肌细胞电生理性能如传导速度和／或不应期长短有所改变，长期服用均有不同程度的不良反应，严重的可引起室性心律失常或心脏传导阻滞而致命。因而临床应用时宜严格掌握适应证，并熟悉几种常用抗心律失常药物的作用，包括半衰期、吸收、分解、排泄、活性代谢产物、剂量和不良反应。

#### （三）非药物治疗

非药物治疗包括机械方法兴奋迷走神经、心脏起搏器、电复律、电除颤、体内自动电除颤器、射频消融和冷冻或激光消融以及手术治疗等。反射性兴奋迷走神经的方法有压迫眼球、按摩颈动脉窦、捏鼻用力呼气和屏住气等。心脏起搏器多用于治疗缓慢心律失常，以低能量电流按预定频率有规律地刺激心房或心室，维持心脏活动；亦用于治疗折返性快速心律失常和心室颤动，通过程序控制的单个或连续快速电刺激中止折返形成。直流电复律和电除颤分别用于终止异位性快速心律失常发作和心室颤动，用高压直流电短暂经胸壁作用或直接作用于心脏，使正常和异常起搏点同时除极，恢复窦房结的最高起搏点。为了保证安全，利用患者心电图上的R波触发放电，避开易损期除极发生心室颤动的可能，称为同步直流电复律，适用于心房扑动、心房颤动、室性和室上性心动过速的转复。治疗心室扑动和心室颤动时则用非同步直流电除颤。电除颤和电复律疗效迅速、可靠而安全，是快速终止上述快速心律失常的主要治疗方法，但并无预防发作的作用。

## 五、护理措施

### （一）病情观察

1. 心律　当心电图或心电示波监护中发现以下任何一种心律失常，应及时与医师联系，并准备急救处理。

（1）频发室性期前收缩（每分钟5次以上）或室性期前收缩呈二联律。

（2）连续出现两个以上多源性室性期前收缩或反复发作的短阵室上性心动过速。

（3）室性期前收缩落在前一搏动的T波之上（RonT现象）。

（4）心室颤动或不同程度房室传导阻滞。

2. 心率　当听心率、测脉搏1分钟以上发现心音、脉搏消失，心率低于40次／分钟或心率大于160次／分钟的情况时应及时报告医师并做出及时处理。

3. 血压　如患者血压低于80mmHg（10.6kPa），脉压小于20mmHg（2.7kPa），面色苍白，脉搏细速，出冷汗，神志不清，四肢厥冷，尿量减少，应立即进行抗休克处理。

4. 阿–斯综合征　患者意识丧失，昏迷或抽搐，此时大动脉搏动消失，心音消失，血压测不到，呼吸停止或发绀，瞳孔放大。

5. 心脏骤停　突然意识丧失、昏迷或抽搐，此时大动脉搏动消失，心音消失，血压为0，呼吸停止或发绀，瞳孔放大。

6. 听诊的应用　利用听诊器可以对下列心律失常做出诊断：

（1）窦性心律不齐、窦性心动过速、窦性心动过缓。

（2）期前收缩：根据患者期前收缩的心音强弱及其后的间歇时间的长短，来判定期前收缩是房性或是室性。

（3）心房颤动和心房扑动：根据心音强弱不一，节律不齐可以诊断房颤。

但是，利用听诊器判断心律失常仍有它的局限性，在临床上有些心律失常是无法用听诊器发现的，如预激综合征、Ⅰ度房室传导阻滞、室内传导阻滞等。对于期前收缩，用听诊器也很难诊断其起源和性质。

### （二）对症处理

1. 阿–斯综合征抢救配合

（1）可叩击心前区或进行胸外心脏按压，通知医师，并备齐各种抢救药物及用品。

（2）静脉推注肾上腺素或阿托品等药物。

（3）心室颤动时积极配合医师做电击除颤，或安装人工心脏起搏器。

2. 心脏骤停抢救配合。

（三）一般护理

1. 休息　对于偶发、无器质性心脏病的心律失常，不需卧床休息，注意劳逸结合，对有血流动力学改变的轻度心律失常患者应适当休息，避免劳累。严重心律失常者应卧床休息，直至病情好转后再逐渐起床活动。

2. 生活方式　压力过大常可引起患者心率增快，并触发某种心律失常。放松疗法有助于预防或控制压力引起的心律失常。运动、沉思及瑜伽功等有助于调节自主神经张力。由于香烟中的尼古丁也可以导致心律失常，故应积极戒烟。限制摄入咖啡等其他刺激性饮料，它们可使心率加快。

3. 营养及饮食　无机钙、镁和钾在调节心脏活动中起了关键性作用。当机体缺乏这些物质时，就会出现心律失常（但是过量也会引发一些问题，特别是钙）。静脉内使用镁剂可以纠正心动过速及其他一些心律失常。可以从坚果、蚕豆、大豆、麸糠、深绿叶蔬菜和鱼中获得镁。许多水果和蔬菜中含有钾。注意摄取太多的盐类和饱和脂肪会耗尽肌体的镁、钾储备；同样使用大量的利尿剂或泻药，也可造成低钾、低镁。

4. 药疗护理　根据不同抗心律失常药物的作用及不良反应，给予相应的护理，如利多卡因可致头晕、嗜睡、视力模糊、抽搐和呼吸抑制，因此静脉注射累积不宜超过300 mg／2h；普罗帕酮易致恶心、口干、头痛等，故宜饭后服用；奎尼丁可出现神经系统方面改变，同时可致血压下降、QRS波增宽，QT间期延长，故给药时须定期测心电图、血压、心率，若血压下降、心率慢或不规则应暂时停药。

（四）简便疗法

1. 面部寒冷刺激　海狮潜入冰冷的水下是通过自主神经反射使心率快速减慢，保护自己。人类也有自主神经反射，它对终止偶发的心动过速十分重要。发生心律失常时，将面部浸入冷水中，有可能使心动过速停止。

2. 深呼吸后屏气，可使迷走神经兴奋，也可终止心动过速。

3. 轻压颈部右侧突出的颈动脉（颈动脉窦），有助于中止心动过速。但老年人慎用，颈动脉窦过敏者禁用，有时可致心脏停搏。

4. 对于室上性心律失常，可试用"迷走神经兴奋法"治疗。坐下向前弯腰，然后屏住呼吸做吹气动作，像吹气球一样。

总之，作为护士应该知道患者所患的是什么病，容易发生的是哪一种心律失常，有什么预防和治疗方法。这样才能在患者出现病情变化时，做出准确的抢救护理，从而提高抢救的成功率。

# 第四节　高血压危象

在急诊工作中，常常会遇到一些血压突然和显著升高的患者，伴有症状或有心、脑、肾等靶器官的急性损害，如不立即进行降压治疗，将产生严重并发症或危及患者生命，称为高血压危象。其发病率占高血压患者的1%~5%。

## 一、概述

以往的文献和教科书中有关高血压患者血压急速升高的术语有：高血压急症、高血压危象、高血压脑病、恶性高血压、急进型高血压等。不同的作者所给的定义以及包含的内容有所不同，有些甚至比较混乱。美国高血压预防、检测、评价和治疗的全国联合委员会第七次报告（JNC7）对高血压急症和次急症给出了明确的定义。高血压急症指血压急性快速和显著持续升高同时伴有急性靶器官损害。如果仅有血压显著升高，但不伴靶器官新近或急性功能损害，则定义为高血压次急症。广义的高血压危象包括高血压急症和次急症；狭义的高血压危象等同于高血压急症。

值得注意的是，高血压急症与高血压次急症均可并发慢性器官损害，但区别两者的唯一标准是有无新近发生的或急性进行性的严重靶器官损害。高血压水平的绝对值不构成区别两者的标准，因为血压水平的高低与是否伴有急性靶器官损害或损害的程度并非成正比。例如，孕妇的血压在210／120mmHg（28.0／16.0kPa）可能会并发子痫，而慢性高血压患者血压高达220／140mmHg（29.3／18.7kPa）可能无明显症状，前者隶属于高血压急症，而后者则被视为高血压次急症。临床上，有些高血压急症患者可能过去已经有高血压（原发性或继发性），而有些患者可能首次就诊才发现高血压。

## 二、病因与发病机制

### （一）病因

高血压急症的病因临床上主要包括：①急性脑血管病：脑出血、脑动脉血栓形成、脑栓塞、蛛网膜下腔出血等；②主动脉夹层动脉瘤；③急性左心衰竭伴肺水肿；④急性冠状动脉综合征（不稳定心绞痛、急性心肌梗死）；⑤先兆子痫、子痫；⑥急性肾衰竭；⑦微血管病性溶血性贫血。

高血压次急症的病因临床上主要包括：①高血压病3级（极高危）；②嗜铬细胞瘤；③降压药物骤停综合征；④严重烧伤性高血压；⑤神经源性高血压；⑥药物性高血压；⑦围术期高血压。

（二）促发因素

高血压危象的促发因素很多，最常见的是在长期原发性高血压患者中血压突然升高，占40%～70%。另外，25%～55%的高血压危象患者有可查明原因的继发性高血压，肾实质病变占其中的80%。高血压危象的继发性原因主要包括：

1. 肾实质病变　原发性肾小球肾炎、慢性肾盂肾炎、间质性肾炎。
2. 涉及肾脏的全身系统疾病　系统性红斑狼疮、系统性硬皮病、血管炎。
3. 肾血管病　结节性多动脉炎、肾动脉粥样硬化。
4. 内分泌疾病　嗜铬细胞瘤、库兴综合征、原发性醛固酮增多症。
5. 药品　可卡因、苯异丙胺、环孢素、可乐定、苯环利定。
6. 主动脉狭窄。
7. 子痫和先兆子痫。

（三）发病机制

各种高血压危象的发病机制不尽相同，某些机制尚未完全阐明，但与下列因素有关。

1. 交感神经张力亢进和缩血管活性物质增加　在各种应激因素（如严重精神创伤、情绪过于激动等）作用下，交感神经张力、血液中血管收缩活性物质（如肾素、血管紧张素Ⅱ等）大量增加，诱发短期内血压急剧升高。

2. 局部或全身小动脉痉挛

（1）脑及脑细小动脉持久性或强烈痉挛导致脑血管继之发生"强迫性"扩张，结果脑血管过度灌注，毛细血管通透性增加，引起脑水肿和颅内高压，诱发高血压脑病。

（2）冠状动脉持久性或强烈痉挛导致心肌明显缺血、损伤甚至坏死等，诱发急性冠脉综合征。

（3）肾动脉持久性或强烈收缩导致肾脏缺血性改变、肾小球内高压力等，诱发肾衰竭。

（4）视网膜动脉持久性或强烈痉挛导致视网膜内层组织变性坏死和血-视网膜屏障破裂，诱发视网膜出血、渗出和视神经盘水肿。

（5）全身小动脉痉挛导致压力性多尿和循环血容量减少，反射性引起缩血管活性物质进一步增加，形成病理性恶性循环，加剧血管内膜损伤和血小板聚集，最终诱发心、脑、肾等重要脏器缺血和高血压危象。

3. 脑动脉粥样硬化　高血压促成脑动脉粥样硬化后，斑块或血栓破碎脱落易形成栓子，微血管瘤形成后易于破裂，斑块和／或表面血栓形成增大，最终致动脉闭塞。在血压增高、血流改变、颈椎压迫、心律不齐等因素作用下易发生急性脑血管病。

4. 其他引起高血压危象的相关因素　尚有神经反射异常（如神经源性高血压危象等）、内分泌激素水平异常（如嗜铬细胞瘤高血压危象等）、心血管受体功能异常（如降压药物骤停综合征等）、细胞膜离子转移功能异常（如烧伤后高血压危象等）、肾素–血管紧张素–醛固酮系统的过度激活（如高血压伴急性肺水肿等）。此外，内源性生物活性肽、血浆敏感因子（如甲状旁腺高血压因子、红细胞高血压因子等）、胰岛素抵抗、一氧化氮合成和释放不足、原癌基因表达增加以及遗传性升压因子等均在引起高血压急症中起一定作用。

### 三、诊断

接诊严重的高血压患者后，病史询问和体格检查应简单而有重点，目的是尽快鉴别高血压急症和次急症。应询问高血压病史、用药情况、有无其他心脑血管疾病或肾脏疾病史等。除测量血压外，应仔细检查心血管系统、眼底和神经系统，了解靶器官损害程度，评估有无继发性高血压。如果怀疑继发性高血压，应在治疗开始前留取血液和尿液标本。实验室检查至少应包括心电图和尿常规。

高血压急症患者通常血压很高，收缩压>210mmHg（28.0kPa）或舒张压>140mmHg（18.7kPa）。但是，鉴别诊断的关键因素通常是靶器官损害，而不是血压水平。妊娠妇女或既往血压正常者血压突然增高、伴有急性靶器官损害时，即使血压测量值没有达到上述水平，仍应视为高血压急症。

单纯血压很高，没有症状和靶器官急性或进行性损害证据的慢性高血压患者（其中可能有一部分为假性高血压患者），以及因为疼痛、紧张、焦虑等因素导致血压进一步增高的慢性高血压患者，通常不需要按高血压急症处理。

### 四、治疗

治疗的选择应根据对患者的综合评价诊断而定，靶器官的损害程度决定血压下降到何种安全水平以限制靶器官的损害。

#### （一）一般处理

高血压急症应住院治疗，重症应收入CCU（ICU）病房。酌情使用有效的镇静药以消除患者恐惧心理。在严密监测血压、尿量和生命体征的情况下，视临床情况的不同，应用短效静脉降压药物。定期采血监测内环境情况，注意水、电解质、酸碱平衡情况，肝、肾功能，有无糖尿病，心肌酶是否增高等，计算单位时间的出入量。降压过程中应严密观察靶器官功能状况，如神经系统的症状和体征，胸痛是否加重等。勤测血压（每隔15~30分钟），如仍然高于180/120mmHg（24.0~16.0kPa），应同时口服降压药物。

#### （二）降压目标

近年来，随着对自动调节阈的理解，临床上得以能够正确的把握高血压急症的降压幅度。尽管血压有显著的可变性，但血压的自动调节功能可维持流向生命器官（脑、心、肾）的血流在很小的范围内波动。例如，当平均动脉压低到60mmHg（8.0kPa）或高达120mmHg（16.0kPa），脑血流量可被调节在正常压力范围内。然而，在慢性高血压患者，其自动调节的下限可以上升到平均动脉压的100～120mmHg（13.3～16.0kPa），高限可达150～160mmHg（20.0～21.3kPa），这个范围称为自动调节阈。达到自动调节阈低限时发生低灌注，达到高限则发生高灌注。与慢性高血压类似，老年患者和伴有脑血管疾病的患者自动调节功能也受到损害，其自动调节阈的平均低限大约比休息时平均动脉血压低20%～25%。对高血压急症患者最初的治疗可以将平均动脉血压谨慎地下降20%的建议就是由此而来。

降压目标不是使血压正常，而是渐进地将血压调控至不太高的水平，最大限度地防止或减轻心、脑、肾等靶器官损害。在正常情况下，尽管血压经常波动［平均动脉压60～150mmHg（8.0～20.0kPa）］，但心、脑、肾的动脉血流能够保持相对恒定。慢性血压升高时，这种自动调节作用仍然存在。但调节范围上移，血压对血流的曲线右移，以便耐受较高水平的血压，维持各脏器的血流。当血压上升超过自动调节阈值之上时，便发生器官损伤。阈值的调节对治疗非常有用。突然的血压下降，会导致器官灌注不足。在高血压危象中，这种突然的血压下降，在病理上会导致脑水肿以及中小动脉的急慢性炎症甚至坏死。患者会出现急性肾衰、心肌缺血及脑血管事件，对患者有害无益。对正常血压者和无并发症的高血压患者的脑血流的研究显示，脑血流自动调节的下限大约比休息时平均动脉压低20%～25%。因此，初始阶段（几分钟到2小时内）平均动脉压的降低幅度不应超过治疗前水平的20%～25%。平均动脉压在最初30～60分钟内下降到110～115mmHg（14.7～15.3kPa），假如患者能很好耐受，且病情稳定，超过24小时后再把血压降至正常。无明显靶器官损害患者应在24～48小时内将血压降至目标值。

上述原则不适用于急性缺血性脑卒中的患者。因为这些患者的颅内压增高、小动脉收缩、脑血流量减少，此时机体需要依靠平均动脉压的增高来维持脑的血液灌注。此时若进行降压治疗、特别是降压过度时，可导致脑灌注不足，甚至引起脑梗死。因此一般不主张对急性脑卒中患者采用积极的降压治疗。关于急性出血性脑卒中并发严重高血压的治疗方案目前仍有争论，但一般认为平均动脉压>130mmHg（17.3kPa）时应该使用经静脉降压药物。

（三）处理原则

高血压次急症不伴有严重的靶器官损害，不需要特别的处理，可以口服抗高血压药物而不需要住院治疗。

高血压急症在临床上表现形式不同，治疗的药物和处理方法也有差异。高血压急症伴有心肌缺血、心肌梗死、肺水肿时，如果血压持续升高，可导致左室壁张力增加，左室舒张末容积增加，射血分数降低，同时心肌耗氧量增加。此时宜选用硝普钠或硝酸甘油以迅速降低血压，心力衰竭亦常在血压被控制的同时得到控制。此时若加用利尿剂或阿片类药物，可增强其降压效果，也可以两种药物联合应用。此外，开通病变血管也是非常重要的。此类患者，血压的目标值是使其收缩压下降10%～15%。

148

高血压急症伴有神经系统急症是最难处理的。高血压脑病是排除性诊断。需排除出血性和缺血性脑卒中及蛛网膜下腔出血。以上各种情况的处理是不同的。

1. 脑出血 在脑出血急性期，如果收缩压大于210mmHg（28.0kPa），舒张压大于110mmHg（14.7kPa）时方可考虑应用降压药物，可选拉贝洛尔、尼卡地平，但要避免血压下降幅度过大，一般降低幅度为用药前血压20%～30%为宜，同时应脱水治疗降低颅内压。

2. 缺血性脑卒中 一般当舒张压大于130mmHg（17.3kPa）时，方可小心将血压降至110mmHg（14.7kPa），一般选用硝普钠、尼卡地平、酚妥拉明。

3. 蛛网膜下腔出血 首选降压药物以不影响患者意识和脑血流灌注为原则，可选尼卡地平，因为尼卡地平具有抗缺血的作用。蛛网膜下腔出血首期降压目标值在25%以内，对于平时血压正常的患者维持收缩压在130～160mmHg（17.3～21.3kPa）之间。

4. 高血压脑病 目前主张选用尼卡地平、酚妥拉明、卡托普利或拉贝洛尔。高血压脑病的血压值要比急性缺血性脑卒中要低。高血压脑病平均压在2～3小时内降低20%～30%。

高血压急症伴肾脏损害是非常常见的。有的患者尽管血压很低，但伴随着血压的升高，肾脏的损害也存在。尿中出现蛋白、红细胞、血尿素氮和肌酐升高，都具有诊断意义。非诺多泮是首选。它没有毒性代谢产物并可改善肾脏功能。高血压急症伴肾脏损害要在1～12小时内使平均动脉压下降20%～25%，平均动脉压在第1小时下降10%，紧接2小时下降10%～15%。

高血压急症伴主动脉夹层需特殊处理。高血压是急性主动脉夹层形成的重要易患因素，此症死亡率极高（90%），因而降压治疗必须迅速实施，以防止主动脉夹层的进一步扩展。治疗时，在保证脏器足够灌注的前提下，应使血压维持在尽可能低的水平。首先静脉给药的β阻滞剂如艾司洛尔或美托洛尔，它可以减少夹层的发展，同时给予尼卡地平或硝普钠，其目标血压比其他急症低许多。高血压伴主动脉夹层首期降压目标值将血压降至理想水平，在30分钟内使收缩压低于120mmHg（16.0kPa）。药物治疗只是暂时的，最终需要外科手术。但也有部分主动脉夹层的患者需长期用药物维持。

儿茶酚胺诱发的高血压危象，此症的特点是β肾上腺素张力突然升高。这类患者通常由于突然撤掉抗高血压药物造成。如撤除可乐定后反弹性血压升高；摄入拟交感类药物并发的高血压及嗜铬细胞瘤等。由于儿茶酚胺升高导致的高血压急症，最好用α受体阻滞剂，如酚妥拉明，其次要加用β受体阻滞剂。

怀孕期间的高血压急症，处理起来要非常谨慎和小心。硫酸镁、尼卡地平及肼屈嗪是比较好的选择。在美国，口服硝苯地平和β受体阻滞剂是次要的选择。妊娠高血压综合征伴先兆子痫使收缩压低于90mmHg（12.0kPa）。

围术期高血压处理的关键是要判断产生血压高的原因并去除诱因，去除诱因后血压仍高者，要降压处理。围术期的高血压的原因，是由于原发性高血压、焦虑和紧张、手术刺激、气管导管拔管、创口的疼痛等造成。手术前，降压药物应维持到手术前1d或手术日晨，长效制剂降压药宜改成短效制剂，以便麻醉管理。对于术前血压高的患者，麻醉前含服硝酸甘油、硝苯地平，也可用艾司洛尔300～500ug／kg静注，随后25～100μg／（kg·min）静点，或者用乌拉地尔首剂12.5～25.0mg，3～5分钟，随后5～40mg／h静点。拔管前可用尼卡地平或艾司洛尔，剂量同前。

侧颈动脉高度狭窄的患者可能不宜降压治疗。近来的研究表明，对双侧颈动脉至少狭窄70%的患者，脑卒中危险随血压下降而增加。阻塞到这种程度的患者通常已损害了脑灌注，此时血液要通过狭窄的颈动脉口可能依赖相对较高的血压。国外有学者通过对8000多名近期脑卒中或暂时性局部缺血发作（transient ischemic attack，TIA）患者的研究，证实颈动脉狭窄的脑卒中或TIA患者，脑卒中危险与血压直接相关；对颈动脉疾病发病率低的脑卒中或TIA患者，这一线性关系更加明显。单侧颈动脉狭窄没有改变血压和脑卒中危险之间的直接关系，而双侧颈动脉高度狭窄却逆转了这一关系。在颈动脉内膜切除术后这种反向关系消失。这些结果表明对双侧颈动脉高度狭窄的患者，降血压治疗可能不太合适。

因此，尽管逐渐降低血压是脑卒中二级预防的关键，但更应通盘考虑这个问题，如还有脑循环的异常和其他危险因素，而不只是血压。

### 五、护理措施

#### （一）病情观察

1. 如发现患者血压急剧升高，同时出现头痛、呕吐等症状时，应考虑发生高血压危象的可能，立即通知医师并让患者卧床、吸氧，同时准备快速降压药物、脱水剂等，如患者抽搐、躁动，则应注意安全。

2. 对有心、脑、肾并发症患者应严密观察血压波动情况，详细记录出入液量，对高血压危象患者监测其心率、呼吸、血压、神志等。

#### （二）急救护理

1. 此类患者往往有精神紧张，烦躁不安，应将患者安置在安静的病室中，减少探视，耐心做好患者的解释工作，消除紧张及恐惧心理，必要时给予镇静止痛药物。

2. 给予低钠饮食，适当补充钾盐，不宜过饱，积极消除诱发危象发生的各种诱因，防止危象反复发作。

3. 迅速降低血压，选用药物为作用快、维持时间短，将血压降至160／100mmHg（21.3／13.3kPa）为宜，降压过快过多会影响脑及肾脏的血供。

4. 同时要控制抽搐、降低颅内压、减轻脑水肿，预防肾功能不全。

5. 根据不同类型高血压急症，予以相应的护理。

# 第五节　心脏骤停与心肺脑复苏

心跳、呼吸骤停的原因大致可分三类：意外伤害、致命疾病和不明原因。如果心跳停止在先称为心脏骤停；因为心脏骤停发生的即刻心电表现绝大多数为心室纤颤，故称为室颤性心脏停搏；继发于呼吸停止的心脏停搏称为窒息性心脏停搏。

心脏停搏即刻有四种心电表现：室颤（ventricular fibrillation，VF），无脉搏室速（ventricular tachycardia，VT），无脉搏电活动（pulseless electrical activity，PEA）和心电静止。及时、有效的基础生命支持（basic life support，BLS）和高级心血管生命支持（advanced life support，ACLS）使得心脏停搏的患者有希望再度存活。ACLS的基础是高质量的BLS，从现场目击者高质量的心肺复苏术（cardiopulmonary resuscitation，CPR）开始，对于室颤和无脉搏室速，应在几分钟内给予电除颤。对于有目击的室颤，目击者CPR和早期除颤能明显增加患者的出院生存率。

心肺脑复苏（cardiopulmonary cerebral resuscitation，CPCR）是对心脏停搏所致的全身血循环中断、呼吸停止、意识丧失等所采取的旨在恢复生命活动的一系列及时、规范、有效急救措施的总称。早年所谓的复苏主要指CPR，即以人工呼吸、心脏按压等针对呼吸、心搏停止所采取的抢救措施。20世纪70年代始强调CPR时要考虑到脑，现代观点认为脑是复苏的关键器官，因为即使CPR成功，但如果脑发生不可逆损伤亦不能称之为完全复苏。现代心肺复苏技术起始于1958年

Safar发明了口对口人工呼吸法，经实验证实此法简便易行，可产生较大的潮气量，被确定为呼吸复苏的首选方法。1960年Kouwenhoven等发表了第一篇有关心外按压的文章，被称为心肺复苏的里程碑。二者与1956年Zoll提出的体外电除颤法构成了现代复苏的三大要素。熟练掌握这些复苏基本技术是急诊医护人员的必备技能。

近十几年来，人们先后制定了许多心肺复苏方面的文件，在这方面，了解其内涵，对指导临床非常重要。其中心肺复苏指南强调的是方向，给临床应用有很大的灵活性，与"标准"的内涵明显不同。其次，心肺复苏指南突出的特征是以循证医学为准则，强调引用文献来源的合法权威性。心肺复苏指南的更改和确定原则，也兼顾了对将来可能的影响作用，如安全性、价格、有效性和可操作性等。

## 一、现场识别与救治

心脏停搏后，体循环几乎立即停止，数秒钟内意识丧失，意识丧失前后多有抽搐、青紫、口吐白沫等表现，称为心源性脑缺血综合征；十余秒钟后出现叹息样呼吸，30～60秒内呼吸停止。如果呼吸突然停止，一般在数分钟后意识丧失，心跳停止。无意

识、无脉搏、无自主呼吸是心跳呼吸骤停的主要识别标志。

现场心肺复苏中的主要救治手段被浓缩为ABCD四个步骤，即开通气道（airway）、人工呼吸（breathing）、人工循环（circulation）、除颤（defibralation），其中穿插着生命体征的评估，主要包括：神志是否清楚？气道是否通畅？有无自主呼吸？有无自主循环？

1. 评估意识　现场目击者发现有人倒地，首先确认现场是否安全（应设法将其转移到安全环境中），接着检查患者有无反应，拍其双侧肩膀并大声问："你怎么样？你听得见吗"，最好呼其姓名。如果患者无反应或者受伤需医疗救助，立即呼救，拨打急救电话，如120，可以叫附近的人帮助，然后尽快返回继续查看患者的病情。

2. 呼叫并启动急诊医疗服务体系（emergency medical service system，EMS）　目击者参与援助患者就成为现场救援者。如果一名救援者发现一个无反应的成人，首先通知EMS，如果现场附近有自动体外除颤仪（automated external defibrillator，AED）应立即取来，开始CPR或除颤；有2名或更多救援者在场，其中一人开始CPR，另一人通知EMS，并取AED。

应根据可能的原因选择最合适的救助行动。如果判断原因可能为心源性，立即拨打急救电话，然后开始CPR和除颤。如果判断为溺水者或其他原因的窒息（原发性呼吸系统疾病），应当在打电话通知EMS系统前先给予5个周期（约2分钟）的CPR。

3. 开通气道，检查呼吸　专业指南推荐目击者用仰头举颏法开通气道，不推荐抬颈或推举下颌的方法，因可能引起脊柱移位。对于医务人员也推荐仰头举颏法开通气道。

医务人员怀疑患者有颈椎损伤时，可使用推举下颌的方法开通气道。为了保证CPR过程中气道的开放，如果推举下颌不能有效开通气道，则仍然使用仰头举颏法。

在检查通气环节中，当气道开通后，可以通过看、听、感觉呼吸，如果为业余救援者不能确定是否有正常呼吸或虽为专业人员但10秒内不能确定是否有呼吸，则立即给2次人工呼吸。如果为业余救援者不愿也不会人工呼吸，可以立即开始胸部按压。实际操作过程中经常无法判断患者是否存在正常呼吸。

对逐渐减慢的叹息样呼吸应判断为无效呼吸，立即给予人工呼吸。CPR的培训应强调如何识别叹息样呼吸，指导救援者立即实施人工呼吸和CPR。

4. 进行人工呼吸　现场的CPR操作中，口对口人工呼吸是主要的人工通气方式。推荐每次吹气1秒以上，为的是均匀、缓和通气。施救者应采用正常吸气后吹气而非深吸气后吹气；如有条件，可以用口对屏障过滤器呼吸、口对鼻和口对造瘘口通气。更好的方法是使用气囊面罩通气，每次通气历时1秒以上，提供足够的潮气量使胸廓起伏。没有气管插管的患者，每当给予30次胸部按压后给2次呼吸，每次吸气持续1秒。

气道开放（气管插管）后的通气方法：建议在2名急救者实施CPR的过程中，对已开放气道的患者，不再进行周期性CPR（即中断胸部按压进行通气）。相反，按压者不间断地行胸部按压100次／分，通气者每分钟8～10次呼吸。特别强调限制潮气量及呼吸频率，防止过度通气。建议2名急救者大约每2分钟交换1次以防按压者过度疲劳，影响按压质量。

目前认为胸部按压的重要性超过了人工呼吸，为此，新指南给出了以下建议：

（1）在室颤性心脏猝死的最初几分钟内，人工呼吸可能不如胸部按压重要，因为此时血液中的氧浓度还是很高。在心脏性猝死的早期，心肌及脑的氧供减少主要是由于血流减少（心排血量）而不是血液中氧下降。在CPR过程中，胸部按压提供血流，急救者应保证提供有效的胸部按压，尽量减少中断。

（2）当CPR开始几分钟后血氧不断被利用时，通气和胸部按压对延长室颤性猝死患者的生命同样很重要。对窒息性死亡的患者，如儿童或溺水者，人工呼吸更为重要，因为其心脏骤停时血氧已经很低。

（3）在CPR过程中，肺血流量锐减，所以在较低潮气量和呼吸频率的情况下，仍能维持足够的通气血流比值。急救者不应给予过度通气（呼吸次数太多或呼吸量太大），过度通气既无必要甚至有害，因为它增加胸腔内压，减少静脉血回流入心脏，减少心排血量和生存率。

（4）应尽量避免幅度过大和过于用力地人工呼吸，因其可引起胃部膨胀，产生并发症。以下要点用于指导人工呼吸：每次呼吸持续1秒以上；保证足够潮气量使胸廓产生起伏；避免快速、用力吹气；建立人工气道后，2人CPR，每分钟8～10次通气，不要尝试通气和胸部按压同步，不要为了通气而中断胸部按压。

（5）在成人CPR过程中，推荐潮气量500～600mL（6～7mL／kg）。

5. 检查脉搏（仅对医务人员）　救援者如果是医务人员，应该检查脉搏（目前的专业指南不推荐非医务人员目击者检查脉搏）。如果在10秒内未触到脉搏，立即给予胸外按压。可以根据其他循环体征如叹息样呼吸、无咳嗽反应、无活动反应判断循环停止。为了简化心肺复苏训练，应指导救援者掌握一旦患者无呼吸、无反应就表明心脏骤停。

如果无呼吸但有脉搏，应给予单纯人工呼吸（仅对医务人员）。专业指南建议人工呼吸10～12次／分，或每5～6秒一次呼吸。给予人工呼吸时，约每2分钟重新评价脉搏，但每次花费的时间不要超过10秒。

6. 胸部按压　胸部按压技术是现代心肺复苏技术的核心。胸部按压通过改变胸腔压力和直接按压心脏产生一定的动脉血压，从而产生一定量的脑和冠状动脉血流。

胸部按压的操作要点如下：

（1）患者平卧于硬的平面上。

（2）操作者以垂直向下的力量按压。

（3）按压部位：胸骨下半段。

（4）按压频率：100次／分。

（5）按压深度：4～5cm。

（6）按压–通气比例：成人CPR 30∶2，婴儿和儿童在2名熟练急救者操作时可采用15∶2的比例。

（7）完成气管插管后的按压与通气：如有2名急救者，不再进行周期性CPR（即中断胸部按压进行通气），按压者持续100次／分的胸按压，不需停顿进行通气，通气者提供8～10次／分的呼吸。

（8）按压者的替换：如果有2名或以上急救者，每2分钟替换一次，并努力在5秒内完成替换。

（9）尽可能不间断按压：每5个30∶2CPR后确认生命体征和心律的时间一次不应超过10秒；特殊情况如气管插管或除颤等操作，一次中断时间亦不应超过10秒。

指南强烈推荐在CPR过程中不要搬动患者，除非患者在危险的环境或受伤患者需要手术干预。在患者被发现的地方复苏并尽量减少中断，这种CPR更好。

## 二、口对口人工呼吸

口对口人工呼吸是一种快速有效的向肺部供氧措施。但需明确口对口人工呼吸只是一个临时措施，因为吸入氧的浓度只有17%，对于长时间的心肺复苏，这远达不到足够动脉血氧合的标准。因此，当初始处理未能获得自主呼吸时，应给予面罩给氧或气管插管以获足够的氧气供应。另外气管内插管还可提供一条给药途径，尤其是在静脉通路未建立时更有价值。

### （一）注意事项

1. 如果吹气过多或过快，吹入的压力高于食管；且由于气流在气管内的文氏效应，故产生一种使气管壁向内的作用力，这种力促使毗邻的食管张开；二者综合作用，使气流冲开食管，引起腹部胀气。

2. 通气良好的指标是有胸部的扩张和听到呼气的声音。

3. 若感到吹气不畅，应重新调整头部及下颌的位置；若仍不畅通，应考虑有无其他原因的气道阻塞。

4. 规定有效吹气2次即可。还应注意逐渐增强吹气压力，防止发生腹胀。

5. 吹气后，施术者头应转向患者胸部方向，观察患者的呼吸情况，并防止施术者吸入患者呼出的含高二氧化碳的气体。

6. 口对口呼吸时不能太用力，以免造成牙龈出血。

### （二）通气生理

在没有气管插管的情况下，口对口呼吸或面罩通气使气流在胃和肺内的分布，取决于食管开放压和肺胸顺应性。由于肺胸顺应性下降，为避免胃膨胀，必须保持低的吸气气道压，气道压增加主要是由于舌和会厌组织所致的部分气道梗阻。较长的吸气时间可保证较大潮气量和低的吸气气道压。为保证成人潮气量达0.8～1.2升，吸气常需持续1.5~2.0秒。为此，目前强调在基础生命支持时，须在胸外按压的间隙进行缓慢的吹气。压迫环状软骨（Sellick手法）防止胃胀气极为有用。

人工呼吸的效果监测主要是根据动脉血气分析，对于心搏停止的患者过度通气在某种程度上说是必需的，这主要是心搏停止后代谢酸中毒的一种代偿反应。一般来说动脉血pH应当维持在7.30~7.45，由于肺动脉内分流低氧血症是不可避免的，因此复苏患者应吸入100%氧气，短期用高浓度的氧气对人体无明显害处。

动脉血气分析并不能完全反映复苏时组织酸碱平衡和氧供应情况，但对于了解通气情况和肺内气体交换仍是必需的，而混合静脉血气分析和潮气末二氧化碳水平更能反映组织灌注情况，造成这种差别的原因主要是由于复苏时心排出量很低。由于心排出量低，肺的灌注也低，二氧化碳运输至肺也就少，最终导致组织及静脉血中二氧化碳蓄积和酸中毒。此时，动脉血氧分析不能完全反映组织灌注情况，甚至提供错误的信息，并常常掩盖组织缺血的严重程度。

（三）争议

自20世纪60年代以来，主要依据Safar的实用经验，口对口人工呼吸取代了体位复苏、翻转躯体、提放上肢和马背颠簸等古老的通气技术，被推崇为心肺脑标准复苏术的ABC步骤之一。但近来发现其不仅对普及心肺复苏术有负面影响，而且实际作用也受到怀疑。

1. 即使经过良好的复苏训练，也很难达到美国心脏协会标准。一项研究表明：青年医学生129人按美国心脏协会标准进行心脏按压，只有15人达到80次／分的频率，达到100次／分的则更少，平均为56次／分。如果要兼顾口对口人工呼吸，更会影响有效按压的时间。

2. 口对口人工呼吸对血气的优良作用，均来自麻醉时不中断循环的研究结果，而在心脏骤停循环中断或低循环状态的实际情况可能两样。研究发现急救者吹出的气体含氧量为16.6%~17.8%稍低于空气氧含量（21%），但$CO_2$含量为3.5%~4.1%，大大高于空气$CO_2$含量（0.03%）。吸入高浓度$CO_2$（5%），即使同时吸入高浓度氧气（95%），也明显抑制心脏功能。其次心脏骤停早期的自发性叹气样呼吸对血氧和$CO_2$的影响远优于口对口人工呼吸。单纯胸外按压无需用任何辅助呼吸，亦可引导通气，产生5~7L／min的通气量，在心脏骤停4分钟内仍可维持有效血氧浓度。另外，Berg等对心脏骤停6分钟以上的动物进行比较了单纯胸外按压、胸外按压加辅助呼吸与未做心肺复苏的效果。发现前两者的24小时生存率明显高于后者，但前两者的24小时生存率无显著差异。还有学者对3053例院前心脏骤停者，比较旁观者进行单纯胸外按压、胸外按压加辅助呼吸与未做心肺复苏的效果。发现前两者入院后的复苏成功率分别为15%和16%，无显著统计学差异，但明显优于未做心肺复苏者（6%）。

3. 心脏骤停后消化道括约肌张力下降，气道分泌使阻力迅速增高，加之平卧位肺顺应性降低，口对口人工呼吸很容易使气体进入消化道。有报道人工呼吸时反胃、吸入性肺炎的发生率高达10%～35%。

因此，目前认为除抢救儿童、有过气道病变和气道梗阻的心脏骤停、溺水和呼吸停止等特殊情况外，口对口人工呼吸至少不是早期抢救心脏骤停的关键措施，在单人实施心肺复苏时应不再强求。

### 三、胸外按压

在心肺复苏过程中，有效的人工通气必须与有效的人工循环同时进行，二者缺一不可。胸外心脏按压所产生的心排血量一般只有正常情况下的25%或更少，且这部分搏出的血液大多流向头部，常常能满足脑的需要，至少是在短期内能满足。心肌的灌注则相当差，复苏时的冠状动脉血流低于正常情况下的10%，且心肌灌注不良常常是心律失常的主要原因。心肌灌注不足主要是由于复苏时舒张压过低所致。

胸部按压技术即对胸骨下部分连续的、有节奏的按压。这种按压使胸内压力广泛增大和／或心脏直接受压，导致血液循环。当胸外按压同时进行适当的人工呼吸时，通过按压循环到肺的血液将可能接受足够的氧气来维持生命。

胸部按压时患者必须置于水平仰卧位。这是因为即便按压恰当，到达的脑血流也是减少的。当头抬高于心脏时，脑血流将进一步减少或受限。如患者躺在床上，应最好放一与床同宽的木板于患者身下以避免胸外按压效果的减少。

通过确定胸骨下半部决定手放的位置。可以采用以下方法，抢救者也可以选择确认下部胸骨的其他替换办法。

1. 抢救者的手置于靠近自己一侧的患者肋骨下缘。

2. 手指沿肋下缘向上移动至下胸部中央肋骨与下胸骨相接的切迹处。

3. 一只手的手掌根部置于胸骨的下半部，另一只手叠放于其上以使双手平行。抢救者手掌根部的长轴应放在胸骨的长轴上，这样可维持按压的主要力量作用于胸骨并减少肋骨骨折的概率。

4. 手指可以伸展或者交叉放置，但应保持不挤压胸部。

### （一）正确的按压技术

遵照以下指南完成有效的按压。

1. 肘固定，臂伸直，两肩的位置正对手以使每次胸部按压正直向下作用于胸骨。如果按压不是垂直向下，躯干有旋转的倾向，部分力量可能无效，胸部按压的效果就会减小。

2. 在正常体形的成人，胸骨应该下压近4～5cm。偶遇非常单薄者，较小程度的按压足以产生可摸到的颈动脉或股动脉搏动。对有些人下压胸骨4～5cm可能不够，需稍增加胸骨下压才能产生颈动脉或股动脉的搏动。能产生颈动脉或股动脉可触到的搏动的按压力量能判别最佳胸骨按压。但这只能由2名抢救者完成。单个抢救者应该遵循

4～5cm的胸骨按压方法。

3. 胸部按压压力消除后使血液流入胸部和心脏。在每次按压后必须使压力完全消除，使胸恢复到正常位置。当按压时间为压–放周期的50%时动脉压最大。因此，应鼓励抢救者保持长的按压时间。这在快速率胸部按压（每分钟100次）时比每分钟60次的按压时更容易实现。

4. 双手不应离开胸壁，也不应以任何方式改变位置，否则会失去正确的手位。当然，为了对心肺停止患者的有效复苏，人工呼吸和胸部按压必须联合应用。

（二）胸外按压的影响因素

1. 按压位置　胸外按压是获得最大心排血量的决定因素。有人提出正确的方法是术者跪或站在患者的一侧，双手上下交叉，放在患者胸骨的下半部分。压迫的位置不必太精确，只要把双手放在剑突上方即可。如果压在剑突上有可能造成肝撕裂，并且胸腔挤压的效果不明显。对于不准许将手放在胸骨上的一些患者，放在胸壁的其他部位效果也不错，如左右半胸各放一只手。每次挤压一般应使胸骨下降4～6cm，如方法正确，做起来并不困难。正确的挤压方法是将肘关节伸直，上身向前倾，将身体的重量直接传递到手掌，30～50kg的力量已足够。另外将患者置于比较硬的支持物上（如木板）进行胸外按压比较容易和有效，当然最好还是把患者放在床上进行复苏。

2. 按压频率和压力及速率　胸外按压最合适的速率、压力和频率目前还存在争议。早期的研究结果表明按压频率每分钟在40～120次，血流量无显著变化，但近来的研究却表明在此范围内随着胸外按压频率的增加输出量也增加，但如超过120次／分，冠脉血流量下降，因此目前推荐频率多为80～120次／分。其次，压迫持续的时间也很重要，在较慢的压迫频率时，向下压持续的时间占总时间的50%～60%，较短时间的压迫更能提高心排出量，但是当压迫频率比较快时，这种差别则不明显。

快速冲击性的心外按压，即提高起始阶段的压迫速率，可获得较高的收缩压和舒张压，心脑灌注也增加。另外胸外按压的压力也是很重要的，压力越大心排血量越高。

根据能量守恒定律，胸外按压作用于胸部的能量等于推动血液循环的总能量。前者等于作用力与按压距离的乘积；而作用力又等于加速度和质量的乘积。所以胸外按压时推动血液循环的总能量与按压的加速度、胸部的质量和按压的距离成正比。据此产生了一些新的复苏方法，如主动提拉胸部和背部的吸盘式按压法，加大按压的幅度和距离，强有力的冲击式按压法（提高加速度）等。这些都是依据上述原理发明的复苏手段。

3. 按压／通气比率　胸部按压中断可影响复苏效果，因此，胸部不间断地按压被认为可增加生存率，这在动物实验和临床CPR回顾性研究中均得到证实。在CPR最初几分钟仅胸外按压有效，胸外按压中断常与通气（吹气）有关。有研究证实，15∶2即胸部按压15次、吹气2次可导致过度通气，而过度通气会引起神经系统损伤，胸部也不能完全松弛，对复苏不利。为减少过度通气，也不至于中断胸外按压。故目前在实施CPR

时，将胸外按压与通气比由过去15：2改为30：2，而对婴幼儿则可为15：2。

（三）胸外心脏按压的并发症

1. 骨折　以胸、肋骨骨折最多见，高龄患者几乎不可免。肋骨骨折可发生在任何部位，多见于近侧端，以肋骨与肋软骨交界处最多。一旦一处发生骨折，很快出现第二处、第三处……，最多达15处以上，见于长时间复苏操作或动作粗暴。肋骨骨折本身可能对复苏效果影响不大，可按规定继续做胸外心脏按压。但其骨折端因不断按压刺激胸膜、肺脏甚至心脏，导致气胸、血气胸、心包积液、心包填塞、心房或心室穿破等。肋骨骨折的部位，一般多在第三、四、五肋，以第三肋最多。常见于着力点太高、用力不均匀、老年人。胸骨骨折较少，有人做复苏后尸检19例，胸骨骨折有5例，占24%。

2. 心、肺、大血管损伤　除上述因肋骨骨折外，尸检还见到心包广泛瘀血、心内膜下出血、心肌血肿、食管破裂、气管撕裂、纵隔气肿以及升主动脉或胸腔内大静脉破裂等。复苏后肺水肿也比较多见，与CPR持续时间及心脏复跳时间长短无关。

3. 腹腔脏器损伤。虽然腹腔脏器损伤较少，也不容忽视。肝脏损伤占3%，脾脏占1%，胃肠损伤更少，但引起的大出血却常是很严重的，多因按压位置过低所致。

4. 栓塞　形成栓塞的栓子往往是骨髓栓子或脂肪栓子；在肺的发生率分别为7%和13%；还可能发生在其他部位。然而，发生栓塞者不一定有明显的骨折，却常由肋、胸骨裂缝骨折后，骨髓内容物进入血管引起。

5. 其他损伤　如胸壁创伤、皮下气肿、肾上腺出血、后腹膜出血等。

（四）胸部按压指南

1. 有效胸部按压　是CPR产生血流的基础。

2. 有效胸外按压的频率　为100次／分，按压深度4～5cm，允许按压后胸骨完全回缩，按压和放松时间一致。

3. 尽可能减少胸外按压的停止时间和停止次数。

4. 推荐按压通气比例　为30：2，这是专家们的一致意见，而没有明确的证据。需进一步研究决定最佳按压通气比例，以获得最理想的生存率和神经功能恢复。每分钟实际按压次数决定于按压的频率、次数、开放气道的时间、吹气的时间以及允许自动体外除颤器（automated external defibrillator，AED）分析的时间。

5. 单纯胸外按压CPR　在CPR过程中，维持正常的通气血流比值必须有一定的分钟通气量。虽然最好的CPR方式是按压和通气协同进行，但是对于非专业急救人员，如果他们不能或不愿意进行紧急吹气，还是应该鼓励他们只进行单纯按压的CPR。

四、电除颤及起搏

直流电除颤是目前复苏成功的重要手段，如果应用适当，终止心律失常的成功率是很高的。除颤器可在短短的10毫秒内进行数千伏的单相除极，放出的能量一般都能达到360J。除颤的操作方法是比较简单的，将除颤器能量设置到需要水平，然后充电到电极板。电极板所放的位置并不是重要因素，而保证有足够的导电糊（或盐水纱垫）和施加一定的压力则是非常重要的，因为这些简单的措施可增加传递到患者体内的能量。一般是将一个电极板置在右锁骨下，另一个是在心尖外侧（如果用扁平的电极板则置左肩胛骨下方）。

在心脏停搏即刻四种心电表现中，VF和VT可通过电击转化为正常窦性节律，称为电击心律；而PEA和心电静止电击治疗无效，称为非电击心律。经皮起搏对心动过缓者有效，对无收缩状态的心脏无效。因此，在心脏骤停时不推荐使用经皮起搏治疗。

（一）早期电除颤

早期电除颤对于挽救心搏骤停患者生命至关重要，因为：①心搏骤停最初发生的心律失常绝大部分是心室颤动（ventricle fibrillation，VF）；②除颤是终止VF最有效的方法；③如果没有及时的救治，除颤成功的概率迅速下降，几分钟内VF即转化成心电静止（直线）。

在美国实施的公众除颤计划使心脏停搏患者生存率增加，但也有一些社区装备AED后，心搏骤停患者生存率反而下降，研究者认为这是由于忽视了及时CPR的重要性。室颤发生后每过一分钟，VF致心搏骤停患者的生存机会下降7%～10%。如果及时实施CPR，则每分钟只下降3%～4%，使患者生存率增加2～3倍。CPR可以为脑和心脏输送一定的血液和氧分，延长可以进行除颤的时间窗。因此，目前认为心脏骤停4～5分钟以上开始抢救者应先做CPR 2分钟（5个30：2 CPR）；心脏骤停即刻开始抢救者应该优先除颤，如果除颤仪器未到现场或未准备好应先做CPR，一旦准备完毕立即除颤。

仅有基本CPR不可能终止VF和恢复有效灌注心律。因此，急救人员必须能够迅速地联合运用CPR和自动体外除颤器（automated external defibrillator，AED）。心脏骤停一旦发生，急救人员必须采取以下步骤为患者争取最大的生存机会：①呼叫EMS；②立即进行CPR；③尽早使用AED。缺少其中任何一项都会减少心搏骤停患者的生存机会。

（二）除颤的操作步骤

1. 确认除颤时机　除颤时机的掌握至关重要。专业指南对除颤时机的说明是：VF或VT，心脏停搏即刻或3～4分钟以内，应立即或尽早除颤；VF或VT，心脏停搏4～5分钟以上或时间不能确定，应先做2分钟CPR（5个30：2CPR），然后除颤；非电击心律（PEA和心电静止）除颤无效，因此仅做胸部按压和人工通气。

2. 确定除颤能量　除颤器按波形不同分为单相波和双相波两种类型。单相波除颤器较早应用于临床，现已逐步被双相波除颤器所替代。两种波形除颤器除颤能量水平不同，能量相当或更低的双相波除颤器较单相波除颤器能更安全有效地终止VF，但没有证据表明哪种波形除颤器具有更高的自主循环恢复率和存活出院率。单相波除颤仪首次除颤能量为360J，如果需要继续除颤，能量仍然为360J。双相切角指数波除颤仪首次除颤能量为150～200J，双相方波除颤仪首次除颤能量为120J，如果不熟悉双相波除颤仪的具体种类，可以一律使用200J除颤。

3. 充电和放电　明确了除颤时机和除颤能量后，充电和放电只是按照仪器说明进行的操作。有关的注意事项是操作者应熟悉所用的设备，熟练掌握充电和放电的动作及按钮的部位；除颤电极置放的部位为心尖和心底两处（详细阅读除颤器或AED说明），单相波除颤两个电极位置不可更换，而双相波则是可以更换的；应保证电极板与皮肤的充分接触，以免放电时产生火花和灼伤，主要方法是在电极板上涂抹导电糊，要涂抹均匀，厚度适中。以往也有人用生理盐水纱布垫在皮肤与电极之间除颤，但如果盐水过多容易造成两个电极间的短路。放电前操作者身体不要接触患者身体，并向在场人员明示"现在除颤，大家请闪开!"，确认没有人身体接触患者身体或病床后双手同时按下两侧的放电钮，听到放电的声音后本次除颤便完成。

（三）自动体外除颤器（automated external defibrillator，AED）

AED是计算机控制的智能化除颤器，它能够通过声音和图像提示来指导非专业急救人员和医务人员对VF、VT进行安全的除颤。非专业急救人员需要经过有效的培训来掌握其正确的使用方法。AED的具体使用：

1. 自动节律分析　AED的有效性和安全性已经被证实，在许多领域的临床试验中被广泛检验。其节律分析功能是极其精准的。当接通电源并将电极与人体接通时，AED会自动检测心电节律并分辨可电击心律，语音提示将会告知急救者是否需要实施电击除颤。

2. 电极放置　正规除颤AED右侧电极板放在患者右锁骨下方，左电极板放在与左乳头齐平的左胸下外侧部。其他可以放置电极的位置还有胸壁的左右外侧旁线处的下胸壁，或者左电极放在标准位置，其他电极放在左右背部上方。

3. 除颤波形的分析　VF的分析在预测治疗效果和进一步改良治疗方案方面是否有用仍存在争议。有人认为高幅度的VF除颤复律成功概率较高，而低幅度的VF除颤成功概率可能较低，应先做高质量的CPR或辅以复苏药物应用。

## 五、心肺复苏药理学

（一）给药途径的选择

1. 静脉通路　在复苏时建立静脉通道非常重要，虽然许多静脉都可用做输液通道，但还是应当选择膈肌以上的静脉，如肘上静脉、贵要静脉、颈内静脉及锁骨下静脉。因为在胸外按压时，血流优先向头部流动，所以采用大隐静脉或股静脉进行输液可使药物进入中央循环的时间延迟（约为4秒）。如能摸得到上肢静脉，还是应尽可能选择上肢静脉，以便缩短药物进入中央循环的时间。

但是在复苏时往往伴有显著的静脉痉挛，所以常常看不到上肢静脉，此时还可进行颈内和颈外静脉插管，锁骨下静脉也可选用，但这条途径并发症的发生率很高，且在胸外按压时很难进行锁骨下静脉插管。

另外在静脉给药时，对于较小容积的药物，应在推注后，再给予约20mL的液体，以保证药物能达到中央循环，防止药物滞留于外周血管中。

2. 气管内给药　如果由于技术上的原因不能迅速建立静脉通道，一些药物可经气管内给药，如肾上腺素、阿托品、利多卡因等，经气管内给药吸收比较快且安全，药物剂量与静脉相同。但碳酸氢钠不能经气管给药。给药方法为将药物稀释成10mL左右，气管内滴入，然后进行两次较深的通气，以促进药物在肺内的均匀分布。

近来也有研究表明气管内给药起作用的时间迟于静脉给药，所以提示在临床上静脉给药仍为首选。

3. 心内注射　关于心内注射问题，目前认为只适用于开胸进行心脏按压和胸外按压不能经气管和静脉给药的患者。其主要的并发症是冠状动脉撕裂、心肌内注射和心包填塞。有学者研究表明采用胸骨旁途径进行心内注射，有11％注入心室肌内，有25％伤及大血管。

心内直接注射肾上腺素的效果与静脉途径给药效果一样，疗效无明显增加。当心内注射时，应首选剑突下途径，其次为胸骨旁途径。

4. 其他途径　骨髓腔内给药，也是一种途径，一般选择胫骨和髂骨。还有采用鼻腔内给药，如在用肾上腺素前，先用酚妥拉明，以扩张鼻黏膜血管。

（二）肾上腺素

1. 机制　由于复苏剂量的肾上腺素能同时激动α和β肾上腺素能受体，从而使外周血管收缩（α受体作用）和心率加快及心肌收缩力增强（β受体作用）。周围血管收缩不但有助于提高复苏的成功率，而且舒张压升高还可增加心肌灌注。近来的研究还显示，肾上腺素可使脑和心脏以外的血管床收缩，在不改变右房压和脑压的同时，使主动脉收缩压和舒张压增加，从而使脑和心脏的灌注压增加。

2. 用法　心肺复苏时应尽快给予肾上腺素静脉注射，首次应用标准剂量为1mg。由于肾上腺素代谢很快，可每3～5分钟重复注射，或者是持续静滴。如果未建立静脉通道，可经气管内给药，即将适当剂量的肾上腺素溶于10mL的液体中滴入气管内。

对于心脏骤停后自主循环恢复的患者，要注意肾上腺素的高敏性，应及时减少剂量，以免诱发心室颤动。因为自主循环存在与否，机体对肾上腺素的反应明显不同。心跳停止时，较大剂量的肾上腺素也可能无反应；心跳恢复后，很小剂量的肾上腺素也可能导致心室颤动。这也许与心跳恢复前后心肌的肾上腺素能受体的调整有关。

（三）碳酸氢钠

复苏中经常使用碳酸氢钠，但它在复苏中的作用还存在着很大的争议。近来主张复苏早期不用碳酸氢钠，而应以首先建立有效的人工通气，消除体内$CO_2$蓄积为主要手段。

1. 在复苏中的作用　尽管予以碳酸氢钠可暂时纠正代谢性酸中毒，但过早或过量应用可导致高钠血症、高渗状态、重度的动脉系统碱血症，还可能出现中心型或周围型的$CO_2$产生增加，从而有可能加重细胞内和脑内酸中毒，这些情况是很危险的，可降低复苏的成功率。

2. 应用原则　由于循环不良使动静脉血气分离，动脉血$CO_2$分压正常或不高而静脉血常为高$CO_2$分压和酸中毒，所以动脉血气分析不能反映组织酸碱失衡的真实情况。因此心脏骤停后使用碳酸氢钠的原则是宜晚不宜早，在正确剂量的范围内宜小不宜大，速度宜慢不宜快。碳酸氢钠还可使肾上腺素失活，并与氯化钙沉淀，所以不能与这些药在同一静脉通道中应用。

### （四）抗心律失常药

抗心律失常药物在室速或室颤电复律后心律的维持方面有重要价值，这些药物的作用不是直接作用于窦房结，使之保持窦性心律，而是提高室颤的阈值，同时也可增加转复后心脏停搏的发生率。因此。在室颤患者复苏的初期一般不主张给予抗心律失常药。

### （五）液体的应用

心肺复苏时液体的选择应用生理盐水，一般不用葡萄糖，后者可在缺氧条件下代谢成乳酸，加重组织的酸中毒。晶体液还有助于使浓缩的血液稀释而有利于循环。对于血容量不足的患者，在复苏过程中给予1～2升生理盐水或其他扩容剂可有助于升高血压，但在血容量正常的患者，补液无益。

### （六）推荐方法

1. 肾上腺素　1mg静脉推注、每3分钟一次仍是首选。

2. 血管升压素　对于难治性室颤，与肾上腺素相比，血管升压素作为CPR一线药物效果可能不错。2个剂量的血管升压素+1mg肾上腺素优于1mg肾上腺素，2种药物合用效果可能会更好。对于无脉电活动，肾上腺素、血管升压素均未被证明有效。

3. 碱性药物　在CPR时，没有足够的证据支持可使用碱性药缓冲剂。在高级生命支持时，使用碳酸氢钠是安全的。对高钾血症所致的心脏停搏或威胁生命的高血钾，应用碳酸氢钠是有效的。对三环类抗抑郁药导致的心脏毒性（低血压、心律失常），使用碳酸氢钠可预防心脏停搏。

4. 镁　心脏停搏时的镁治疗未能改善自主循环重建或出院生存率。镁可能对缺镁致室性心律失常或扭转性室速有效。

5. 阿托品　对恢复自主循环方面没有显示出有益。在将要停搏的心脏缓慢心率时，每隔3～5分钟静注1mg可能有效。

6. 氨茶碱　目前研究表明，使用氨茶碱没有显示对重建自主循环有效，也未被证明能提高出院生存率。但在心脏停搏时使用氨茶碱是安全的，可以考虑在心率非常慢的心脏停搏时用氨茶碱，或在肾上腺素无效的心脏停搏患者使用大剂量氨茶碱，有时会有效。

## 六、心肺复苏其他问题

### （一）其他一些复苏方法

1. 胸前捶击　胸前捶击可用于治疗室速。在19项研究中，有14项显示胸前捶击使室速转为窦性占49％，5项显示无效者占41％，引起室速恶化者占10％。对于室速，如除颤器快速到位，可选择除颤；如无除颤器，可选择胸前捶击。

以往主张测定脉搏后应拳击患者胸骨中段一次，认为此法适用于心脏骤停1分钟以内的患者，有重建循环的作用。一次叩击约可产生5焦耳的能量，可使停搏的心脏重新起搏。但是在动物实验中发现，拳击可使快速室性心动过速转为室颤或心脏停搏。急性心肌梗死ST段抬高明显时，若拳击正好落在ST段末期亦可使室速转为室颤。在尚有微弱心搏时，拳击也有引起心室停搏或室颤的危险，且对缺氧性停搏拳击无效。其次，胸前部叩击的成功率很低。其用法主要为：

（1）对猝死原因不明的患者，不推荐应用。即使应用，在无心电监护的条件下，也只能用一次。因为拳击并不是同步的，如拳击刺激落在心脏易损期，则第2拳有可能将转复的心律再度变为室颤。

（2）对于已被证实为室性心动过速的患者，单次叩击有可能转为窦性心律。

（3）对于严重心动过缓的患者，重复叩击有可能引起自主性心脏收缩。

（4）如有心电监护，可根据心电情况反复进行，同时迅速准备电除颤。

正确方法为在患者胸部20～30cm上方，用握紧拳头的鱼际平面快速叩击胸骨中部。对于清醒患者，一般不用这种方法。

2. 咳嗽复苏　1976年Griley等就提出了咳嗽复苏的概念，发现剧烈咳嗽能够产生接近正常的主动脉搏动压。以后研究又证实咳嗽可维持意识清楚达93秒之久。咳嗽时主动脉压增加，而在咳嗽间期下降，增加了冠状动脉的灌注梯度。咳嗽时所产生的生理效应导致了胸泵学说的产生。胸泵学说的建立，又为咳嗽在临床上的应用奠定了理论基础。

咳嗽复苏法就是在患者发生严重心律失常（室速、极度心动过缓、三度房室传导阻滞），只要意识尚清楚，嘱咐患者剧烈咳嗽，能为抢救赢得时间。

3. 腹部按压法　采用绷带束缚腹部或连续腹部按压或在同步胸外按压及通气复苏术的同时增加腹部压均可增加主动脉压和颈动脉压以及颈动脉血流。可能有以下几种机制。

（1）压迫腹部可减少心外按压时右心房血液向下腔静脉反流。

（2）因腹部受压限制了膈肌下移，防止胸内压力分散，可增高胸内主动脉和胸外主动脉的压力阶差，增加主动脉的血流量。

（3）压迫腹部可压迫腹主动脉，减少下半部的供血，增加上半部的供血。

压迫腹部可增加右房压，且可导致心肌灌注压下降。此外，压迫腹部也有一些并发症，如肝撕裂伤及内出血等。临床实验还没有证实腹部加压可增加患者的生存率。

## （二）无脉搏的电活动与心脏停止

1. 无脉搏的电活动　无脉搏的电活动是指电机械分离和其他异源性心率，包括假性心肌电机械分离、室性自发心率、室性逸搏、除颤后室性自发心率、过缓或停搏心律。与这些心律失常相关的临床状态，如果早期识别常可纠正。而这些心律失常则定义为无可触的脉搏但又有心电活动存在，同时这些心电活动不是心室颤动或室速。当有一定规律的电活动存在无脉时，临床传统上称为电机械分离。此时有一定规律的心肌动作电位除极化，但同时无肌纤维收缩出现，无机械收缩存在。最近超声心动图及内置导管的研究发现，使人们对心电机械分离有了重新认识，并提出了假性心肌电分离的概念。这证明电活动与机械分离收缩相伴随，但这些收缩太弱以致不能产生血流压力，所以常规检查脉搏和测血压难以察觉。

其他无脉搏有电活动情况，在心跳停止后观察到的是一些超过了狭义的心电机械分离的心律失常。这种心律失常出现后，大多数临床研究都发现存活率极低，特别是一旦发生，就像大面积心肌梗死时发生的那样，这些节律代表了趋于坏死的心肌最后电活动或可预示着特别严重的心律失常。例如严重高钾血症、低温、缺氧、先前存在酸中毒及多种药物过量，也可表现为一个多样、复杂的有电活动而无脉搏的临床现象。过量应用三环类抗抑郁药、肾上腺素能受体阻滞剂、钙拮抗剂、洋地黄及其他药物，都可导致无脉电活动。这些药物过量需行特殊的治疗。

在无脉电活动时必须采取的主要措施是探寻可能的原因。这种电活动可能由于几个原因造成，特别是当出现心搏骤停时，有一些原因必须考虑到。低血容量是引起无血压电活动的最常见原因，通过快速诊断和适当治疗，引起低血容量的原因常能正确被认识，这包括出血和其他原因液体丢失引起的低容量。其他引起无脉心电活动的原因有心包填塞、张力性气胸及大面积肺梗死。

无脉电活动的非特殊治疗包括肾上腺素和阿托品等。其他的治疗还包括正确的气道管理和进一步增加通气，这是由于低通气量和低氧常常也是引起无脉电活动的原因，由于无脉电活动常由低血容量造成，医师可给予补液试验治疗。并立即用多普勒超声进行检查，是否存在有血流。这些检出有血流的患者应更积极治疗，可按严重低血压进行处理。这些患者需要扩容时，应用去甲肾上腺素、多巴胺或联合上三项治疗。早期体外起搏可能是有益的。尽管大多数无脉电活动的预后很差，在此时复苏仍不应放弃。

2. 心脏停止　在出现心脏停止时，复苏组长必须快速并积极思考各种诊断和治疗方案。心脏停止时要持续CPR、气管插管、肾上腺素和阿托品治疗。临床医师对全中心脏停止跳动患者都常规用阿托品，偶尔因此引起的过高水平副交感作用导致通气和体外起搏难以起效。电击可以导致副交感能释放，所以心脏静止时常规电击，"反正也不会再造成更坏的心律了"的说法是非常不可取的。因此，电击将减少患者恢复为自主心律的仅有机会。有研究还显示对停跳心脏电击对提高存活率无效。另外当心电监护为一条直线时，复苏者就应调整导联，选择其他导联或转动除颤电极90°，以确定节律是否确实是电静止。由操作者失误导致的"假性心脏停搏"，远多于类似停止的室颤造成的"假性心脏停搏"。

自1986年有研究证实在院前心脏停搏病例中，很少对起搏有反应。为获得有效的机会，有学者认为体外起搏还应尽早实施。然而院前急救者很少能及时达到这一目的，心脏停搏时只在一个很短的时间内对起搏有反应，因此要求起搏要快，这些患者包括突发心动过速-心脏停搏的患者及除颤动后迷走神经释放引起的心脏停搏等。

没有证据显示对心脏停止患者常规体外起搏或在院前ACLS工具箱中放置便携式除颤器具是正确的。而非心源性心脏停止的患者，体外起搏结合除颤监护可能是有价值的。在这种特殊情况下医师对心脏停止的患者起搏要早做，并同时给予药物治疗。

心脏停止常表示死亡的到来，不仅仅是需治疗心律失常。当持久的心脏停止患者，经气管插管，静脉通道建立，合适CPR和抗心律失常相关药物应用后仍未恢复，进一步的抢救似无必要。

## （三）复苏的终止

临床上进行心肺复苏时，通常是患者心搏骤停后立即行CPR 20~30分钟，未见自主循环恢复，评估脑功能有不可回逆的丧失，即宣告终止CPR。也有的学者将开始心肺复苏前循环及呼吸已停止15~20分钟来界定终止心肺复苏的时间。

1. 死亡的概念　目前死亡有很多相关概念，如①社会学死亡（植物人）；②法律死亡；③临床死亡；④生物学死亡；⑤大脑皮质死亡，为大脑半球新皮质的不可逆性损害，有自主呼吸和脑电图活动；⑥脑死亡，无自主呼吸，脑干反射消失，意识丧失，瞳孔散大固定大于30分钟，脑电图直线；⑦心脏死亡，无脉搏和心跳，连续复苏1小时，ECG无电活动。

猝死和心脏停搏有何区别？一般来讲，猝死是回顾性诊断，强调的是结果；心脏停搏是时限性诊断，强调的是原因。如一个短期出现心脏停搏的患者，进行心肺复苏，如果患者抢救成功，该患者的诊断应为心脏停搏；如果抢救没有成功，则可诊断猝死。

2. 假死　假死是指机体仍保存有生命力但是其细胞活动速度极其缓慢，甚至细胞内所有显微镜下可见的活动完全停止的一种状态，这种状态是可逆的，在适当的条件下，机体仍可以恢复其生命活力。我们所熟悉的静止状态、迟钝、冬眠都是假死的表现形式。生物机体在假死状态下能量的产生和能量的消耗都会发生戏剧性的减少，甚至会具有一些特殊的抵抗环境压力的能力，例如极端的温度、缺氧以及一些物理损伤。

假死时由于呼吸、心跳等生命指征十分衰微，从表面看几乎完全和死人一样，如果不仔细检查，很容易误认为已经死亡，甚至将"尸体"处理或埋葬。只是其呼吸、心跳、脉搏、血压十分微弱，用一般方法查不出，这种状态称作假死。假死常见于各种机械损伤，如缢死、扼死、溺死等；各种中毒，如煤气（CO）中毒、安眠药、麻醉剂、鸦片、吗啡中毒等；触电、脑震荡、过度寒冷、糖尿病等。在上述情况所做死亡的判断，要小心谨慎。

如果人体也能被诱导进入这样的假死状态，对于医学而言有十分巨大的意义，如急救医疗人员可以用这种技术让严重创伤甚至失血性心脏停搏的患者进入假死状态，从而争取时间进行外科手术而避免患者组织恶化；外科医生进行复杂的心脏和大脑手术可以用这种技术保护重要脏器功能，减少损伤。如果可将人类生命保存在一个可逆的假死状态，并且在唤醒后不会受到已经逝去时间的影响，在航空航天医学中也是一件非常有意义的研究。

3. 超长CPR 有学者认为超长CPR的时间需>30分钟，它包括开始复苏前心搏骤停的时间和复苏抢救的时间。如果临床复苏中有一度或反复出现自主循环，此时超长CPR应从自主循环恢复时最后一次算起>30分钟为宜。至于上限超长到多少，从严格意义上讲没有确切的时限，要依患者的具体情况而定，如曾报道CPR长达5~6小时，乃至有的学者主张24小时者亦有之。

从目前的资料分析，超长CPR的应用主要在下列4个方面：

（1）特殊病因导致的心搏骤停：如溺水、低温（冻伤）、强光损伤、药物中毒等，实施超长CPR成功率较高；及一些尚未深入研究的特殊疾病，如肺栓塞、哮喘、变态反应、脓毒症、内分泌代谢疾病等。

（2）特殊群体的心搏骤停：尤其是5岁以下儿童终止心肺复苏时需特别谨慎。因小儿对损伤的耐受力较成人强，即使神经系统检查已经出现无反应状态，某些重要的脑功能仍可恢复。

（3）特殊医疗环境下的心搏骤停：主要是指在手术麻醉的状态下实施CPR。可能是有麻醉低代谢的前提，加之监护与治疗设施齐备，及训练有素的复苏人员参与，国外学者谓之为超长CPR理想场所。

（4）特殊器械介入抢救的心搏骤停：其中无创的方法有：背心式CPR，主动加压-减压CPR，分阶段胸腹加压-减压CPR，阻抗阀门。有创方法有：主动脉内球囊反搏、体外循环、开胸心脏按压等。

总之，在复苏过程中，各种基本征象都必须持续一定时间，对判断才有意义，已成为人们的共识。美国心脏协会曾提出，只有基础生命支持及进一步心脏生命支持失败，才是医学干预无效而终止复苏的标准。

### 七、脑复苏

#### （一）脑损伤发生的分期

心脏骤停导致脑血流停止，产生全脑缺血和损伤。在临床上可分为四期。

1. 心脏骤停前缺氧　实际上大部分患者在心脏骤停前就存在严重的缺氧，已经存在脑损伤。

2. 心脏骤停　即临床死亡至复苏前的损伤这与来诊时间有关。

3. 心肺复苏期的损伤　指有效心肺复苏至心跳恢复之间的损伤，这与医护人员的素质有关。

4. 复苏后综合征　是指复苏后所出现的代谢紊乱和血流动力学改变所造成的进一步损伤，这是目前研究的热点之一。

#### （二）脑血流灌注和"无血流恢复"现象

有时虽然心肺复苏成功，但是患者已存在严重的不可逆转的缺血性脑病，这主要是由于长期的脑缺血，或者自主循环建立后脑循环未能及时恢复。

临床经验表明，有时颈动脉虽有良好搏动，脑组织仍因缺氧而死亡，关键在于脑血流的灌注是否满意，这取决于动脉平均压与颅内血流平均压之差。从理论上应认为增加颈动脉血流量时必定也相应增加脑流量，但事实证明效果恰好相反。在临床研究中发现尽管一期复苏满意，并证实颈动脉有良好的搏动，但脑组织却未获得满意的血流灌注。颈动脉的主干在其远端分为颈外动脉及颈内动脉，前者对颅外组织如舌及面颊部供血，脑组织的血液灌注依靠颈内动脉。所以增加颈内动脉的血流才能改善脑组织的血液灌注。

近来有学者提出，心脏骤停后脑血管可瞬间出现扩张，但随即在很短时间内出现收缩，这种后期血管收缩现象称为"无血流恢复"现象。

#### （三）"窃血"现象

全脑缺血时由于不同部位对缺血的耐受性不同，或恢复再灌注后得到氧供较好的缘故，一部分脑细胞功能保持良好，一部分脑细胞死亡，而在这两极中间的部分，存在一些细胞功能丧失，但并未死亡的脑细胞，形成脑缺血性半月影区。

当发生再灌注时，缺血性半月影区得不到血流的充分供给，而血液灌注较好的区域由于缺血半月影区内血管痉挛而得到了更多的血液供应，即"窃血"现象。

#### （四）过度通气

呼吸支持多由人工机械通气完成。临床上早已发现二氧化碳分压从正常降至20mmHg（2.7kPa），脑血流量将减少40%~50%，颅内压同时降低。有资料认为它可改善氧供应，减轻组织酸中毒，恢复脑血管主动调节功能，减轻脑水肿。尤其在心肺复苏前4小时，过度通气在纠正呼吸性酸中毒和降低颅内压方面可能效果显著。但可引起脑血管收缩，所以现在多数学者仍认为应保持二氧化碳在25～35mmHg（3.3～4.7kPa）内的范围内较合适。

（五）短暂高血压和血液稀释

临床上促进再灌注来解决复苏后综合征的方法有诱发短暂高血压和血液稀释。注意诱发高血压只是短暂的，通常时间只有5～15分钟，以血管活性药物控制，时间过长可加重脑水肿。通常并发血液稀释，利用低分子右旋糖酐调节红细胞比积。肝素化或链激酶也有应用临床的报道，一些实验研究表明可以减轻复苏后脑损伤。

（六）低温疗法

轻度低温疗法改善心脏停搏患者转归。对发生于医院外心脏停搏的成年患者，如诱因为室颤，其意识丧失，有自主循环，应进行低温治疗，体核温度应降至32～34℃，持续时间应为12～24小时。这种低温治疗可能对于因其他心律失常而致的心脏停搏或发生于医院内的心脏停搏患者也有益处。

1. 作用机制　有几种可能的机制使轻度低温在心脏停搏再灌注后能改善神经系统转归。在正常脑组织中，脑温度>28℃时，每降低1℃，脑氧代谢率能减少6%，这在一定程度上是由于减少了正常的电活动。轻度低温被认为能抑制许多与再灌注损伤相关的化学反应。这些反应包括产生自由基，释放兴奋性的氨基酸，能导致线粒体损害和细胞凋亡（程序化的细胞死亡）的钙离子转移、脂质过氧化、DNA损坏和炎症等，这些反应可导致脑内敏感部位（例如海马回和小脑）一些神经元的死亡。尽管具有潜在的益处，但低温治疗也可能产生不良作用，例如心律失常、高血糖、感染和凝血障碍。

2. 常规低温疗法　在以往脑复苏的方法中最常提到的是降低脑部温度，以降低脑部代谢率，抑制脑水肿。低温脑复苏作用机制很可能是多个机制的复合。但这种方法可遗留一些问题，如心律失常，血液黏稠度增加，脑血流减慢等，这对促进脑再灌注不利。对此争论的实质是应用时机的问题，一般认为在稳定再灌注前提下的低温疗法是可取的。还有学者认为单纯进行头部降温，很难降低脑部的温度，因为全身的血液温度还较高，且血流速度很快，故提出应进行全身低温。

3. 亚低温疗法　新近发现亚低温（33.0～34.5℃）可达到与中度低温相同的效果，且全身副作用更少，更易实施和控制。用介入性血液变温器或体外环流换温器，可稳步和稳定降温，不至于体温过低或波动较大。

（七）其他脑复苏方法

1. 纳洛酮　纳洛酮是特异性阿片受体拮抗剂，在心肺脑复苏中应用受到重视。它通过血脑屏障和边缘体的阿片受体结合，抑制β内啡肽与阿片受体的结合，从而抑制内源性内啡肽所产生的生物学效应，有助于脑复苏。常用剂量为10μg/kg，必要时可重复给药。

2. 高压氧治疗　高压氧可提高血氧张力，增加血氧含氧的氧储备，提高血氧弥散，减轻脑水肿，降低颅内压，改善脑电活动。通常在3个大气压下吸纯氧。此时血中物理溶解氧比常压下呼吸空气时增加21倍，且颅内压可能降低40%～50%。并有资料表明高压氧疗法有可能加速复苏患者的苏醒。

3. 脑辅助循环灌注　近来有学者提出采用体外循环机或血液泵对脑进行辅助循环灌注，将有广阔的应用前景。

# 第六节　急性呼吸窘迫综合征

急性呼吸窘迫综合征（acute respiratory distress syndrome，ARDS）是指严重感染、创伤、休克等肺内外疾病后出现的以肺泡-毛细血管损伤为主要表现的临床综合征，是急性肺损伤（acute lung injury，ALI）的严重阶段或类型。其临床特征为呼吸频速和窘迫，难以纠正的进行性低氧血症。

## 一、发病机制

ARDS发病的共同基础是肺泡-毛细血管的急性损伤。肺损伤可以是直接的，如胃酸或毒气的吸入，胸部创伤等导致内皮或上皮细胞物理化学性损伤，更多见的则是间接性肺损伤。虽然肺损伤的机制迄今未完全阐明，但已经确认它是全身炎症反应综合征（systemic inflammatory response syndrome，SIRS）的一部分。

### （一）全身炎症反应

临床上严重感染、多发创伤是导致急性肺损伤和ARDS最主要的病因，其中主要的病理生理过程是SIRS。在ARDS的复杂的病理生理机制中包含着对损伤的炎性反应和抗炎性反应两者之间微妙的平衡与失衡关系。事实上，机体对损伤产生的炎性反应物质会被内源性抗炎性物质所对抗，这种在SIRS和代偿性抗炎症反应综合征（compensatory anti-inflammatory syndrome，CARS）之间的平衡是机体对损害因素适当反应的关键。如果出现过度SIRS反应，则可能发展为多脏器功能障碍综合征（multiple organ dysfunction syndrome，MODS），如果发生过度CARS，则可能导致免疫抑制或感染并发症，因此，在ARDS危重患者中，这两种拮抗的反应综合征可能决定了患者的最终命运。

### （二）炎症细胞

几乎所有肺内细胞都不同程度地参与ARDS的发病，最重要的效应细胞是多形核白细胞（polymorphonuclear leukocyte，PMN）、单核巨噬细胞等。ARDS时，PMN在肺毛细血管内大量聚集，然后移至肺泡腔。PMN呼吸暴发和释放其产物是肺损伤的重要环节。

近年发现肺毛细血管内皮细胞和肺泡上皮细胞等结构细胞不单是靶细胞，也能参与炎症免疫反应，在ARDS次级炎症反应中具有特殊意义。

### （三）炎症介质

炎症细胞激活和释放介质是同炎症反应伴随存在的，密不可分。众多介质参与ARDS的发病，包括：①脂类介质如花生四烯酸代谢产物、血小板活化因子（platelet activating factor，PAF）；②活性氧如超氧阴离子（$O_2^-$）、过氧化氢（$H_2O_2$）等；③肽类物质如PMNs／AMs蛋白酶、补体底物、参与凝血与纤溶过程的各种成分等。近年对肽类介质尤其是前炎症细胞因子和黏附分子更为关注，它们可能是启动和推动ARDS"炎症瀑布"、细胞趋化、跨膜迁移和聚集、炎症反应和次级介质释放的重要介导物质。

### （四）肺泡表面活性物质（pulmonary surfactant，PS）

研究表明肺泡表面活性物质具有降低肺泡表面张力、防止肺水肿、参与肺的防御机制等功能。ARDS过程中，PS的主要改变为功能低下、成分改变和代谢改变等。

另外，细胞凋亡与一些细胞信号转导通路与ARDS的发病密切相关，如口膜受体、G蛋白、肾上腺素能受体、糖皮质激素受体等。同时还发现核转录因子、蛋白激酶（MAPK等）的活化参与ARDS发病机制。

## 二、临床表现

ARDS临床表现可以有很大差别，取决于潜在疾病和受累器官的数目与类型，而不取决于正在发生的肺损伤。

1. ARDS多发病迅速，通常在受到发病因素攻击（如严重创伤、休克、败血症、误吸有毒气体或胃内容物）后12～48小时发病，偶有长达5天者。一旦发病后，很难在短时间内缓解，因为修复肺损伤的病理改变通常需要1周以上的时间。

2. 呼吸窘迫是ARDS最常见的症状，主要表现为气急和呼吸次数增快。呼吸次数大多在25～50次／分，其严重程度与基础呼吸频率和肺损伤的严重程度有关。

3. 难以纠正的低氧血症、严重氧合功能障碍。其变化幅度与肺泡渗出和肺不张形成的低通气或无通气肺区与全部肺区的比值有关，比值越大，低氧血症越明显。

4. 无效腔／潮气比值增加，≥0.6时可能与更严重的肺损伤相关（健康人为0.33～0.45）。

5. 重力依赖性影像学改变，在ARDS早期，由于肺毛细血管膜通透性一致增高，可呈非重力依赖性影像学变化。随着病程进展，当渗出突破肺泡上皮防线进入肺泡内后，肺部斑片状阴影主要位于下垂肺区。

## 三、诊断标准

ARDS诊断标准如下。

1. 有原发病的高危因素。

2. 急性起病，呼吸频数和／或呼吸窘迫。

3. 低氧血症，ALI时$PaO_2／FiO_2 \leqslant 300mmHg$（$4.0kPa$），ARDS时$PaO_2／FiO_2 \leqslant 200mmHg$（$26.7kPa$）。

4. 胸部X线检查两肺浸润阴影。

5. 肺动脉楔压$\leqslant 18mmHg$（$2.4kPa$）或临床上能除外心源性肺水肿。

凡符合以上五项可诊断ALI或ARDS。由于ARDS病程进展快，一旦发生多数病情已相当严重，故早期诊断十分重要，但迄今尚未发现有助于早期诊断的特异指标。

## 四、治疗

ARDS应积极治疗原发病，防止病情继续发展。更紧迫的是要及时纠正患者严重缺氧。在治疗过程中不应把ARDS孤立对待，而应将其视为MODS的一个组成部分。在呼吸支持治疗中，要防止呼吸机所致肺损伤（ventilation-associated lung injury，VILI）、呼吸道继发感染和氧中毒等并发症的发生。

### （一）呼吸支持治疗

1. 机械通气　机械通气是ARDS治疗的主要方法，是近年发展较为迅速的领域，机械通气以维持生理功能为目标，选用模式应视具体条件及医师经验，参数设置高度个体化。目前多主张呼气末正压通气（positive end expiratory pressure，PEEP）水平稍高于压力-容积曲线的下拐点作为最佳PEEP选择。近年来基于对ARDS的病理生理和VILI的新认识，一些新的通气策略开始应用于ARDS的临床治疗。主要有：

（1）允许性高碳酸血症策略：为避免气压-容积伤，防止肺泡过度充气，而故意限制气道压或潮气量，允许$PaCO_2$逐渐升高达$50mmHg$（$6.7kPa$）以上。

（2）肺开放策略：肺开放策略指的是ARDS患者机械通气时需要"打开肺，并让肺保持开放"，实施方法有多种，包括应用压力控制通气、反比通气（inverse ratio ventilation，IRV）及加用高的PEEP等，近年来也有学者主张用高频振荡法来实施肺开放策略。

（3）体位：若一侧肺浸润较明显，则取另一侧卧位，俯卧位更加有效，有效率达64%～78%，其主要作用是改善通气血流比值和减少动-静脉分流和改善膈肌运动。

其他新的通气方式包括：部分液体通气、气管内吹气和比例辅助通气等也在ARDS的治疗中得到应用。

2. 膜式氧合器　ARDS经人工气道机械通气、氧疗效果差，呼吸功能在短期内又无法纠正的场合下，有人应用体外膜肺模式，经双侧大隐静脉用扩张管扩张，分别插入导管深达下腔静脉。配合机械通气可以降低机械通气治疗的一些参数，减少机械通气并发症。

（二）改善肺微循环、维持适宜的血容量

1. 最近研究表明短期大剂量皮质激素治疗对早期ARDS或严重脓毒症并没有取得明确的疗效。目前认为对刺激性气体吸入、外伤骨折所致的脂肪栓塞等非感染性引起的ARDS，以及ARDS后期，可以适当应用激素，尤其当ARDS由肺外炎症所致时，可尝试早期大剂量应用皮质激素冲击治疗。ARDS伴有脓毒症或严重呼吸道感染早期不主张应用。

2. 抗凝治疗如肝素的应用，可改善肺微循环，其他如组织因子、可溶性血栓调节素等。

在保证血容量、稳定血压前提下，要求出入液量轻度负平衡（−1000～−500mL／d）。在内皮细胞通透性增加时，胶体可渗至间质内，加重肺水肿，故在ARDS的早期不宜给胶体液。若有血清蛋白浓度低则另当别论。

（三）营养支持

ARDS患者处于高代谢状态，应及时补充热量和高蛋白、高脂肪营养物质。应尽早给予强有力的营养支持，鼻饲或静脉补给。

（四）其他治疗探索

1. 肺表面活性物质替代疗法　目前国内外有自然提取和人工制剂的表面活性物质，治疗婴儿呼吸窘迫综合征有较好效果，但在成人的四个随机对照研究结果表明，对严重ARDS并未取得理想效果。这可能与PS的制备、给药途径和剂量以及时机有关。由于近年来的研究表明PS在肺部防御机制中起重要作用，将来PS的临床应用可能会出现令人兴奋的前景。

2. 吸入一氧化氮（NO）　NO在ARDS中的生理学作用和可能的临床应用前景已有广泛研究。近来有报道将吸入NO与静脉应用阿米脱林甲酰酸联合应用，对改善气体交换和降低平均肺动脉压升高有协同作用。NO应用于临床尚待深入研究，并有许多具体操作问题需要解决。

3. 氧自由基清除剂、抗氧化剂　过氧化物歧化酶、过氧化氢酶，可防止$O_2$和$H_2O_2$氧化作用所引起的急性肺损伤；维生素E具有一定抗氧化剂效能。脂氧化酶和环氧化酶途径抑制剂，如布洛芬等可使血栓素A2和前列腺素减少，抑制补体与PMN结合，防止PMN在肺内聚集。

4. 免疫治疗　免疫治疗是通过中和致病因子，对抗炎性介质和抑制效应细胞来治疗ARDS。目前研究较多的有抗内毒素抗体，抗TNF、IL-1、IL-6、IL-8，以及抗细胞黏附分子的抗体或药物。由于参与ALI的介质十分众多，互相之间的关系和影响因素十分复杂，所以仅针对其中某一介质和因素进行干预，其效应十分有限。

### 五、护理措施

ARDS是急性呼吸衰竭的一种类型。患者原来心肺功能正常，但由于肺外或肺内的原因引起急性渗透性肺水肿和进行性缺氧性呼吸衰竭。临床表现为突发性、进行性呼吸窘迫，气促、发绀，常伴有烦躁、焦虑、出汗等。ARDS的治疗包括改善换气功能及氧疗、纠正缺氧、及时去除病因、控制原发病等。

1. 常见护理问题

（1）低效型呼吸形态。

（2）气体交换受损。

（3）心输血量减少。

（4）潜在并发症：气压伤。

（5）有皮肤完整性受损的危险。

（6）有口腔黏膜改变的危险。

（7）潜在并发症：水、电解质平衡紊乱。

（8）焦虑。

2. ARDS的护理要点

（1）加强监护。

（2）强化呼吸道护理，保持呼吸道通畅和洁净、防止呼吸道感染等并发症。

（3）对应用呼吸机的患者，做好气管插管、气管切开的护理。

（4）监测血气分析和肺功能，准确计算和记录出入液量，肺水肿期应严格限制入水量。

（5）心理护理，采用多种方式加强与患者的交流和沟通，解除患者的焦虑和恐惧感。

3. 基础护理

（1）口腔护理：每日进行两次口腔护理，减少细菌繁殖。

（2）皮肤护理：定时翻身，每日温水擦浴一次，预防发生压疮。

（3）排泄护理：尿管留置者，保持引流通畅，防受压、逆流，每日更换引流袋；便秘者必要时可给予缓泻剂或灌肠。

4. 呼吸道的护理　保持气道通畅和预防感染。应用呼吸机时，注意湿化气道、定时吸痰，防止呼吸管道脱落、扭曲，保持有效通气。吸痰并非遵循每间隔2小时抽吸1次的原则，还应根据患者的症状和体征而定，如患者有缺氧症状，肺部听诊有痰鸣音或水泡音，应随时吸痰。对于气管切开术后患者，除按常规护理外，注意加强呼吸道湿化和吸痰时无菌操作的护理。

5. 预防和控制呼吸机相关感染

（1）严格执行洗手制度，减少探视。

（2）严格执行无菌操作，如吸痰及各种侵入性检查、治疗时，均应遵守无菌技术原则。

（3）注意呼吸机管道的更换或使用一次性呼吸机管道。

（4）定时翻身、拍背、转换体位，及时吸痰，减少肺内痰液的潴留。

（5）气管插管者，气囊充气合适，以免胃内容物误吸。

（6）注意观察患者临床表现，监测体温、心率、白细胞计数等。

6. 特殊治疗措施的护理

（1）控制性肺膨胀的护理：可由医生或护士根据医嘱实施肺膨胀。实施肺膨胀过程中严密监测循环功能及Sp（$O_2$）变化。吸痰后须重新选择最佳参数，施行肺膨胀。

（2）俯卧位通气的护理：定时根据医嘱要求进行翻身，固定体位，如使用翻身床时，则根据要求调整翻身床角度。注意严防气管导管牵拉、脱落、扭曲，导致严重气道阻塞。严密监测俯卧位时生命体征的变化及呼吸参数，尤其是气道峰压、潮气量及呼气末正压的变化。

7. 心理护理　在接受机械通气治疗期间，由于病房内环境氛围紧张，机器噪声及自身病情的危重，常产生强烈的紧张恐惧心理，此时应对患者进行安慰、鼓励，解释应用呼吸机治疗的重要性，强调预后良好，树立战胜疾病的信心，同时通过控制环境的温度、光线、噪声，创造一个舒适的环境，保证患者得到充分的休息。

由于人工气道的建立，导致患者语言交流障碍，引起焦虑不安。护士可与家属联系，了解患者日常生活习惯，通过观察其表情、手势、眼神，了解其需要，或者通过提供纸笔、日常生活图片、实物，让其写出或指出他们的需要，增加沟通方式。当其心情烦躁时，可与患者谈心，播放他喜爱的广播、音乐，消除其不良情绪，配合治疗；对极度烦躁不配合者，可使用镇静药静推或持续静脉泵入，使患者处于安静状态。

## 六、机械通气的护理

在呼吸机应用过程中，报警系统保持开启，定时检查并准确记录呼吸机应用模式及参数，使用参数通常包括潮气量、呼吸频率、氧浓度、呼气末正压、呼吸时间比值、压力支持水平等，同时，应密切观察患者的病情变化，如意识状态、生命体征、皮肤和黏膜色泽等，并协助医生做好血气分析，加强各项呼吸功能的监测，做好认真、准确的记录，为医生及时调整呼吸机应用模式及各项参数，提供客观有效的依据。

1. 妥善固定气管插管　适当约束患者双手，防止意外拔管。因患者自主呼吸频率过快，气管插管后联合使用镇静剂与肌松剂，阻断患者自主呼吸，以保证机械通气效果。因此，气管插管一旦脱出或与呼吸机断开后果严重。密切观察患者的人工呼吸情况，每班交接气管导管插入的深度，严防导管移位或脱出。

2. 严密观察病情　根据病情设置合理的报警范围，准确记录呼吸机参数，如出现报警要及时查找原因并处理。因患者严重低氧血症，呼吸机使用过程中逐步提高呼气末正压（positive end-expiratory pressure，PEEP）。严密监测患者气道压力水平，听诊双肺呼吸音，注意有无压伤的发生。

3. 采取密闭式气管内吸痰，提高吸痰操作的安全性　气管内吸痰在ARDS机械通气患者的护理中非常重要，其目的在于清理呼吸道分泌物，保持呼吸道通畅，改善肺泡的通气和换气功能。密闭式气管内吸痰能较好地维护机械通气状态，保证吸痰前后肺内压力相对稳定，同时还能防止带有细菌、病毒的飞沫向空气中播散；因此，根据患者的一般情况、双肺呼吸音、气道压力、氧饱和度、咳嗽等进行观察与判断，采取密闭式气管内吸痰法适时吸痰。吸痰时严格遵守无菌操作，密切观察患者Sp（$O_2$）的降低幅度，避免高负压（>20kPa）、长时间（>12s）吸痰所致的急性肺不张的发生。另外，需注意选择小于人工气道管径的密闭吸痰管，在每次吸痰后以无菌生理盐水冲净吸痰管内的分泌物，更换密闭吸痰装置1次／24小时。

4. 观察镇静药物的效果　镇静剂有利于减轻患者焦虑及插管不适，促进人机协调，保证机械通气效果。每15～30分钟评估1次镇静程度并进行药物剂量的调整，避免镇静不足或过度。在镇静剂使用过程中，加强患者的病情观察，根据对患者意识、瞳孔、肢体活动及肌张力等方面的评估，区分镇静过度与意识障碍。

5. 通气模式与潮气量　ARDS时肺顺应性降低、生理无效腔增大，增加了通气量的需要。增大潮气量以增加肺气体容量和功能残气量，促进氧合；但增加潮气量时注意控制气道峰压在4.0kPa（40cm$H_2O$）以下，以预防气压伤并发症及减少对血液循环系统的负面影响。在增加潮气量而低氧血症无明显改善情况下，可采用反比呼吸（inverse ratio ventilation，IRV）。

6. 呼气末正压呼吸　PEEP是ARDS施行呼吸治疗的首选方法。适当的PEEP可增加肺泡及间质压力，减少肺毛细血管内渗出，促使血管外液吸收，减轻肺泡及间质水肿；可使萎陷的肺泡重新膨胀、肺功能余气量（functional residual capacity，FRC）增加，肺顺应性增加，通气／血流（V／Q）比值改善，从而改善肺换气功能，提高动脉血氧分压（arterial partial pressure of oxygen，$PaO_2$）。一般设置PEEP在5～10cm$H_2O$（0.7～1.3kPa）。反比呼吸时，吸气时间的延长可使平均气道压力和肺充气膨胀时间延长，有利于防止和治疗肺泡萎缩，并使得PEEP用量减少，从而减轻由于PEEP过高对静脉回心血量和心排出量的不利影响。

7. 吸入气氧浓度（fractional concentration of inspired oxygen，$FiO_2$）的调节　早期应尽快纠正缺氧，以保证重要器官（如脑组织）的氧供。早期可用100%吸氧浓度，1～2小时后将$FiO_2$降至40%～70%，以减少高浓度氧对肺泡的损伤。随后根据$PaO_2$或$SpO_2$调节$FiO_2$。必要时间段，短时间应用100%吸氧浓度。

8. 防止呼吸性碱中毒　机械通气治疗中常并发酸碱失衡。由于过度通气往往导致呼吸性碱中毒，及时调节吸氧浓度，并适当加长呼吸机与患者气管套管之间的管道长度增加生理无效腔量，以增加吸入气体中的$CO_2$浓度，从而有效地纠正呼吸性碱中毒。另外，注意定时复查动脉血气分析，根据血气结果调整通气参数，以保证患者充分的氧气供给及二氧化碳的排出。

# 第七节　慢性阻塞性肺疾病

慢性阻塞性肺疾病（chronic obstructive pulmonary disease，COPD）由于其患者数多，死亡率高，社会经济负担重，已成为一个重要的公共卫生问题。在我国COPD是严重危害人民群体健康的重要慢性呼吸系统疾病，近来对我国北部及中部地区农村102 230名成年人群调查，COPD约占15岁以上人口的3%，患病率之高是十分惊人的。

## 一、概　述

### （一）定义

我国制定的COPD诊治规范提出，COPD是以气流阻塞为特征的慢性支气管炎和／或肺气肿，支气管哮喘不属于COPD。定义中进一步明确COPD是一种以气流受限为特征的疾病，气流受限呈不完全可逆、进行性发展，与肺部对有害气体或　有害颗粒的异常炎症反应有关。以气流受限为中心，将以往诊断为慢性支气管炎或／和肺气肿统一为具有共同病因及发病机制的COPD是当前COPD定义的特征。

欧洲呼吸协会颁布的"慢性阻塞性肺疾病诊断和治疗指南"。指出COPD的定义，COPD是一种可以预防、可以治疗的疾病，以不完全可逆的气流受限为特点。气流受限常呈进行性加重，且多与肺部对有害颗粒或气体，主要是吸烟的异常炎症反应有关。

### （二）发病机制

目前普遍认为COPD以气道、肺实质和肺血管的慢性炎症为特征，在肺的不同部位有肺泡巨噬细胞、T淋巴细胞和中性粒细胞增加，激活的炎症细胞释放多种介质，这些介质能破坏肺的结构和促进中性粒细胞炎症反应。除炎症外，肺部的蛋白酶和抗蛋白酶失衡及氧化与抗氧化失衡也在COPD的发病中起重要作用。

## 二、临床表现

### （一）症状

1. **慢性咳嗽**　通常为首发症状，初起咳嗽呈间歇性，早晨较重，以后早晚或整日均有咳嗽，但夜间咳嗽并不显著，也有少数病例虽有明显气流受限但无咳嗽症状。

2. **咳痰**　咳嗽后通常咳少量黏液性痰，部分患者在清晨较多，并发感染时痰量增多，常有脓性痰。

3. **气短或呼吸困难**　这是COPD的标志性症状，是使患者焦虑不安的主要原因，早期仅于劳力时出现，后逐渐加重，以致日常活动甚至休息时也感气短。

4. 喘息和胸闷　不是COPD的特异性症状。部分患者特别是重度患者有喘息；胸部紧闷感通常于劳力后发生，与呼吸费力、肋间肌等容性收缩有关。

5. 其他症状　晚期患者常有体重下降、食欲减退、精神抑郁或焦虑等，并发感染时可咯血。

（二）病史

1. 吸烟史　多有长期大量吸烟史。

2. 接触史　职业性或环境有害物质接触史。

3. 家族史　COPD有家族聚集倾向。

4. 发病年龄及好发季节　多于中年以后发病，症状好发于秋冬寒冷季节，常有反复呼吸道感染及急性加重史。随病情进展，急性加重逐渐频繁。

5. 慢性肺源性心脏病史　COPD后期出现低氧血症和／或高碳酸血症，可并发慢性肺源性心脏病和右心衰竭。

（三）体格检查

体格检查对COPD的诊断价值低，因为气流受限的体征只有在患者肺功能显著损害时才出现，而且检出的敏感性和特异性较低。

1. 视诊和触诊　胸廓形态异常，包括胸部过度膨胀、前后径增大、剑突下胸骨下角（腹上角）增宽及腹部膨凸等；常见呼吸变浅，频率增快，辅助呼吸肌如斜角肌及胸锁乳突肌参与呼吸运动，重症可见胸腹矛盾运动；患者不时采用缩唇呼吸以增加呼出气量；呼吸困难加重时常采取前倾坐位；低氧血症者可出现黏膜及皮肤发绀，伴右心衰可见下肢水肿、肝脏增大。

2. 叩诊　由于肺过度充气使心浊音界缩小，肺肝界降低，肺部可呈过清音。

3. 听诊　两肺呼吸音可减弱，呼气延长，可闻及干性啰音，两肺底或其他肺野可闻及湿啰音；心音遥远，剑突中心音较清晰响亮。

### 三、辅助检查

1. 肺功能检查　存在不完全气流受限是诊断COPD的必备条件，肺功能检查是诊断COPD的金标准，是判断气流受限增高且重复性好的客观指标，对COPD的诊断、严重度评价、疾病进展、预后及治疗反应等均有重要意义。

气流受限是以一秒用力呼气容积（forced expiratory volume in one second，$FEV_1$）和一秒率（forced expiratory volume in one second／forced vital capacity，$FEV_1$／FVC）降低来确定。$FEV_1$／FVC是COPD的一项敏感指标，可检出轻度气流受限。$FEV_1$占预计值的百分比是中、重度气流受限的良好指标，它变异小，易于操作，应作为COPD肺功能检查的基本项目。吸入支气管舒张剂后，$FEV_1 < 80\%$预计值及$FEV_1$／FVC$< 70\%$可确定为不

完全可逆气流受限。

2. 胸部X线检查 COPD早期胸片可无明显变化，以后出现肺纹理增多、紊乱等非特征性改变。主要X线征为肺过度充气：肺容积增大，胸腔前后径增长，肋骨走行变平，肺野透亮度增高，横膈位置低平，心脏悬垂狭长，肺门血管纹理呈残根状，肺野外周血管纹理纤细稀少等，有时可见肺大疱形成。并发肺动脉高压和肺源性心脏病时，除右心增大的X线征外，还可有肺动脉圆锥膨隆、肺门血管影扩大及右下肺动脉增宽等。

3. 胸部CT检查 CT不作为常规检查，但当诊断有疑问时，高分辨率CT（high resolution CT，HRCT）有助于鉴别诊断。此外，HRCT对辨别小叶中央型或全小叶型肺气肿及确定肺大疱的大小和数量，有很高的敏感性和特异性。

4. 血气检查 血气检查对晚期患者十分重要，$FEV_1<40\%$预计值者及具有呼吸衰竭或右心衰竭临床征象者，均应做血气检查。血气异常首先表现为轻、中度低氧血症，随着疾病进展，低氧血症逐渐加重，并出现高碳酸血症。

## 四、治疗

### （一）药物治疗

1. 支气管扩张剂

（1）β2受体激动剂：β2受体激动剂通常分为长效β2受体激动剂和短效β2受体激动剂两种。吸入短效β2受体激动剂5分钟内产生支气管扩张效应，并且一般在30分钟内达到最大效应。由于起效快，因此常常作为"急救药"使用。但由于需要频繁给药，短效β2受体激动剂的使用是不方便的，此外，短效β2受体激动剂使用超过三个月疗效会有所降低。长效β2受体激动剂的支气管扩张效应可通过在给药后30分钟出现，2小时效应高峰，给药12小时后，支气管扩张效应仍然存在。使用长效β2受体激动剂，为患者在白天和夜晚提供平稳的支气管扩张状态成为可能。

（2）抗胆碱能药物：有研究认为，抗胆碱能药物是治疗COPD的支气管扩张剂中最有效的一类药物，因为迷走神经张力过高是COPD气流阻塞唯一可逆的因素。新的抗胆碱能药物噻托溴铵，它可以与M2受体快速分离，而与M1受体和M3受体缓慢分离，因此可以长时间阻断乙酰胆碱对人体气道平滑肌细胞的收缩作用，而促进乙酰胆碱释放作用是短期的。

（3）茶碱类药物：茶碱类药物在COPD治疗中较为常用。该类药物具有支气管舒张作用，并能通过改善肺过度充气而减轻症状。茶碱类还可以减轻呼吸肌疲劳，刺激呼吸中枢，改善黏膜纤毛清除能力。此外，它既可舒张冠状动脉，又可舒张肺血管，因此可以降低肺动脉高压。茶碱类对COPD患者有抗炎作用，近来发现低剂量的茶碱类药物可以减少诱导痰中的炎性标志物。另外，茶碱类药物还有改善心搏血量、扩张全身和肺血管、增加水盐排出、兴奋中枢神经系统、改善呼吸肌功能等。

2. 激素 激素对COPD患者有两个可能的好处：首先，可以轻度改善气流，最大幅度可以改善50～100mL，这个结果实际上不低于支气管扩张剂的效果。其次，在加用长效β2受体激动剂时同样可以显示明确的疗效，使用最大剂量支气管扩张剂的COPD患者使用激素有可能进一步改善肺功能。激素对急性期有确切的治疗作用，因此，现行的指南推荐激素在发作频繁的急性患者使用。全身性使用激素在COPD稳定期应尽量避免使用，在COPD的急性期可以使用，但是一般而言使用超过14天是不必要的，而且没有好处。

3. 呼吸兴奋剂　当呼吸中枢兴奋性降低或抑制时，呼吸幅度变小、频率减慢，或有明显的$CO_2$潴留时，可给予呼吸兴奋剂。COPD呼吸功能衰竭时，因支气管-肺病变、中枢反应性低下或呼吸肌疲劳而引起低通气者，此时应用呼吸兴奋剂的利弊应按上述三种因素的主次而定；对神经传导与呼吸肌病变、肺炎、肺水肿和肺广泛间质纤维化所致的换气功能障碍者，则呼吸兴奋剂有弊无利，不宜使用。应用呼吸兴奋剂的前提是保持气道通畅和已解除气道痉挛，在氧疗的同时使用。常用尼可刹米，可先静脉推注0.375～0.750克，然后以3.00～3.75克加入500mL液体中，按25～30滴／分静脉滴注，并根据意识、呼吸频率、幅度、节律及动脉血气分析调节剂量。当Ⅱ型呼吸功能衰竭$PaO_2$接近正常或pH基本代偿时，应停止使用，以防止碱中毒。如经治疗病情未见好转，应中断使用呼吸兴奋剂，并说服患者和家属采用机械通气。

4. 抗生素　已有的研究资料表明，引起COPD急性发作的原因中感染占2／3，包括细菌、病毒、非典型病原体。常见细菌包括流感嗜血杆菌、副流感嗜血杆菌、肺炎链球菌、卡他莫拉菌，占30%～50%；其他细菌包括铜绿假单胞菌、肠杆菌、其他革兰阴性菌、金黄色葡萄球菌、其他革兰阳性菌，占10%～15%。非典型病原体包括肺炎衣原体和肺炎支原体，占5%～15%，未发现有嗜肺军团菌的报道。呼吸道病毒包括流感病毒、副流感病毒、鼻病毒、冠状病毒、腺病毒、呼吸道合胞病毒，占30%。抗生素治疗指征为：患者至少存在1个主要症状（呼吸困难加重、痰量增加、脓痰）和1个危险因素（年龄≥65岁，$FEV_1$%<50%，1年≥4次慢性支气管炎急性加重，合并一种或多种基础疾病）。

（二）控制性氧疗

氧疗的目的是提高$PaO_2$，减轻缺氧造成的重要器官功能损害，并减少呼吸肌做功。氧疗是急性期患者住院的基础治疗。无严重并发症的急性期患者氧疗后较容易达到满意的氧合水平（$PaO_2$）>60mmHg（8.0kPa）或$SaO_2$>90%］，但有可能发生潜在的$CO_2$潴留。

Ⅰ型呼吸功能衰竭因无$CO_2$潴留，可按需给氧，氧浓度可提高到40%～50%，氧流量4～5L／min，当$PaO_2$达70mmHg（9.3kPa），应降低吸氧浓度。

Ⅱ型呼吸功能衰竭因呼吸中枢对$CO_2$刺激不敏感，主要靠缺氧刺激来维持呼吸，应以控制性氧疗为原则，采用低流量（1～2L／min）、低浓度（25%～30%）持续给氧。$PaCO_2$很高的患者，采用鼻塞法吸氧，氧浓度从25%开始，缓慢增加，使$PaO_2$接近60mmHg（8.0kPa）、$PaCO_2$升高幅度<12mmHg（1.6kPa）、pH无变化，吸氧浓度不变，但需密切监测$PaCO_2$。若氧浓度达30%时，$PaO_2$仍<55mmHg（97.3kPa）、$PaCO_2$>70~80mmHg（9.3~10.7kPa）、pH<7.25时，应考虑机械通气。

（三）机械通气

1. 使用机械通气的指征　一般原则：COPD并发严重呼吸功能不全，在经积极的抗感染、排痰、扩张支气管、控制性氧疗、酌情加用呼吸兴奋剂等治疗后（特别是已处理达24小时以上），一般情况及呼吸功能无改善或进一步恶化者，应考虑使用呼吸机，在选择机械通气前亦需对纠正呼吸功能衰竭后脱离呼吸机的可能性做出估计。

具体参考以下指标来判断是否存在需使用机械通气的严重呼吸功能不全：

（1）患者的一般状况：①有无肺性脑病表现，是否出现精神、神志障碍。②自主排痰能力。

（2）通气动力学变化：①呼吸频率（respiratory frequency，RR）>30~40次／分钟或<6~8次／分钟，同时注意呼吸节律变化。②潮气量（tidal volume，TV）<200~250mL／min。

（3）气体交换指标（主要为动脉血气指标）：①在合理的氧疗条件下动脉血氧分压（$PaO_2$）<35~45mmHg（4.7~6.0kPa）。②动脉血二氧化碳分压（$PaCO_2$）>70~80mmHg（9.3~10.7kPa）（需参考缓解期水平），若呈进行性升高更有意义。③发生严重失代偿性呼吸性酸中毒，动脉血pH<7.20~7.25。

2. 施行机械通气的方法

（1）人工气道的建立：

1）经鼻气管插管：由于易于为清醒患者所接受，长期带管的耐受性好，患者可以进食，便于口腔护理，容易固定等优点，使其在对COPD患者施行较长期机械通气的治疗中更为方便实用，其应用曾较普遍。

2）经口气管插管：主要用于急救，尤其是心肺复苏或将要出现呼吸、心跳停止而需迅速建立人工气道的病例。对以后需较长期机械通气的患者可改为经鼻气管插管。多数医生认为经口气管插管亦可行较长期机械通气。

3）气管切开：COPD患者需尽量避免。一般仅用于气管内分泌物过于黏稠，经气管插管难于满意吸出或因上气道病变使气管插管无法进行的病例。

4）气管插管的长期留置：近年来气管插管的制作材料由橡胶改为聚氯乙烯等塑料，后又以硅胶为材料，使气管插管的组织相容性明显提高，对所经气道内腔的刺激性已不成为影响其长期留置的因素；除材料的改进外，目前所广泛采用的圆柱形高容低压气囊使气囊封闭管周腔的有效封闭压低于25mmHg（3.3kPa）。

### 五、护理措施

#### （一）一般护理

1. 居室环境　保持居室空气清新，每日定时开窗，但应避免对流风直吹患者。室内温度保持在：冬季18～22℃，夏季19～24℃，湿度为50%～60%；对花草过敏者室内应避免摆放花草，支气管哮喘患者应避免用羽绒被服。流感流行季节避免流感带菌者探视患者，每天应对居室进行空气消毒，如食醋熏蒸、紫外线照射。避免烟雾及粉尘的刺激。

2. 饮食　COPD患者由于咳嗽，呼吸较正常人费力，消耗的能量较正常人多，因此，需增加能量的摄入。蛋白质是维持生命所必需的营养物质，可促进病变组织和创伤的修复，提高机体免疫力。为加快被损伤的气道黏膜的修复，提高机体免疫力，应适当增加蛋白质的摄入。维生素C、维生素E的不足会延缓损伤组织的修复，因此应多食水果、蔬菜以增加蛋白质的摄入。充足的水分可维持呼吸道黏膜的湿润，稀释痰液有利于痰液的排出，因此COPD患者应及时补充水分。

#### （二）症状护理

1. 咳嗽、咳痰的护理

（1）观察病情：密切观察咳嗽、咳痰情况，详细记录痰液的色、量、性质等情况，以及正确收集痰标本并及时送检，为诊断治疗提供可靠的依据。

（2）痰液较深不易咳出者：

1）胸部叩击法：每日2～3次餐前进行，方法为：五指并拢并略弯曲，迅速而有规律地叩击胸背部，用力适中，勿造成软组织损伤或骨折，以患者能承受为宜。其顺序为从肺底到肺门，从肺尖到肺门，从肺外侧到内侧，叩击同时鼓励患者做深呼吸和咳嗽、咳痰。每次叩击15～20分钟，叩击时注意观察患者的面色、呼吸、咳嗽、咳痰情况。

2）体位引流：按病灶部位，取适当体位，使病变部位的支气管开口向下，利用重力，咳嗽、胸部叩击，将分泌物排出。每次10～15分钟，引流时间在早餐前1小时、晚餐前或睡前进行。引流期间注意观察神志、呼吸及有无发绀。注意防止发生意外，观察引流情况。

3）指导有效的咳嗽，减少体力消耗及气道的损伤。每2～4小时进行数次轻咳，将痰液咳至咽喉部，然后深呼吸、屏气数秒钟后进行爆发性咳嗽，将痰液咳出。

4）对无力咳嗽者，在进行翻身叩背、雾化吸入后要及时吸痰。

2. 咯血的护理

（1）一般护理：大咯血的患者应绝对卧床休息，一切活动应由护理人员协助进行，尽量避免搬动患者，平卧位头偏向一侧，若已知病变部位则采取患侧卧位，既减少肺的活动有利于止血，同时也可避免窒息与血流流向健侧。

（2）密切观察病情：观察咯血后的体温变化，是否有呼吸困难，这样有利于及时发现吸入性肺炎和肺不张，及时发现并处理窒息的患者。若咯血突然减少或中止，同时出现胸闷、憋气、烦躁、大汗淋漓、皮肤发绀、呼吸音减弱或消失即可判断有窒息的可能。应在通知医生的同时，立即使患者处于头低脚高俯卧位，头稍后仰，轻叩背部将血咯出。如效果不明显，应立即行气管插管或气管切开以吸出血块，缓解气道受阻并给予高浓度氧气吸入。

（3）对有窒息先兆的护理：①体位引流：迅速抬高床尾45°，患者取俯卧位，注意取出口腔内血块，轻拍患侧背部，同时用导管抽吸，促使气管内积血排出。②体位引流无效时，配合医师做好气管插管和气管切开的准备工作。③持续吸氧，以改善组织缺氧，必要时使用呼吸兴奋剂。④立即建立静脉通道，应用止血剂，必要时应用垂体后叶素。

3. 呼吸困难的护理

（1）保持呼吸道通畅是缓解呼吸困难的关键。

（2）呼吸训练：

1）缩唇呼吸：让患者用鼻吸气，用口呼气，呼气时将嘴唇缩成吹口哨状，气体从缩窄的口唇缓缓呼出，吸气与呼气之比为1∶2或1∶3。

2）腹式呼吸：患者取坐位或立位，吸气尽力鼓腹，胸部不动。呼气时尽力收腹，将气呼出，每分钟7～8次，每次10～20分钟，每日做2次，并将缩唇呼吸融入其中，调动通气的潜力，增加呼吸运动的力量和效率。

（3）合理氧疗：COPD患者氧疗时氧流量不可过高，一般为1～2L/min，浓度不可过大，一般为24%～30%。氧疗时注意观察患者呼吸困难是否减轻及发绀缓解情况。患者的神志、心率及血压的变化，可定时检查动脉血气的变化及指端氧饱和度的情况。随时检查导管是否通畅，鼻导管固定是否牢固，氧流量、湿化瓶中的液体情况，为正常氧疗提供必要的准备。

（三）用药的护理

1. 抗生素的用药护理

（1）COPD患者因反复感染而长期应用抗生素，应根据病原菌药物敏感试验选用抗生素，因此应做好痰培养标本的留取，具体方法是：晨起漱口后，咳深部痰液流入无菌痰培养瓶中，拧紧瓶盖立即送检，一般连送3～4日。

（2）用药后应注意观察体温是否下降，咳嗽、咳痰症状是否减轻或消失，痰的颜色是否改变，肺部啰音是否减轻或消失，注意观察药物的不良反应。

2. 止咳祛痰药物的用药护理

（1）服用糖浆类止咳祛痰药物应注意在饭后服用并不再饮水，其目的是减少对胃的刺激，并可使一部分药物能长时间停留于咽喉部，从而发挥其药理作用。

（2）痰多者不可服用单纯止咳药物，应以化痰祛痰为主，用药注意经常变换体位以利于咳痰，不可因变换体位后咳嗽加剧而固定于一个姿势，因其不利于痰液排出，延缓疾病的康复。

3. 应用解痉平喘药物的用药护理　茶碱类药物引起的不良反应与其血药浓度水平密切相关，且个体差异较大，因此应严格掌握用药浓度及药物的滴速，其主要副作用有胃部不适、胃痛、恶心、呕吐；心动过速、心律失常；注入过快时，可导致血压下降、抽搐，甚至突然死亡；亦可引起失眠、烦躁、呼吸增快等。

（四）心理护理

1. 心理障碍的发病机制

（1）血气改变指标改变：①COPD患者恐慌发作、焦虑与缺氧、高碳酸血症和低碳酸血症有关。过度通气导致P（$CO_2$）减低，引起呼吸性碱中毒，进而导致脑血管收缩，产生焦虑症状。②严重COPD患者，慢性低通气增加P（$CO_2$）水平。③在动物模型，通过激活延髓化学感受器，脑桥色素核内神经元激活引发恐慌反应。④缺氧产生乳酸与恐慌发作有关，推测有恐慌疾病的COPD患者对乳酸和过度通气高敏。

（2）治疗COPD药物：①β受体激动剂，如沙丁胺醇，引起与心率增速有关的焦虑。②茶碱有支气管扩张和呼吸兴奋作用，引起焦虑，尤其血药质量浓度>20μg／mL时。喹诺酮类和茶碱合用引起CYP-450互相作用，提高茶碱血药浓度而增加焦虑危险。③大剂量皮质激素（如甲基泼尼松龙）可致焦虑。

（3）心理状态的改变：①长期慢性反复咳嗽、咳痰，病情迁延，患者在咳嗽、咳痰的基础上出现了逐渐加重的呼吸困难，常感到自己已衰老，面临死亡而产生焦虑或恐惧。②长年患病，退休工资不够患者每天吃药和每年住院所需的医药费，拖累儿女，认为自己增加家庭负担而感到悲观。③长期的负面情绪会使患者不积极配合治疗，或者过度对躯体关注、过度对药物依赖而影响治疗效果及患者的工作、生活、学习、社会活动和家庭关系 ④老年人由于社会角色或家庭角色的改变，长期患病，自理能力下降，认为给儿女加重负担等，常常产生失落感、孤独感等。

2. 临床表现

（1）抑郁和焦虑：COPD和焦虑、抑郁状态有较高共患率，在50％左右。COPD严重程度与焦虑、抑郁发生率有关。

（2）认知功能障碍：表现为高水平认知功能缺乏，如注意力、复杂视觉运动、抽象能力和语言任务等。

（3）神经精神症状。

（4）应激相关障碍：COPD患者心理应激常预示日常生活活动受限。多元回归研究发现，高水平灾难性退缩心理应对策略和较低水平症状管理的自我效应力，与较高水平抑郁、焦虑和生活质量降低有关。

3. 护理措施

（1）药物：选择性5-HT再吸收抑制剂是公认的治疗COPD相关性焦虑一线用药。对COPD相关性焦虑不常规推荐地西泮，因该药大剂量致呼吸抑制，对终末状态的COPD患者是危险的，并使肺功能恶化。

（2）心理社会支持。

（3）认知-行为干预策略。

（4）接触暴露与系统脱敏。

# 第八节　消化道出血

消化道出血是急诊经常遇到的诊治问题。消化道是指从食管到肛门的管道，包括胃、十二指肠、空肠、回肠、盲肠、结肠及直肠。消化道出血可因消化道本身的炎症、机械性损伤、血管病变、肿瘤等因素引起，也可因邻近器官的病变和全身性疾病累及消化道所致。

## 一、概　述

上、下消化道的区分是根据其在Treitz韧带的位置不同而区分的。位于此韧带以上的消化管道称为上消化道，Treitz韧带以下的消化管道称为下消化道。Treitz韧带，又称十二指肠悬韧带，是从膈肌右角有一束肌纤维索带向下与十二指肠空肠曲相连，将十二指肠空肠固定在腹后壁。Treitz韧带为确认空肠起点的重要标志。

上消化道出血部位指Treitz韧带以上的食管、胃、十二指肠、上段空肠以及胰管和胆管的出血。Treitz韧带以下的肠道出血称为下消化道出血。

### （一）上消化道出血的病因

1. 食管疾病　食管炎（反流性食管炎、食管憩室炎）、食管癌、食管溃疡、食管贲门黏膜撕裂症、器械检查或异物引起损伤、放射性损伤、强酸和强碱引起的化学性损伤等。

2. 胃、十二指肠疾病　消化性溃疡、急慢性胃炎（包括药物性胃炎）、胃黏膜脱垂、胃癌、急性胃扩张、十二指肠炎、残胃炎、残胃溃疡或癌、淋巴瘤、平滑肌瘤、息肉、肉瘤、血管瘤、神经纤维瘤、膈疝、胃扭转、憩室炎、钩虫病等。

3. 胃肠吻合术后的空肠溃疡和吻合口溃疡。

4. 门静脉高压伴食管胃底静脉曲线破裂出血、门脉高压性胃病、肝硬化门静脉炎或血栓形成的门静脉阻塞、肝静脉阻塞。

5. 上消化道邻近器官或组织的疾病

（1）胆管出血：胆管或胆囊结石、胆管蛔虫病、胆囊或胆管病、肝癌、肝脓肿或肝血管病变破裂。

（2）胰腺疾病累及十二指肠：胰腺脓肿、胰腺炎、胰腺癌等。

（3）胸或腹主动脉瘤破入消化道。

（4）纵隔肿瘤或脓肿破入食管。

6. 全身性疾病在胃肠道表现出血

（1）血液病：白血病、再生障碍性贫血、血友病等。

（2）尿毒症。

（3）结缔组织病：血管炎。

（4）应激性溃疡：严重感染、手术、创伤、休克、肾上腺糖皮质激素治疗，及某些疾病引起的应激状态，如脑血管意外、肺源性心脏病、重症心力衰竭等。

（5）急性感染性疾病：流行性出血热、钩端螺旋体病。

（二）下消化道出血病因

1. 肛管疾病　痔、肛裂、肛瘘。

2. 直肠疾病　直肠的损伤、非特异性直肠炎、结核性直肠炎、直肠肿瘤、直肠类癌、邻近恶性肿瘤或脓肿侵入直肠。

3. 结肠疾病　细菌性痢疾、阿米巴痢疾、慢性非特异性溃疡性结肠炎、憩室、息肉、癌肿和血管畸形。

4. 小肠疾病　急性出血性坏死性肠炎、肠结核、克罗恩病、空肠憩室炎或溃疡、肠套叠、小肠肿瘤、胃肠息肉病、小肠血管瘤及血管畸形。

## 二、诊断

（一）出血量的诊断

1. 分类　许多国家的教科书里把出血量超过1000～1500mL／d时称为大出血。在我国主张把出血量在500mL／d称为少量出血，把500～1000mL／d称为中等量出血，超过1000～1500mL／d时则叫作大出血。

2. 出血量　实际上在临床工作中并不能精确地测定出血量。因为所谓呕血量，其中也会包含一部分胃液，而"黑便"仅能估计排出体外的血量，留滞肠道的积血还是个未知数。所以，一般估计失血量是用间接方法估算。即恢复血红蛋白至正常所需要的输血量就是出血量。

3. 部位　一般急速的出血且部位较高时，可引起呕血。少量出血或部位较低时，多发生黑便。如食管静脉曲张、胃溃疡等出血时常有呕血，而十二指肠溃疡出血多表现为黑便。

4. 速度　黑便不总是柏油样的，大便颜色与出血的程度和在胃肠道滞留的时间有关。非常急速的出血时大便可呈暗红色。缓慢出血即使部位较低也可以呈黑便。

5. 血尿素氮　判定出血是在十二指肠还是在结肠有困难时，检查血尿素氮有鉴别意义。如果血尿素氮正常，出血部位在结肠。如果血尿素氮升高，为十二指肠出血。因为大量血液经过整段小肠时，会引起蛋白质大量吸收，从而导致血尿素氮升高。

（二）病史

1. 危重患者　倘若出血病情危重或者发生休克，甚至意识障碍时，要全面详细地询问病史是有困难的。但是应当力求多了解到一些有用的线索，如慢性有规律的腹痛史、反酸嗳气史、慢性肝病史、饮酒或服用某种药物史等。

2. 溃疡出血　绝大多数都会有长期腹痛或反酸，甚至典型的有规律性的空腹或者进食后腹痛的病史。以往反复发作的梗阻或者出血也常提示有溃疡病存在。如果过去由内镜或者X线钡餐检查证实有溃疡存在，对诊断更有帮助。

3. 肝硬化　有肝病历史，并有慢性消化道症状如厌油、腹胀、食欲不振等要怀疑有肝硬化的可能。以往的肝功能化验异常，腹胀，浮肿或黄疸病史，也要警惕有食管静脉曲张出血的危险。

4. Mallory-Weiss症　明确的呕吐史，特别是剧烈的反复的恶心呕吐发作，常提示有Mallory-Weiss症存在。

5. 出血性胃炎　对于那些以往从无胃痛或者消化道症状的出血患者，如果没有肝病的证据，也没有凝血功能障碍的线索，应当多考虑为出血性胃炎或者良性肿瘤。

6. 腹痛　急性出血后一般腹痛能够缓解。如果平时有慢性典型的溃疡型腹痛，在近期内突然加重，那么应当警惕有出血的可能性。一旦溃疡侵蚀了较大的血管，像胃左动脉、脾动脉或者胃十二指肠动脉时，则表现为大出血，常需采取手术方法止血。

7. 药物　饮酒或者服用阿司匹林、保太松、吲哚美辛、索米痛片或者激素等药物都会造成出血性胃炎，这种因素不仅是引起出血的直接原因，也可以是慢性溃疡病出血的诱发因素。

（三）体格检查

1. 急性消化道是出血查体的重点，首先是仔细观察皮肤颜色、脉搏、血压和周围循环状况，目的是判断血液循环的变化情况。

2. 发现有肝掌和蜘蛛痣等体征，说明有肝硬化的可能。

3. 黄疸、腹壁静脉曲张、腹腔积液、脾功能亢进等提示肝功能失代偿及门脉高压存在。

4. 胃癌进展期常能在上腹部触及包块，但不是大出血的常见原因。

5. 皮下瘀血或出血点等则是罕见的遗传性毛细血管扩张症的表现。

（四）实验室检查

1. 主要项目　包括血常规、血小板、凝血功能、胆红素、肝脏酶学、血浆清蛋白等，这是为了初步鉴别溃疡出血、肝硬化出血和血液系统疾病出血。同时对肝硬化食管静脉曲张破裂出血的预后有参考意义。

2. 上消化道钡餐检查　虽然不伴有休克时，于出血24小时之内做上消化道钡餐检查并没有严重的危险性，但是由于阳性率低，所以在临床实际工作中很少做这种检查。

3. 急诊胃镜　紧急内镜检查的阳性率较高，大多报告在90%以上。它不仅能找到出血的原因和部位，而且同时可以做止血治疗，但是在操作上具有一定的危险性。

4. 其他　有时十二指肠溃疡以及由于变形而狭窄时，还有术后胃的复发溃疡，上消化道钡餐较急诊胃镜更准确和容易。

## 三、急性上消化道出血

急性上消化道出血最常见的三大病因依次是消化性溃疡、急性胃黏膜病变和食管胃底静脉曲张破裂，以呕血和／或黑便为主要症状，常伴有血容量减少引起的急性周围循环功能衰竭。

（一）临床表现

1. 病史　胃病病史、慢性肝病史、服用非甾体抗炎药、大量酗酒、应激状态（大面积烧伤、严重创伤、脑血管意外、休克、脓毒血症、心肺功能不全）。

2. 症状

（1）呕血与黑便：上消化道出血后均有黑便，如出血量很大，血液在肠内推进快，粪便亦可呈暗红色或鲜红色。如伴呕血常提示幽门以上的病变出血，但幽门以下的病变出血量大、速度快、血液也可反流入胃，引起恶心、呕吐而发生呕血。呕血多呈棕褐色、咖啡渣样。但如出血量大，未经胃酸充分混合即呕出，则为鲜红或兼有血块。应注意有少数患者在出现呕血与黑便之前即发生严重周围循环功能衰竭，此时进行直肠指检如发现黑便或血便则对诊断有帮助。

（2）失血性周围循环功能衰竭：是急性失血的后果，其程度的轻重与出血量及速度有关。少量出血可因机体的自我代偿而不出现临床症状。中等量以上的出血常表现为头昏、心悸、冷汗、恶心、口渴；体检可发现面色苍白、皮肤湿冷、心率加快、血压下降。大量出血可出现黑蒙、晕厥，甚至休克。应注意在出血性休克的早期血压可因代偿而基本正常，甚至一时偏高，但此时脉搏细速，皮肤苍白、湿冷。老年人大量出血可引起心、脑、肾的并发症。

（3）发热：多数患者在出血后24小时内出现低热，常低于38.5℃，持续3～5天降至正常。少数大量出血的患者可出现难以控制的高热，提示病情严重，原因不明，可能与失血后导致体温调节中枢的功能障碍有关。

（4）氮质血症：上消化道出血后因血红蛋白在肠道被分解、吸收和肾血流量减少而导致血中尿素氮升高，24～48小时达高峰，一般不超过14.3mmol／L，3～4天降至正常。若同时检测血肌酐水平正常，出血后血尿素氮浓度持续升高或一度下降后又升高，常提示活动性出血或止血后再出血。

（二）辅助检查

1. 实验室检查

（1）血常规：在出血早期，可因血管和脾脏代偿性收缩和血液浓缩，而使红细胞和血红蛋白基本正常甚至升高，一般在急性出血后3～4小时后开始下降，此时也应注意治疗过程中，快速大量输液造成的血液稀释对血常规结果的影响，以便正确评估出血程度。血小板、白细胞可因出血后的应激反应而在短期内迅速增加。

（2）呕吐物隐血试验和粪便隐血反应强阳性。

（3）血尿素氮：出血后数小时内开始升高，24～48小时内达高峰，3～4天降至正常。应同时测定血肌酐浓度，以排除原有肾脏疾病。

2. 特殊检查

（1）胃镜检查：是诊断上消化道出血最常用的准确方法，尤其是出血后48小时内的紧急胃镜检查更具有价值，可发现近90%的出血病因。除出现活动性呕血、昏迷或垂死者外，宜在积极纠正休克的同时进行紧急胃镜诊治。单纯保守的等待血压回升可能导致失去治疗的有限机会，尤其是对于活动性大出血者。对活动性出血者，胃镜检查前宜插胃管抽吸胃内积血，并以生理盐水灌洗干净以免积血影响观察。

（2）X线钡餐检查：此法在急性上消化道大出血时对出血病因的诊断价值有限。早期X线钡餐检查还可能引起再出血。一般主张在出血停止和病情稳定数日后行X线钡餐检查。

（3）选择性腹腔动脉造影：对于出血速度>0.5mL／min的活动性出血，此法可能发现一些经胃镜或X线钡餐检查未能发现的出血病灶，并可在该动脉插管内滴入垂体加压素而达到止血目的。

（4）放射性核素：99mTc标记红细胞扫描，注射99mTc标记红细胞后，连续扫描腹部10～60分钟，如发现腹腔内异常放射性浓聚区，则提示该处可能为出血部位。

（5）剖腹探察术：少数患者经上述内科检查仍不能找到出血病灶，而又在活动后大出血者，可在积极输血和其他抗休克处理的同时行剖腹探察术，必要时还可行术中内镜检查，常可获明确诊断。

（三）治疗

经内镜治疗活动性出血、以药物提高胃内pH、促进止血反应防止再出血是上消化道出血基本治疗原则，因此所有上消化道出血的处理均应遵循三个原则：正确的内镜诊断，内镜下及时止血治疗和静脉内使用质子泵抑制剂奥美拉唑等使胃内pH升至6.0以上。

1. 病情观察　严密监测病情变化，患者应卧位休息，保持安静，保持呼吸道通畅，避免呕血时血液阻塞呼吸道而引起窒息。

2. 抗休克　积极抗休克，尽快补充血容量是最主要的措施。应立即配血，有输血指征时，即脉搏>110次／分，红细胞<$3 \times 10^{12}$／L，血红蛋白<70g／L，收缩压<90mmHg（12kPa）可以输血。在输血之前可先输入生理盐水、林格液、右旋糖酐或其他血浆代用品。

3. 胃内降温　通过胃管吸净胃内容物后，注入4℃的冰生理盐水灌洗而使胃降温。从而可使其血管收缩、血流减少，并可使胃分泌和消化受到抑制，出血部位纤溶酶活力减弱，从而达到止血目的。

4. 口服止血剂　消化性溃疡的出血是黏膜病变出血，采用血管收缩剂如去甲肾上腺素8mg加于冰盐水150mL分次口服，可使出血的小动脉强烈收缩而止血。此法不主张在老年人使用。

5. 抑制胃酸分泌和保护胃黏膜

（1）常用的药物：组胺$H_2$受体拮抗剂：雷尼替丁、法莫替丁、西咪替丁；作用更强的$H^+$-$K^+$-ATP酶抑制剂：奥美拉唑、潘妥洛克。

（2）pH与止血：止血过程为高度pH敏感的生理反应，近中性的环境最有利于止血，而胃内酸性环境则阻碍止血发生，还能使已经形成的血栓溶解，导致再出血。血小板凝聚在pH为7.0时最为理想，低pH会使血凝块溶解。当pH为5.8时血小板无法凝集。血液凝集过程的最适pH为7.0，低pH易使整个凝血过程受破坏。但从消化过程来讲，低pH是非常有利的。

（3）质子泵抑制剂：抗酸药、抗胆碱药、$H_2$受体阻断剂等药物制酸环节单一，不能充分有效地阻止胃酸分泌，或者迅速产生耐受性，可造成胃内酸度反跳增高，难以形成理想的胃内pH环境。目前能使人体胃内pH达到6.0以上的静脉内使用药物是奥美拉唑，其最佳剂量为80mg首剂静脉推注后，以8mg／h的速度连续静脉滴注，这个剂量可使胃内pH迅速达到6.0以上。静脉推注负荷量再继以静脉输注维持，可在20分钟内达到治疗所要求的胃内pH保持平稳。

6. 内镜直视下止血　局部喷洒5％碱式硫酸铁溶液，其止血机制在于可使局部胃壁痉挛，出血周围血管发生收缩，并有促使血液凝固的作用，从而达到止血目的。内镜直视下高频电灼血管止血适用于持续性出血者。由于电凝止血不易精确凝固出血点，对出血面直接接触可引起暂时性出血。内镜下激光治疗，可使组织蛋白凝固，小血管收缩闭合，起到机械性血管闭塞或血管内血栓形成的作用。

7. 食管静脉曲张出血的非外科手术治疗

（1）三腔二囊管压迫止血：是一种有效的，但仅是暂时控制出血的，非手术治疗食管静脉曲张大出血的方法，近期止血率90％。三腔管压迫止血的并发症有：①呼吸道阻塞和窒息；②食管壁缺血、坏死、破裂；③吸入性肺炎。最近对气囊进行了改良，在管腔中央的孔道内，可以通过一根细径的纤维内镜，这样就可以直接观察静脉曲张出血及压迫止血的情况。

（2）降低门脉压力的药物治疗：使出血部位血流量减少，为凝血过程提供了条件，从而达到止血。不仅对静脉曲张破裂出血有效，而且对溃疡、糜烂，黏膜撕裂也同样有效。可选用的药物有血管收缩剂和血管扩张剂两种：

1）血管升压素及其衍生物：以垂体后叶素应用最普遍，剂量为0.4IU／min连续静脉滴注，止血后每12小时减0.1IU／min。可降低门脉压力8.5％，止血成功率50％～70％，但复发出血率高，药物本身可致严重并发症，如门静脉系统血管内血栓形成，冠状动脉血管收缩等，常与硝酸甘油联合使用

2）生长抑素及其衍生物：能减少门脉主干血流量25％～35％，降低门脉压力达12.5％～16.7％，又可同时使内脏血管收缩及抑制胃泌素及胃酸的分泌，适用于肝硬化食管静脉曲张的出血，其止血成功率70％～87％。对消化性溃疡出血的止血效率87％～100％。静脉缓慢推注100μg，继而每小时静滴量为25μg。

3）血管扩张剂：不主张在大出血时用，而认为与血管收缩剂合用或止血后预防再出血时用较好。常用药物如硝酸甘油等，有降低门脉压力的作用。

（3）食管静脉曲张套扎术：是内镜介入下将橡皮圈直接结扎食管曲张静脉，使其绞窄坏死，静脉闭塞，局部形成纤维瘢痕，从而根除静脉曲张，达到止血和预防食管静脉曲张破裂出血的目的，具有创伤小，对机体干扰少的特点，不减少门脉向肝血流，不加重肝功能损害，几乎所有患者都能接受本法治疗，且术后恢复快。

8. 手术治疗

（1）消化性溃疡出血：严重出血经内科积极治疗24小时仍不止血，或止血后短期内又再次大出血，血压难以维持正常；年龄50岁以上，伴动脉硬化，经治疗24小时出血不止；以往有多次大量出血，短期内又再出血；并发幽门梗阻、穿孔，或怀疑有恶变。

（2）胃底食管静脉曲张破裂出血：应尽量避免手术，仅在各种非手术疗法不能止血时，才考虑行简单的止血手术。

## 四、三腔二囊管压迫止血的护理

（一）操作方法

1. 使用方法

（1）三腔二囊管使用前做好充气试验，证明无漏气后，即抽空气囊，涂上液状石蜡，插入胃内50～60cm，抽得胃内容物为止。

（2）向胃气囊充气200～300mL，再将管向外抽提，感觉管子不能再被抽出并有轻度弹力时将管子拉紧。然后在管端悬0.5～0.75kg的物品作牵引压迫。

（3）观察止血效果，如仍有出血，再向食管囊充气50～80mL，然后使用血压计测压，增加或减少食管囊内注气量，需使其压力维持在30～40mmHg（4.0～5.3kPa）。

2. 固定方法

（1）用一条脱脂棉垫，长10～15cm，宽3.5cm，靠近鼻翼绕在三腔二囊管上。

（2）再用一条胶布，长12～16cm，宽3.0cm，先贴近脱脂棉下缘紧绕三腔二囊管缠2～3圈，然后呈螺旋形向上缠绕在脱脂棉上，不得滑动。

（3）贴近鼻翼处要以脱脂棉接触，避免直接接触皮肤。

（4）特点：使用脱脂棉垫借助鼻翼和胃底贲门为固定点，可使气囊始终压迫出血部位。三腔二囊管牵拉固定后，患者翻身大小便等可不受限制。脱脂棉垫是缠在三腔二囊管上，外面缠绕胶布，在一侧鼻孔外贴近鼻翼处，不影响正常呼吸。

（二）护理措施

1. 放置三腔二囊管后，应及时、间断抽吸胃内容物，必要时用生理盐水反复灌洗，观察胃内有无血吸出，判断止血效果。对止血效果不好，连续抽出胃内鲜血者，应及时报告医生。

2. 及时抽吸胃内容物和食管囊上方的分泌物，还可以减少积血在肠道中滞留，后者可被细菌分解，增加血氨浓度，诱发肝性脑病。

3. 三腔二囊管应用时间一般不宜连续压迫72小时，否则可使食管到胃底受压迫时间长而发生溃烂、坏死，应每12小时放气观察15分钟，如有出血即再充气压迫。

4. 对患者咽喉分泌物要及时吸净，防止吸入性肺炎。

5. 严密观察，慎防气囊上滑，堵塞咽喉，或引起窒息。

6. 由于管的外端容易压迫贴近鼻翼处，应每日4～6次轻轻向外牵拉2～3cm，以防止发生局部皮肤溃疡。

7. 三腔二囊管一般放置24～36小时，如确定出血停止，可先排空食管气囊，再观察12～16小时。管的外端不固定，如有再出血可随时将管牵出，再次压迫止血；如确已止血，则先给患者口服液状石蜡15～20mL，然后慢慢将管拔出。

## 五、食管静脉曲张破裂出血套扎术护理

食管静脉曲张破裂出血套扎方法操作简单，疗效可靠，经过一次套扎后曲张静脉不会完全消失，一般在10～14天后还须再次套扎，并且在套扎后7～14天时套扎部位可出现出血现象，有时出血量很大，甚至可能引起大出血死亡，所以要求在被套扎的静脉脱落期间，应重点加强患者饮食等方面的护理。

（一）心理护理

如何使患者恢复治疗信心，并解除对食管静脉曲张套扎术的疑虑、恐惧心理，是护理人员首先要为患者解决的问题。主要措施为：

1. 配合医生给患者反复讲解食管静脉套扎的优点及疗效、介绍治疗医生及操作过程、告知患者术中的注意事项及如何配合手术。

2. 对患者最关心的预后及再出血问题予以详细解释，并介绍过去治疗成功的病例来增强患者的信心。

3. 患者有充分的心理准备，避免紧张、焦虑等不良因素，术中积极配合医生操作。

（二）饮食护理

1. 食管静脉曲张破裂出血的患者最初几日禁食，由于禁食时患者难忍饥饿之苦，应向患者说明禁食的重要性，注意适当的禁食是预防复发的关键之一，禁食时做到分散患者的注意力，使患者平心静气，以减少能量消耗。食管静脉曲张套扎术后禁食24小时，呕血停止72小时或套扎术后禁食24小时后，饮食给予易消化、高蛋白、低盐、低脂肪的冷流质，给予米汤、鱼汤、米糊等食物。

2. 停止出血后2~3天，选择营养价值高、易消化的食物。经过加工烹调使其变的细软，对胃肠无刺激，待凉后用餐，保证摄入足够的热能、蛋白质和维生素。少数患者可由于暴食引起胃内压力升高，胃酸反流，致食管黏膜损伤而出血，故应尽量说服患者改变不良饮食习惯，交代患者不要吃生硬、油炸、辛辣刺激性食物，如烧饼、油条、辣椒等，吃生硬食物可引起再次出血。

3. 出血停止4天后，如不再出血，无肝性脑病时，可给予优质蛋白、高维生素等半流质食物，如面条、蒸鸡蛋等；少吃甜食，以免引起胃酸分泌过多，出现胃灼热和食欲不振，从而加重病情。

4. 在肝硬化食管静脉曲张情况下，食管黏膜防御保护修复功能下降，酒精可直接引起食管黏膜损伤；酒精还可降低食管下端括约肌功能，使反流增加，胃酸、胃蛋白酶、胆汁等均可加重食管黏膜的损伤，导致食管静脉再次破裂出血。

（三）其他

1. 让患者平卧，头偏向一侧，避免呕吐物误入气管，引起窒息。

2. 保持环境安静，嘱其卧床休息，避免劳累。因活动能引起心率加快，心排出量增加，静脉回流血量增加，门脉压升高，从而使已曲张变薄的静脉更易破裂；劳累后可消耗体内大量的能量，可使食管黏膜细胞内的ATP水平下降，细胞内能量储备不足，而使黏膜易于受损，引起再次出血。故休息对于患者来说非常重要，术后下床活动可引起再次出血。

3. 严密观察病情变化，每30分钟监测生命体征1次，可行心电监护，随时观察呕吐物和粪便的性质、颜色及量，准确记录出入量。

4. 出血时，护士应在旁守护，准许家属陪伴，注意患者心理需求的满足。

（四）健康指导

1. 保持良好的心境，应教育患者树立起战胜疾病的信心，培养积极向上、乐观、豁达的生活态度，正确对待疾病。

2. 注意饮食卫生，养成良好的饮食习惯，进食时要细嚼慢咽，餐后30分钟～1小时要安静休息，勿食过冷过热刺激性食物。

3. 早期及时发现病情变化，若出现黑色大便、暗红色大便、头晕、恶心、疲乏则为食管静脉曲张破裂再出血的可能，必须立即到医院就诊。

4. 指导学习家庭急救方法，当出现呕血时，首先使患者去枕平卧位，保持呼吸道通畅，谨防血液或血块流入呼吸道使患者窒息；患者要保持镇静，避免紧张，后者会使曲张静脉内压力增高，出血速度加快，出血量增加；及时拨打电话与急救中心联系，就近医院抢救。

# 第九节　急性脑血管病

脑血管病是由各种血管源性病因引起的脑部疾病的总称，可分为急性和慢性两种类型。急性脑血管病是一组突然起病的脑血液循环障碍性疾病，表现为局灶性神经功能缺失，甚至伴发意识障碍，称为脑血管意外或卒中，主要病理过程为脑缺血和脑出血两类。慢性脑血管病是指脑部因慢性的血供不足，导致脑代谢障碍和功能衰退。其症状隐袭，进展缓慢，如脑动脉粥样硬化、血管性痴呆等。

## 一、概　述

### （一）血液供应

脑的血液由颈动脉和椎-基底动脉系统供应。

1. 颈动脉系统　通过颈内动脉、大脑前动脉和大脑中动脉供应大脑半球前3／5部分的血液。

2. 椎-基底动脉系统　通过两侧椎动脉、基底动脉、小脑上动脉、小脑前下动脉及小脑后下动脉和大脑后动脉供应大脑半球后2／5部分（枕叶和颞叶底部）以及丘脑后半部、脑干和小脑的血液。

### （二）分类

1. 缺血性脑血管病　多由于脑动脉硬化等原因，使脑动脉管腔狭窄，血流减少或完全阻塞，脑部血液循环障碍，脑组织受损而发生的一系列症状。这类患者临床较多见，占全部脑血管患者的70%～80%。

2. 出血性脑血管病　多由于长期高血压、先天性脑血管畸形等因素所致。由于血管破裂，血液溢出，压迫脑组织，血液循环受阻，常表现颅内压增高、神志不清等症状。这类患者占脑血管病的20%～30%。

（三）危险因素

1. 高血压　是最重要的危险因素。尤其是脑出血，只有当血压短期内急骤升高，造成血管破裂而导致出血性脑卒中。正常血压下的脑出血比较少见。血压长期持续高于正常，发生脑卒中的危险性高；血压越高，脑卒中的危险性越大。

2. 吸烟　吸烟者脑卒中的发病率比不吸烟者高2～3倍；停止吸烟，危险随之消失。

3. 糖尿病　糖尿病患者的脑卒中发生率明显高于正常人群。

4. 高脂血症。

5. 嗜酒和滥用药物　嗜酒可引起高血压、心肌损害。有些药的滥用也会引起脑卒中，尤其是可卡因和其他毒品。可卡因能引起血压升高诱发脑出血。

6. 肥胖　控制体重不仅有利于预防脑卒中，而且对高血压、糖尿病、高血脂都会带来有益的影响。

7. 久坐不动的生活习惯　久坐不动，活动量少，容易肥胖，容易患高血压，也容易引起体内动脉血栓形成。

8. 血液黏稠　由于血液黏稠容易形成血栓，堵塞脑血管，发生脑卒中。

9. 心房颤动　慢性心房颤动容易在心脏内形成血栓，栓子脱落后随血流到达脑血管内导致脑栓塞。

## 二、临床特征

### （一）短暂性脑缺血发作

1. 突然发病，几分钟至几小时的局灶性神经功能缺失，多在24小时以内完全恢复，而且在CT等影像学上无表现，但可有反复的发作。

2. 颈动脉系统的缺血发作以对侧肢体发作性轻度瘫痪最为常见。

3. 椎-基底动脉系统的缺血发作有时仅表现为眩晕、眼球震颤、共济失调。

4. 未经治疗的短暂性脑缺血发作者约1／3以后可发展为脑梗死，1／3继续反复发作，还有1／3可自行缓解。

### （二）脑血栓形成

1. 脑血栓形成是脑血管疾病中较常见的一种。供应脑部的动脉血管壁发生病理改变，使血管腔变狭窄，最终完全闭塞，导致某一血管供应范围的脑梗死。脑梗死分为白色梗死和红色梗死。

2. 脑血栓形成的发病年龄较高，常有血管壁病变基础，如高脂血症、动脉粥样硬化、糖尿病等，可能有短暂性脑缺血发作史，多在安静、血压下降时发病，起病较缓。

3. 脑血栓形成的临床表现与血液供应障碍的部位有关

（1）颈内动脉，大脑前、中、后动脉，椎-基底动脉等血栓形成可出现相应动脉支配区的神经功能障碍。

（2）脑动脉深支管腔阻塞，造成大脑深部或脑干的小软化灶，称为腔隙性梗死。

4. 较常见且有特点的临床表现

（1）纯运动性脑卒中、构音障碍、手笨拙综合征、纯感觉性脑卒中、共济失调性轻度偏瘫。

（2）也有一部分患者不出现临床表现，仅在影像学检查时被发现。

（三）脑栓塞

1. 脑栓塞是指来自身体各部位的栓子经颈动脉或椎动脉进入颅内，阻塞脑部血管引起的脑功能障碍。

2. 栓子来源以心源性最常见，栓塞多见于颈内动脉系统，特别是大脑中动脉。

3. 由于栓子突然堵塞动脉，故起病急骤，且可多发。

4. 体检多见肢体偏瘫，常伴有风湿性心脏病和／或心房颤动等体征。

5. 红色梗死较为常见，诊治时应予警惕。

（四）脑出血

1. 脑出血指的是出血部位原发于脑实质，以高血压动脉硬化出血最为常见。

2. 80％位于大脑半球，主要在基底节附近；其次为各脑叶的皮质下白质；余者见于脑干、小脑、脑室，多在动态下发病。

3. 根据破裂血管的出血部位不同，临床表现各异。起病时血压明显增高，常见头痛、呕吐，伴脑局部病变的表现。

（1）基底节区出血：常见对侧肢偏瘫、偏身感觉障碍及偏盲的"三偏征"。

（2）脑叶出血：颅内高压和脑膜刺激征，对侧肢体有不同程度的瘫痪和感觉障碍，发病即昏迷。

（3）脑桥中央区出血：深昏迷、针尖样瞳孔、四肢瘫痪、高热。

（4）小脑出血：眩晕明显，频繁呕吐，枕部疼痛，以及共济失调、眼球震颤，严重者可出现脑干症状，颈项强直、昏迷。

（5）脑室出血：可有一过性昏迷和脑膜刺激征，出血量多者昏迷、呕吐、去脑强直或四肢松弛性瘫痪。

（五）蛛网膜下腔出血

1. 蛛网膜下腔出血常指原发性蛛网膜下腔出血，即脑部非外伤性动脉破裂，血液流入蛛网膜下腔。

2. 常见的病因是先天性动脉瘤和脑血管畸形。前者多位于颅底动脉环的分支处，常累及脑神经，以动眼神经功能障碍较多。脑血管畸形常位于大脑前动脉和大脑中动脉供血区脑的表面，部分患者在过去有癫痫发作史。

3. 临床表现以突发剧烈头痛、呕吐、脑膜刺激征为主，少数有抽搐发作、精神症状及脑神经受累，以动眼神经麻痹多见。年迈者的临床表现常不典型，多表现为精神症状或意识障碍。

4. 延迟性血管痉挛影响蛛网膜下腔出血死亡率的因素除再次复发出血外，由于蛛网膜下腔中血细胞直接刺激血管或血细胞破坏后产生多种血管收缩物质所致的延迟性血管痉挛也是因素之一。其临床表现的特征为：一般在蛛网膜下腔出血后的2周内出现渐进性意识障碍和局灶性神经功能障碍，如肢体瘫痪等，而头颅CT检查无再出血征象。如早期识别，积极处理，预后可有改善。

### 三、治疗原则

急性脑血管病处理的基本原则是在抢救患者生命的同时，力求及早明确病变类型和可能的病因。

（一）急救措施

1. 无法区别是出血性或缺血性时，则应该首先做如下处理：

（1）保持安静，患者平卧。

（2）保持呼吸道通畅，给氧。

（3）严密观察意识（意识的变化可提示病情进展）、眼球位置（供病变定位参考）、瞳孔（判断脑神经受累及有否脑疝）、血压、心率、心律、呼吸、体温（可反映颅内压和病情程度）。

（4）调控血压，最好能维持在患者的平时水平或150／90mmHg（20.0／12.0kPa）左右，不宜降得过低。

（5）加强护理，定时翻身、吸痰，保持大小便通畅，用脱水剂者应注意膀胱情况。

（6）保持营养和水电解质平衡，如有头痛、呕吐等颅内高压症状时，应予降颅内压处理。

2. 一旦缺血性或出血性脑血管病诊断明确后，应分类处理。

（二）短暂性脑缺血发作

1. 其治疗主要是防治高血压和动脉硬化，如有心脏病、糖尿病、高脂血症等应积极治疗，也可采用脑血栓形成的治疗方法，外科手术尚需根据患者的具体情况慎重考虑。

2. 短暂性脑缺血发作是一个多病因的疾病，应排除脑血管病以外的病因，如脑肿瘤等。

3. 治疗原则是防止血栓进展及减少脑梗死范围。

（三）脑血栓形成

1. 有高血压者应用降压药，降压不宜过速过低，以免影响脑血流量。有意识障碍、颅内压增高脑水肿者用脱水剂。

2. 扩充血容量适用于无明显脑水肿及心脏严重功能不全者。

3. 溶栓药物溶栓治疗是脑血栓形成的理想治疗方法，用于起病后极早期及缓慢进展型卒中。溶栓治疗过程中，应注意出血并发症。

4. 抗凝治疗过去主张用于进展性非出血性梗死，但抗凝治疗可能发生出血并发症，要求有较完善的实验室条件，随时监测，不断调节剂量。

5. 可适当应用脑代谢活化剂，促进脑功能恢复。

6. 手术治疗对急性小脑梗死导致脑肿胀及脑内积水者，可做脑室引流术或去除坏死组织，以挽救生命。

（三）脑栓塞

1. 除治疗脑部病变外，要同时治疗脑栓塞的原发疾病。

2. 脑部病变的治疗基本上与脑血栓形成相同。

3. 脑栓塞常为红色梗死，溶栓治疗应予慎重。

（四）脑出血

1. 保持安静，防止继续出血。

2. 积极防治脑水肿，降低颅内压。

3. 调控血压，改善血液循环。

4. 加强护理，防治并发症。

5. 手术治疗如基底节附近出血，经内科治疗症状继续恶化、小脑出血血肿体积>15mL或脑叶血肿>45mL，但体质较好者，条件许可时采取手术清除血肿。对通过颅骨钻孔清除血肿，其适应证和禁忌证尚未形成完全一致的认识。

6. 注意事项

（1）应用高渗性利尿剂等脱水时要注意水、电解质平衡和肾功能。

（2）若无颅内压增高，血压应调控在发病前原有的水平或150／90mmHg（20.0／12.0kPa）。

（3）止血剂和凝血剂的应用尚有争议，但伴有消化道出血或凝血障碍时应予使用。

（4）用调控胃酸药以避免应激性溃疡。

（5）有感染、尿潴留、烦躁或抽搐等应对症处理。

（五）蛛网膜下腔出血

治疗原则是制止出血，防治继发性脑血管痉挛，去除出血的原因和防止复发。

## 四、脑水肿与甘露醇

（一）脑水肿

急性脑血管疾病时的脑水肿主要与脑能量代谢和微循环障碍有关，近年强调自由基的毒性作用和细胞内钙超载是导致脑水肿的分子生物学机制。这些因素之间有密切的内在联系，它们对脑组织的损害及最终结果产生共同影响。

1. 急性脑梗死

（1）脑损害的主要原因是缺血、缺氧。在急性脑梗死早期，先出现细胞性脑水肿；若缺血、缺氧迅速改善，细胞性脑水肿可减轻或消失；若缺血、缺氧时间超过数小时至数日，导致血管内皮细胞和血脑屏障损害，又可发生血管源性脑水肿。

（2）脑水肿进一步妨碍脑血流，使局部脑缺血缺氧进一步恶化。局部脑血流量减少，又促使梗死灶扩大及脑水肿加重，甚至引起颅内压增高。

（3）颅内压增高是使临床症状进一步恶化的主要原因。

2. 脑出血

（1）颅内压增高的机制中血肿的占位效应是首要因素。颅腔内组织有一定的调节作用，可使约50mL体积的血肿得到缓冲，使颅内压得到代偿。临床及实验发现，在血肿清除后，颅内压可获一过性降低，之后又有继发性升高。

（2）延迟性血肿清除时可见血肿周围脑组织已有明显水肿。这提示除血肿本身因素外，血肿周围脑水肿对颅内压增高可能起关键作用。实验还证实离血肿越近，脑水肿越重，且远离血肿的对侧半球脑含水量亦增加。

（3）临床及实验研究均发现脑出血后产生广泛性脑血流量降低，故目前认为缺血性因素参与了脑出血后脑水肿的形成。

（4）血管源性脑水肿产生于脑出血后的12小时内，而细胞性脑水肿在出血后24小时达高峰，并持续2~3天。

（5）由于血肿溶解而逸出的大分子物质进入细胞外间隙，引起局部渗透压梯度改变，大量水分进入组织间隙，而产生高渗性水肿。

（二）甘露醇的作用机制

1. 甘露醇是通过渗透性脱水作用减少脑组织含水量。用药后使血浆渗透压升高，能把细胞间隙中的水分迅速移入血管内，使组织脱水。

2. 由于形成了血-脑脊液的渗透压差，水分从脑组织及脑脊液中移向血循环，由肾脏排出，使细胞内外液量减少，从而达到减轻脑水肿、降低颅内压目的。

3. 甘露醇也可能具有减少脑脊液分泌和增加其再吸收，最终使脑脊液容量减少而降低颅内压。

4. 甘露醇还是一种较强的自由基清除剂，能较快清除自由基连锁反应中毒性强、作用广泛的中介基团羟自由基，减轻迟发性脑损伤，故近年已将甘露醇作为神经保护剂用于临床。

5. 甘露醇还具有降低血液黏度，改善微循环，提高红细胞变形性，而促进组织水平的氧转运，有益于改善脑梗死和脑出血周围的脑水肿。

（三）甘露醇的临床应用

1. 甘露醇仍为急性脑血管疾病发病早期的主要脱水药物。虽然对急性脑血管疾病是否应用甘露醇仍有不同意见，焦点在于甘露醇是否脱去正常脑组织水分，而对脑损伤部位水肿组织无明显作用。但在临床实践中缺少确切的因用甘露醇引起脑部病情恶化的实例。

2. 急性脑血管疾病发病后不论轻重，都存在不同程度的脑水肿，原则上应使用抗脑水肿药物。

3. 由于甘露醇疗效发生快，作用持续时间长，每8克甘露醇可带出水分100mL，脱水降颅压作用可靠确实。

4. 对已有颅内压升高，甚至出现脑疝者，甘露醇应列为首选。

5. 脑血管疾病伴心功能不全者用甘露醇应慎重，以免因输入过快或血容量增加而诱发心力衰竭。脑血管疾病伴血容量不足时，宜在补充血容量后酌情使用甘露醇。脑血管疾病伴低蛋白血症时，宜先用25%清蛋白或浓缩血浆调整血浆蛋白浓度后，再酌情使用甘露醇。

6. 甘露醇应用后先发生短暂性高血容量而使血压升高。故对同时伴高血压者，在用甘露醇前，可先用呋塞米将血容量调整后，再用甘露醇，以避免不良反应产生。

7. 当患者血浆渗透压>330mOsm／L时，应停止使用。此时无论给予任何剂量甘露醇，也不可能起到脱水作用。

（四）使用方法

1. 使用时间　一般7～10天为宜。

2. 使用剂量　根据病灶体积、脑水肿程度和颅内压情况而定。病灶直径在3cm以上者，每日应给予一定量甘露醇。病灶大、脑水肿严重或伴颅高压者，予每次1～2g／kg，4～6小时可重复使用；对出现脑疝者，剂量可更大些。尤其对于脑出血并发脑疝者，可为后续的手术治疗赢得时间。

3. 用药速度　一般主张250mL液量宜在20分钟内滴入。用药20分钟后，颅内压开始下降，2～3小时达高峰，其作用持续6小时左右，颅内压可降低46%～55%。有报道快速注入小剂量每次0.25～0.5g／kg甘露醇，可能获得与采用大剂量类似的效果。

（五）注意事项

1. 预防内环境紊乱　甘露醇在降颅内压的同时也带走了水分和电解质，若不注意易导致水、电解质紊乱和酸碱平衡，更加重脑损害。故在用药期间，应定期观察有关项目，及时发现和调整。切勿将由于严重内环境紊乱导致脑功能恶化，误认为脱水不足而继续使用甘露醇，造成严重医源性后果。

2. 预防肾功能损害　甘露醇肾病表现为用药期间出现血尿、少尿、无尿、蛋白尿、尿素氮升高等。部分患者发病后不是死于脑血管疾病，而是死于肾功能衰竭，其中部分与甘露醇有关。故对原有肾功能损害者应慎用。主要非必要时用量切勿过大，使用时间勿过长。用药期间密切监测有关指标。发现问题及时减量或停用。一旦出现急性肾功能衰竭，应首选血液透析，部分患者经一次透析即可恢复。

3. 注意反跳现象　一般认为甘露醇不能或很少进入脑细胞内，因此无反跳现象。但在不同患者，因其血管通透性改变程度不同而有差异。对通透性极度增高者，甘露醇可能会渗入脑组织而发生反跳现象。为防止反跳现象，在2次甘露醇用药期间，静脉注射1次高渗葡萄糖或地塞米松，以维持其降颅压作用。

4. 警惕变态反应　甘露醇变态反应少见，偶有致哮喘、皮疹，甚至致死。

5. 其他不良反应

（1）当给药速度过快时，部分患者出现头痛、眩晕、心律失常、畏寒、视物模糊和急性肺水肿等不良反应。剂量过大，偶可发生惊厥。

（2）可影响某些检查结果，可使血胆红素、肌酐增加，尿酸、磷酸盐增加，分析检验结果时需充分认识。

（3）心功能不全及脱水致少尿的患者慎用，有活动性颅内出血者禁用（开颅手术时除外），因能透过胎盘屏障，引起胎儿组织水肿，故孕妇禁用。

（六）其他

1. 近来静脉留置针和中心静脉穿刺的应用，大大减轻了血管穿刺性损伤，同时所选血管较粗，血流速度较快，降低了静脉炎的发生率。一旦出现注射静脉疼痛、发红等静脉炎症状，及时采取酒精湿敷、50％硫酸镁热敷、甘露醇加温输入等方法，可控制静脉炎症状，必要时更换部位，进行静脉穿刺。

2. 输注甘露醇时，一旦发生渗漏，需及时处理，可采取50％硫酸镁局部湿敷、0.01％酚妥拉明溶液浸湿纱布湿敷、烫伤膏外敷等措施，可改善微循环，消除水肿，防止组织坏死。如外渗伴有局部瘀血，可局部封闭注射，可降低局部血管的脆性，从而减轻或阻止液体的外渗及疼痛反应，缓解血管痉挛，改善缺血缺氧状态，有利于渗出物的吸收，减轻局部损伤。如处理不及时，超过24小时多不能恢复，对已发生局部缺血，严禁使用热敷，因热敷可使局部组织温度升高，代谢加快，氧耗增加，加重组织坏死。

## 五、护理措施

（一）体位

1. 急救体位

（1）急性期应严格卧床，尽量少搬动患者，特别是出血性脑血管病急性期的重症患者，原则上应就地抢救。

（2）患者头部可放一轻枕，抬高15°～30°，以促进静脉回流，减轻脑水肿，降低颅内压。

（3）对于缺血性脑血管病，为防止脑血流量减少，患者可取平卧位。

（4）头偏向一侧，可防止误吸，以保持呼吸道通畅。

2. 康复体位　脑血管病的治疗实际上是分两个重要阶段进行的，一是急性期的治疗；二是恢复期的治疗与康复锻炼。两个治疗阶段有着密切的因果关系，但是具有同等的重要性。从急性期的治疗开始，不论患者意识清楚与否，护理人员都应注意肢体的正确姿势的摆放。防止出现畸形或肢体挛缩，使脑血管病患者康复后能恢复正常的姿势。

（1）仰卧位：头部枕于枕头上，躯干平展，在患侧臀部至大腿下外侧垫放一个长枕，防止患侧髋关节外旋。患侧肩胛下方放一枕头，使肩上抬，并使肘部伸直、腕关节背伸、手指伸开手中不握东西。患侧下肢伸展，可在膝下放一枕头，形成膝关节屈曲，足底不接触物品，可用床架支撑被褥。

（2）健侧卧位：健侧肢体处于下方的侧卧位。头枕于枕头上，躯干正面与床面保持直角。患侧上肢用枕头垫起，肩关节屈曲约100°，上肢尽可能伸直，手指伸展开。患侧下肢用枕头垫起，保持屈髋、屈膝位，足部亦垫在枕头上，不能悬于枕头边缘。健侧肢体在床上取舒适的姿势，可轻度伸髋屈膝。健侧卧位有利于患侧的血液循环，可减轻患侧肢体的痉挛，预防患肢浮肿。

（3）患侧卧位：患侧肢体处于下方，这样有助于刺激、牵拉患侧，减轻痉挛。患侧头稍前屈，躯干后倾，用枕头稳固支撑后背，患侧肩前伸、肘伸直、前臂旋后、手腕背伸、手心向上、手指伸展开。患侧下肢髋关节伸展、微屈膝。注意一定要保持患侧肩处于前伸位。

（4）上述三种卧床姿势，可经常交替变换。还可采取以下措施，保持正确体位：①腋下放置一枕头，防上肢内收挛缩。②患侧下肢足部放一稍软物体，以防足下垂。③大腿外侧置沙袋，以防外旋。④进行关节被动运动，每天至少2次。

（二）急救护理

1. 镇静

（1）许多患者有情绪激动的表现，这会给患者、看护者和家庭带来痛苦，并可能导致自伤。躁动的常见原因为发热、容量不足，去除病因后再考虑使用镇静剂及抗精神病药。

（2）推荐小心使用弱到强的地西泮药；迅速起效的苯二氮草类最好，但剂量不宜过大，以免影响意识程度的观察。必要时加用其他药如止痛药和神经药地西泮对症处理严重的头痛。剂量和服药时间应根据临床需要。

（3）慎用阿片类药物及其他呼吸抑制剂。尤其是当伴有颅内压增高时，更应注意，以免导致呼吸骤停。

（4）卒中后癫痫的治疗，首选抗惊厥药为苯二氮草类，静脉给予地西泮（5mg，>2分钟，最大量10mg），可反复应用，随后应改用长效抗惊厥药。

2. 血压

（1）缺血或出血性卒中发生后血压升高，一般不需要紧急治疗。在发病3天内一般不用抗高血压药，除非有其他疾患：①心肌梗死；②出现梗死后出血；③并发高血压脑病；④并发主动脉夹层；⑤并发肾衰竭；⑥并发心脏衰竭。

（2）缺血性卒中需立即降压治疗的适应证是收缩压>220mmHg（29.3kPa）、舒张压>120mmHg（16.0kPa）或平均动脉压（mean arterial pressur，MAP）>130mmHg（17.3kPa）。需溶栓治疗者，应将血压严格控制在收缩压<185mmHg（24.7kPa），或舒张压<110mmHg（14.7kPa）。

（3）对出血性卒中，一般建议比脑梗死患者更积极控制血压。有高血压病史的患者，血压水平应控制平均动脉压在130mmHg（17.3kPa）以下。刚进行手术后的患者应避免平均动脉压大于110mmHg（14.7kPa）。如果收缩压180mmHg（24.0kPa），舒张压105mmHg（14.0kPa），暂不降压。如果收缩压低于90mmHg（12.0kPa），应给予升压药。

（4）平均动脉压=舒张压+1／3收缩压与舒张压之差，或平均动脉压=（收缩压+2×舒张压）／3。

3. 高颅压

（1）头位抬高20°～30°。

（2）保持患者良好体位，以避免颈静脉压迫。

（3）对于大多数患者，给予生理盐水或乳酸Ringer's溶液静注维持正常的容量，速度50mL／h。除非患者有低血压，否则避免快速点滴，因为有增加脑水肿的危险。避免给予含糖溶液（怀疑低血糖者除外），此类溶液低渗，有增加脑水肿的危险。

（4）维持正常体温。

（5）渗透压治疗，如果有指征，用甘油果糖，甘露醇或地西泮。

（6）保持正常通气［$PCO_2$ 35～40mmHg（4.7～5.3kPa）或略低水平］。

（7）对于轻–中度脑血管病者，如无缺氧情况，不常规给氧；如$SO_2$<90％，给氧2～4L／min，禁忌高浓度吸氧。

（8）如果无病理性呼吸，血气分析提示中度缺氧，则给予氧吸入即可。如果有病理性呼吸、严重低氧血症或高碳酸血症、有较高误吸危险的昏迷患者，建议早期气管插管。

# 第七章 循环系统疾病

## 第一节 循环系统基础知识

### 一、心脏的组织结构

心脏被心间隔及房室瓣分成四个心腔，即左心房、左心室、右心房、右心室。左心房、室之间的瓣膜称为二尖瓣，右心房、室之间的瓣膜称为三尖瓣，两侧房室瓣均有腱索与心室乳头肌相连。左、右心室与大血管之间亦有瓣膜相隔，位于左心室与主动脉之间的瓣膜是主动脉瓣，位于右心室与肺动脉之间的瓣膜称肺动脉瓣。心壁可分为三层：内层为心内膜，中层为心肌层，外层为心外膜，即心包的脏层，紧贴于心脏表面，与心包壁层之间形成一个间隙即心包腔。

### 二、心脏的传导系统

心脏的传导系统由特殊心肌细胞构成，具有自律性和传导性，主要功能是产生和传导冲动，控制心脏的节律性活动，包括窦房结、结间束、房室结、希氏束、左右束支及其分支和普肯野纤维。

### 三、心源性呼吸困难的表现形式

心源性呼吸困难是指由于各种心血管疾病引起患者呼吸时感到空气不足，呼吸费力，并伴呼吸频率、深度与节律异常。它的主要表现形式有：①劳力性呼吸困难。②夜间阵发性呼吸困难。③端坐呼吸。

### 四、心源性呼吸困难护理评估

心源性呼吸困难的患者护理评估内容，包括呼吸频率、节律、深度及脉搏、血压、意识状况、面容与表情、体位、皮肤黏膜有无发绀。两侧肺部是否闻及湿啰音或哮鸣音，啰音的分布是否可随体位而改变。心脏有无扩大，心率、心律、心音的改变，有无奔马律。评估血氧饱和度、血气分析，判断患者缺氧程度及酸碱平衡状况。患者行胸部X线检查，判断肺瘀血、肺水肿或肺部感染的程度，有无胸腔积液或心包积液。

### 五、心源性水肿病因

心源性水肿最常见的病因是有效循环血量不足，肾血流量减少，肾小球滤过率降低，水钠潴留；同时，体静脉压升高，毛细血管静脉压增高，组织液吸收减少，低蛋白血症。

### 六、心源性水肿的特点

心源性水肿的特点是首先出现在身体最低垂的部位，如卧床患者背骶部、会阴或阴囊部；非卧床患者的足踝部、胫前。用手指端按压水肿部位，局部可出现凹陷，重者可延至全身，出现胸腔积液、腹腔积液。

### 七、心源性晕厥

心源性晕厥是由于心排血量骤减、中断或严重低血压而引起脑供血骤然减少或停止而出现的短暂意识丧失，常伴有肌张力丧失而不能维持一定的体位。

### 八、心源性晕厥的原因

心源性晕厥常见的原因包括病态窦房结综合征、高度房室传导阻滞、室性心动过速、心室扑动、心室颤动、器质性心脏病、严重主动脉狭窄、梗阻性肥厚性心肌病、急性心肌梗死、急性主动脉夹层、左心房黏液瘤、高血压、左心室肥厚、高脂血症，家族史、吸烟、饮酒、精神过度兴奋、紧张及剧烈运动都可诱发心源性晕厥。

### 九、心源性晕厥的表现

心源性晕厥的表现：发病突然开始，头晕、心悸、恶心、呕吐、面色苍白、全身无力、意识模糊持续数秒至数分钟后自然清醒，随之周身疲惫无力，稍后自行恢复，一般无抽搐及尿失禁，但常有外伤。


# 第二节　心力衰竭


### 一、心力衰竭

心力衰竭是由于心脏器质性或功能性疾病损害心室充盈和射血能力，心肌收缩力下降，使心排血量不能满足机体代谢的需要，器官、组织血液灌注不足，同时出现肺循环或体循环瘀血而引起的一组临床综合征。

### 二、心力衰竭分类

1. 按发病缓急　分为慢性心力衰竭和急性心力衰竭。
2. 按发生部位　分为左心力衰竭、右心力衰竭和全心力衰竭。
3. 按发病机制　分为收缩性心力衰竭和舒张性心力衰竭。
4. 按症状有无　分为无症状性心力衰竭和充血性心力衰竭。

### 三、左心力衰竭

左心力衰竭是指因左心室代偿功能不全而发生的心力衰竭，是以肺循环瘀血和心排血量降低表现为主的临床综合征。

### 四、左心力衰竭的临床表现、体征

#### （一）临床表现

1. 呼吸困难　可表现为劳力性呼吸困难、夜间阵发性呼吸困难或端坐呼吸。

2. 咳嗽、咳痰和咯血　咳嗽常发生在夜间，坐位或立位时症状可减轻或消失。痰呈白色泡沫样，有时为粉红色泡沫痰，偶可见痰中带血丝。

3. 疲倦、乏力、头晕、心悸　主要由于心排血量降低，器官、组织血液灌注不足及代偿心率加快所致的一些临床症状。

4. 少尿及肾损害症状　严重左心力衰竭时，患者可出现少尿，长期慢性肾血流量减少可出现血尿素氮、肌酐升高等肾损害的相应症状。

5. 精神症状　嗜睡、烦躁甚至精神错乱。

#### （二）体征

1. 肺部湿性啰音　因肺毛细血管压增高，液体渗出到肺泡而出现湿性啰音。病情严重时，肺部啰音可从局限于肺底部直至全肺，并呈体位改变，取侧卧位时，下侧肺部湿啰音较多。

2. 心脏体征　除基础心脏病的固有体征外，患者一般都有心脏扩大、肺动脉瓣区第二心音亢进及舒张期奔马律。

### 五、急性肺水肿的临床特征及处理

#### （一）急性肺水肿的临床特征

患者突然出现严重的呼吸困难，呈端坐呼吸，伴咳嗽，常咳出粉红色泡沫样痰，可出现烦躁不安、口唇发绀、大汗淋漓。心率增快，听诊两肺布满湿啰音及哮鸣音，严重者可引起晕厥及心脏骤停。

#### （二）急性肺水肿的紧急处理

1. 体位　协助患者取坐位或半卧位，两腿下垂。

2. 吸氧　给予高流量吸氧，以6～8L／min为宜，亦可给予50%酒精湿化吸氧。

3. 镇静　皮下或肌内注射吗啡或哌替啶，注意观察有无呼吸抑制。

4. 利尿　静脉注射利尿剂，用药后准确记录尿量，以防止低血容量的发生。严密观察血钾情况，维持电解质平衡。

5. 强心　经稀释后，缓慢静脉注射毛花苷C，同时加强心律及心率情况的观察。

6. 血管扩张药　可选用硝普钠、硝酸甘油或酚妥拉明，以降低心脏前、后负荷。注意严格监测血压变化，根据血压波动情况随时调整剂量。

7. 解痉 可使用氨茶碱稀释后缓慢静脉注射，以解除支气管痉挛，并有一定的正性肌力及扩血管、利尿作用。

8. 使用糖皮质激素 常规应用地塞米松，以减少毛细血管通透性，降低周围血管阻力，减少回心血量，同时，可缓解支气管痉挛。

9. 病情监测 密切观察神志、面色、心率、心律、呼吸、血压、血氧饱和度、尿量、皮肤颜色及温度等病情变化，抽血检验血电解质及血气分析。及时、准确、详细地记录病情及液体出入量。

10. 做好基础护理与心理护理。

## 六、右心力衰竭

右心力衰竭是指右心室搏出功能障碍的心力衰竭，表现为体循环瘀血为主的综合征。

## 七、右心力衰竭的临床表现、体征

（一）右心力衰竭的临床表现

1. 消化道症状 长期为肠道瘀血，可引起食欲缺乏、腹胀、恶心、呕吐及便秘等症状，是右心力衰竭最常见的临床症状。

2. 肾脏症状 肾脏瘀血引起肾功能减退，白天少尿，夜尿增多。可见少量蛋白尿，少数透明或颗粒管型和红细胞，血尿素氮可升高。

3. 肝区疼痛，重者可发生剧痛。长期肝瘀血的慢性心力衰竭，可发生心源性肝硬化，晚期可出现肝功能受损症状。

4. 劳力性呼吸困难 单纯右心力衰竭多由分流性先天性心脏病或肺部疾病所致，可有明显的呼吸困难。

（二）右心力衰竭的体征

1. 心脏体征 右心力衰竭时心脏增多较明显，呈全心扩大。单纯右心力衰竭患者，为右心室及右心房肥大。右心室显著扩大引起三尖瓣关闭不全，在三尖瓣听诊区可闻及反流性杂音。

2. 肝颈静脉反流征 颈静脉充盈、怒张，是右心力衰竭的主要体征。

3. 肝脏体征 肝肿大和压痛常发生在皮下水肿出现之前，是右心力衰竭最重要和较早出现的体征之一，并可出现黄疸，转氨酶升高。

4. 水肿 发生于颈静脉充盈及肝大之后，是右心力衰竭的典型体征。

5. 胸腔积液和腹腔积液 主要与体静脉和肺静脉压同时升高及胸膜毛细血管通透性增加有关。

6. 其他 发绀多为周围性或混合性，即中心性与周围性发绀并存；严重而持久的右心力衰竭可有心包积液、脉压低或奇脉等。

## 八、心功能分级

美国纽约心脏病学会（New York Heart Disease Assocation，NYHA）1928年心功能分级如下：

Ⅰ级：患者患有心脏病，但活动量不受限，平时一般活动不引起疲乏、心悸、呼吸困难、心绞痛等症状。

Ⅱ级：心脏病患者的体力活动受到轻度的限制，休息时无自觉症状，但平时一般活动下可出现疲乏、心悸、呼吸困难或心绞痛等症状，休息后很快缓解。

Ⅲ级：心脏病患者体力活动明显受限制，休息时无症状，低于平时一般活动量时即可引起疲乏、心悸、呼吸困难或心绞痛等症状，休息较长时间后症状方可缓解。

Ⅳ级：心脏病患者不能从事任何体力活动，休息状态下也出现心力衰竭的症状，体力活动后加重。

1994年，美国心脏学会（American Heart Association，AHA）对NYHA1928年心功能分级进行补充，根据客观的检查手段，如心电图、运动负荷试验、X线、超声心动图、放射学显像等检查结果来评估心脏病变的严重程度，进行第二类分级。

A级：无心血管病的客观证据。

B级：客观检查示有轻度心血管疾病。

C级：有中度心血管病的客观证据。

D级：有严重心血管疾病的表现。

2002年，美国心脏病学会（American College of Cardiology，ACC）及AHA的心力衰竭分级新指南如下。

A级：患者为心力衰竭高危患者，但未发展到心脏结构改变，也无症状。

B级：指已发展到心脏结构改变，但尚未引起症状。

C级：指过去或现在有心力衰竭症状，并伴有心脏结构损害。

D级：终末期心力衰竭，需要特殊的治疗措施。

## 九、心力衰竭饮食要求

饮食护理在心力衰竭患者的康复中占重要地位，其原则为：低钠、低热量、清淡、易消化；足量维生素、微量元素、糖类、无机盐；适量脂肪；禁烟、酒、茶，还应少量多餐，避免饱餐及刺激性食物，如咖啡、辣椒等，每天进食适量蔬菜、水果，补充膳食纤维，以防止便秘。指导患者进食含钾较高的食物，准确记录24小时液体出入量，维持水、电解质平衡。高度水肿、少尿时，水的摄入量为前一天尿量加上500毫升，告知患者控制水、盐摄入的意义。

## 十、心力衰竭患者应用利尿药时的护理

遵医嘱正确使用利尿剂，密切观察药物的疗效及不良反应，注意尿量的变化及是

否出现电解质紊乱，应监测血钾变化及有无乏力、腹胀、肠鸣音减弱等低钾表现，同时饮食中多补充含钾丰富的食物，如鲜橙汁、番茄汁、香蕉、枣、杏、无花果、葡萄干、梅干、马铃薯、菠菜、花菜等，必要时遵医嘱补钾。口服补钾宜在饭后或将水剂与果汁同饮，以减轻胃肠道不适。外周静脉补钾时，每500毫升液体中氯化钾含量不宜超过1.5%，应见尿再补钾。

噻嗪类利尿药的不良反应为胃部不适、呕吐、腹泻、高血糖、高尿酸血症等，螺内酯的不良发应为嗜睡、运动失调、男性乳房发育、面部多毛等，肾功能不全及高血钾者禁用。非紧急情况下，利尿药的应用时间选择在早晨或日间为宜，避免夜间排尿过频而影响患者的休息。使用利尿药时，注意保持液体出入平衡，准确记录24小时出入量，必要时每天称体重。

### 十一、静脉输注硝酸甘油的注意事项

硝酸甘油静脉输注时应用生理盐水稀释，须采用避光注射器及延长管避光处理。使用微量泵或输液泵控制输液速度。药物配制后置室温下放置近24小时稳定，药物一经开启应立即使用，24小时后应及时更换。开始使用硝酸甘油时，开始5~10分钟测量血压1次，待血压稳定后，可适当延长时间，指导患者卧床休息。密切观察患者的脉搏和血压波动情况，防止直立性低血压的发生。

加强药物疗效及不良反应的观察，如果出现头痛、眩晕、虚弱、心悸、恶心、呕吐、出汗、苍白、虚脱、晕厥、面红、药疹、剥脱性皮炎、视物模糊或口干症状，应立即停药，并报告医生，及时对症处理，在护理记录单上详细记录用药的时间、浓度、用法及速度等情况。

### 十二、使用洋地黄类药物的注意事项

用药前详细询问病史，按具体情况决定用量。使用洋地黄类药物前后，严密观察心率和心律变化，应稀释后缓慢静脉注射，注意询问患者有无黄视、绿视等不适，有无恶心、呕吐症状。洋地黄中毒易发生于低钾、肾功能不全、尿少、缺氧、心肌缺血等情况，故使用时应注意，为防止中毒，应做到以下几点。

1. 每次用药前，测量脉搏或检查心电图，心率低于60次／分钟不可用，如心率突然升高或节律有变化时应立即停药。

2. 每周测量体重，如每周增长体重超过1.5千克时或水肿加重，则表明有水潴留，心脏负担加重，应使用利尿剂减轻心脏负担。

3. 控制患者钠盐摄入量，心力衰竭的患者，食盐量为2~3g／d，应避免食用酱菜、咸鱼、咸蛋、快餐等。

4. 阵发性室上性心动过速、完全性房室性传导阻滞、预激综合征合并心房颤动者，禁用洋地黄，对心肌缺血、缺氧或有急性病变（如急性心肌梗死、急性弥漫性心肌炎、急性风湿热、肺源性心脏病、缺血性心脏病）、重度心力衰竭者及对洋地黄较敏感者，易引

起中毒，要慎用。

### 十三、洋地黄类药物的中毒反应

1. 心脏系统　各类心律失常是最常见的中毒反应，表现为室性期前收缩二联律、非阵发性交界性心动过速、房性期前收缩及房室传导阻滞。

2. 胃肠道反应　食欲下降、恶心、呕吐。

3. 中枢神经系统　视物模糊、黄视、绿视、倦怠。

### 十四、洋地黄类药物中毒处理

患者发生洋地黄中毒时，应立即停药，行全导联心电图检查。室性期前收缩及一度房室传导阻滞等心律失常，停药后可自行恢复，对快速性心律失常者，血钾浓度低则用静脉补钾，血钾正常可用利多卡因对症治疗，严重传导阻滞及缓慢性心律失常者，可用阿托品静脉注射，一般不需要安装临时起搏器。出现恶心、呕吐症状者，可给予甲氧氯普胺肌内注射，以缓解不适症状，指导其头偏向一侧，避免发生误吸，协助患者及时清洁口腔，饮食宜清淡、易消化，避免刺激性食物，注意少量多餐，伴有中枢神经系统症状的患者，应卧床休息，有人陪伴加强安全护理，防止坠床等。

# 第三节　心律失常

### 一、窦性期前收缩的心电图特点

1. 提前出现的QRS波群形态宽大畸形，时限通常超过0.12秒。

2. 提前出现的QRS波群之前无相关P波。

3. ST段与T波的方向与QRS主波方向相反。

4. 室性期前收缩与其前面的窦性搏动的间期恒定。

5. 室性期前收缩后可见一完全性代偿间歇，即包含期前收缩在内前后两个下传的窦性波动之间期，等于两个窦性R-R间期之和。

### 二、阵发性室上性心动过速的心电图特点

1. 频率为150～250次／分钟，R-R间期规则。

2. QRS波群形态正常，时限正常。

3. P波不易辨认，常埋藏于QRS波群内或位于其终末部分，与QRS波群关系恒定。

4. ST段压低，T波倒置。

5. 起始突然，通常由一个房性期前收缩触发。

### 三、阵发性室上性心动过速急性发作期治疗原则

1. 刺激咽部，诱导恶心。

2. 按摩颈动脉窦　患者取仰卧位，头偏向一侧，在甲状腺软骨上缘摸到颈动脉搏动处，用食指、中指向颈椎方向压迫颈动脉窦，每次时间5～10秒，切勿两侧同时按摩。

3. 瓦氏法　深呼吸后屏气，再用力做呼气动作。

4. 潜水反射法　将面部浸入冰水中至耳前水平。

5. 无心力衰竭的患者，首选药物为腺苷，其他药物可选用地尔硫䓬、普罗帕酮、艾司洛尔等。

6. 伴有心力衰竭的患者，首选洋地黄类药物，低钾血症、心肌炎、阵发性室上性心动过速伴房室传导阻滞或肾功能减退者慎用。

7. 伴有低血压的患者，可使用间羟胺等升压药物，但老年患者、高血压及急性心肌梗死均属禁忌。

8. 药物不能终止发作的，可选用经食管快速心房调搏术，常能有效终止发作。

9. 伴有血流动力学障碍或上述方法无效时，应立即选用同步直流电复律，能量在100～200焦耳为宜，但洋地黄中毒或低血钾者禁用。

10. 急诊经静脉导管行射频消融术能安全、迅速、有效地根治阵发性室上性心动过速。

### 四、阵发性室性心动过速的心电图特点

1. 3个或3个以上的室性期前收缩连续出现，通常突发、突止。

2. QRS波形宽大、畸形，时限超过0.12秒。

3. ST-T波方向与QRS波群主波方向相反。

4. 心室率一般为100～250次／分钟，心律规整或略不规整。

5. 可见窦性P波，P波与QRS波各自独立，呈房室分离，心室率快于心房率。

6. 可出现室性融合波及心室夺获。

### 五、阵发性室性心动过速治疗原则

1. 药物治疗　首选利多卡因，其次胺碘酮、普鲁卡因胺、美西律、普罗帕酮、苯妥英钠、溴苄胺等，均应静脉使用。

2. 体外直流电复律　适应于药物治疗无效，伴严重血流动力学障碍而病情急需控制者，禁用于洋地黄中毒所致者。

3. 手术切除　冷冻或经导管电、激光切除心动过速源或切断折返路径。

4. 射频消融治疗。

### 六、心房扑动的心电图特点

1. P波消失。

2. 以连续的锯齿样形状、大小一致和频率规则的房扑波（F波）代之。

3. 心房率通常为250～300次／分钟。

4. 心室率规则或略不规则，房室比例大多为2∶1，其次为4∶1，有时呈不规则房室传导。

5. QRS波群形态多与窦性心律相同，有时可见室内差异性传导。

## 七、心房颤动的心电图特点

1. P波消失，代之以大小、形态不一且不整齐的颤动波（F波）。

2. 心房冲动连接多次在房室交界处组织内隐匿性传导，使心室率不规则。

3. 心室率通常在350～600次／分钟。

4. QRS波群形态一般正常，当心室率过快，伴室内差异性传导时，QRS波群增宽、变形。

## 八、心室颤动的心电图特点

1. QRS波群消失，呈大小不等、形态不同的心室颤动波。

2. 频率极不规则，无法识别ST段与T波。

3. 频率在250次／分钟以上。

## 九、心室颤动处理原则

发现患者发生心室颤动时，可用手指掐其人中、百会穴，同时大声呼喊求救。

（一）建立人工循环

1. 心前区叩击　拳头举高20～30厘米，以中等强度力量向胸骨中下1／3处锤击1～2次。

2. 胸外心脏按压　按压点为胸骨底部剑突上缘，往上移动两指的位置，救护者双手重叠，把手的根部放于患者胸骨按压点，肘关节伸直，借助身体的力量向前臂、掌跟垂直加压。

（二）保持气道通畅

1. 仰头抬颏法　一只手放在患者的前额，用手掌将前额用力向后推，使头后仰，另一只手的食指、中指放在下颌骨处，向上抬颏。

2. 托颌法　把手放置在患者头部两侧，肘部支撑在患者躺的平面上，用力向上托下颌。

（三）人工呼吸

1. 口对口呼吸　在畅通气道的基础上，救护者用左手拇指及食指闭合患者鼻孔，张大嘴深吸气后，使自己的口唇与患者的口唇的外缘密合后用力吹气。

2. 对鼻呼吸　适用于张口受限、牙关紧闭者。救护者用手闭合患者的口，用口封住患者的鼻部吹气。

（四）纠正酸中毒

过去主张常规、早期、大量使用碳酸氢钠，现在主张宁迟勿早、宁少勿多、宁欠勿过。

## 十、心脏骤停诊断

（一）主要诊断标准

1. 突然意识丧失。

2. 颈动脉搏动不能触及。

3. 呼吸停止，瞳孔散大。

4. 皮肤黏膜呈灰色或发绀。

（二）判断方法

1. 轻拍或轻摇并呼叫患者，如无反应即可判定为意识丧失。

2. 救护者以手指确定患者喉结后，手指滑向一侧，在喉结与胸锁乳突肌前缘之间触诊有无颈动脉搏动。

3. 用棉花纤维或羽毛放在患者鼻子附近看是否波动。

4. 瞳孔直径＞3.5毫米且对光反射消失。如果意识丧失，同时颈动脉搏动消失，即可判定为心脏骤停。

5. 心电图表现　心室颤动或扑动，心电-机械分离，有宽而畸形、低振幅的QRS波，频率为20～30次／分钟，不产生心肌机械性收缩；心室静止，呈无电波的一条直线，或仅见心房波；心室颤动超过4分钟仍未复律，几乎转为心室静止。

## 十一、心脏骤停患者的心电图特点

1. 心室颤动或心室扑动最为常见。

2. 心电-机械分离。

3. 心室静止，呈无电波的一条直线。

## 十二、心脏骤停紧急处理原则

1. 维持血液循环。

2. 维持有效通气功能。

3. 心电监护，发现心律失常酌情处理。

4. 积极进行脑复苏

（1）如意识障碍伴发热，应头部戴冰帽降温，如血压稳定还可人工冬眠，常用氯丙嗪和异丙嗪各25毫克静脉滴注或肌内注射。

（2）防治脑水肿，酌情用脱水药、肾上腺糖皮质激素或白蛋白等。

（3）改善脑细胞代谢药，如三磷酸腺苷、辅酶A、脑活素、胞磷胆碱等。

（4）氧自由基消除药。

5. 保护肾功能　密切观察尿量及血肌酐，防治急性肾功能衰竭。

# 第四节　心脏起搏与电复律

## 一、人工心脏起搏

人工心脏起搏是通过人工心脏起搏器或程序刺激器发放一定形式的人造脉冲电流以刺激心脏，使之实现心脏除极，引起心脏收缩和维持泵血功能，即模拟正常心脏的冲动形成和传导，以带动心脏，治疗由于某些心律失常所致的心脏功能障碍的一种方法。

## 二、植入式心脏起搏器的适应证

1. 高度或完全性房室传导阻滞伴有阿-斯综合征或晕厥发作者。

2. 完全性或不完全性三束支和双束支传导阻滞伴有间歇或阵发性完全性房室传导阻滞或心室率<40次／分钟者，双束支传导阻滞伴有阿-斯综合征或晕厥发作者，交替出现完全性左、右束支传导阻滞，证实有H-V延长者。

3. 二度Ⅱ型房室传导阻滞伴阿-斯综合征或晕厥发作者，持续二度Ⅱ型房室传导阻滞、心室率<50次／分钟而无症状者为相对适应证。

4. 窦房结综合征有如下表现者，严重窦性心动过缓，心室率<45次／分钟，严重影响器官供血，出现心力衰竭、心绞痛、头晕、黑矇，心动过缓、窦性静止或窦房传导阻滞，R-R间期＞2秒伴有晕厥或阿-斯综合征发作，心动过缓-心动过速综合征伴有晕厥或阿-斯综合征发作者。

5. 应用临时起搏器或除颤器复律无效者。

6. 反复发作的颈动脉窦性昏厥、血管迷走性晕厥及心室停搏者。

7. 药物治疗效果不满意的顽固性心力衰竭患者。

8. 异位性快速性心律失常药物治疗无效者。

## 三、临时心脏起搏的适应证

临时心脏起搏适用于急需起搏的危重症患者、房室传导阻滞有可能恢复的患者、超速抑制治疗异位性快速性心律失常的患者、外科手术前后需"保护性"应用的患者。

## 四、安置植入性起搏器术后监测注意事项

### （一）心电监护

安置好手术后的患者，向手术医生详细了解术中情况及起搏器的频率，并给予心

电监护及血压监测。

### （二）休息与活动

植入性起搏器患者卧床24～48小时，取平卧位或略向左侧卧位，术侧肢体不宜过度活动，勿用力咳嗽，否则需用力按压伤口。协助患者生活护理，加强安全护理，术后第一次起床动作宜缓慢，以防摔倒。

### （三）伤口护理

植入性起搏器者局部伤口用沙袋压迫6小时，防止血肿形成，确认无出血后及时移去，按无菌原则定期换药，保持局部清洁、干燥，一般术后7天拆线。

### （四）预防感染

观察有无腹壁肌肉抽动、胸闷、憋气、胸痛等心脏穿孔表现；观察局部皮肤温度、颜色，切口处有无红肿、渗血、囊袋积液；检测体温、脉搏、心率及心电图的变化，以便尽早发现出血、感染等并发症，以及有无导管电极移位或起搏器感知障碍，如有异常，应及时报告医生协助对症处理。

## 五、安置植入性起搏器术后活动注意事项

告诉患者术后卧床休息的重要性，防止电机脱位。埋藏式起搏器患者需卧床24～48小时，取平卧或略向左侧卧位，术侧肢体不宜过度活动，勿用力咳嗽，否则需用力按压伤口，且术侧肢体避免屈曲和活动过度。卧床期间协助患者生活护理，将常用物品及呼叫器放在患者健侧伸手可及之处。术后第一次起床动作宜缓慢，应有护士在旁边协助，以防摔倒。

## 六、安置植入性起搏器患者的伤口护理与观察

1. 术后当天绝对卧床休息，手术切口处给予沙袋压迫6小时，禁止翻身，及时行全导心电图检查，观察心率、心律及血压变化。

2. 指导术后一周给予仰卧或左侧卧位，术侧肢体适当制动，避免术侧肩关节抬高、外展。活动时，严密观察切口处有无疼痛或不适，有无导管脱落、移位等。

3. 术后次日切口换药时，注意观察局部皮肤色泽及有无皮下血肿。

4. 每2天换药1次，注意观察手术切口处有无渗血、渗液、感染等情况，保持无菌辅料干结、固定。

5. 一周后拆线，观察手术切口处愈合情况。在拆线后仍要保持局部皮肤清洁，指导患者不穿过紧的内衣，若术后出现局部红、肿、痛甚至皮肤溃烂，及时报告医生。

## 七、安置永久性起搏器患者出院后的注意事项

1. 出院时为患者制订封塑防水的保健卡，标明起搏器型号、品牌、安装时间及起搏频率、使用年限，嘱患者妥善保管。外出时随身携带，以防出现意外时及时提供诊治

信息，并教会患者自数脉率，每日早晚在安静时各数1次，若发现脉率少于心率5次以上或出现头晕、乏力、晕厥等不适应症状，应及时就医。

2. 告知患者及家属，医院中多种仪器（如磁共振成像、手术电刀、碎石震波、电灼器等）均会对起搏器造成一定干扰和影响，可能会造成严重后果，如因病到医院就诊时应先告诉医务人员。

3. 详细了解患者居住环境，应避开强磁场和高压电，一般家庭用电不会影响到起搏器工作，但注意电吹风不要频繁开关，告诉患者一旦接触某种环境或电器后出现胸闷、头晕等不适应立即离开现场，并不再使用该种电器。

4. 日常生活中不可做大幅度的运动及过度体力劳动（如打网球、举重物），以感觉舒适、不过度疲劳为限，可以进行骑车、游泳、洗澡、跳舞等日常生活。术后患者应保持良好的情绪，保证有规律的生活及作息制度，避免一切可能的不良因素。

5. 外出旅行需随身携带起搏器植入卡，以便乘飞机前安检，避免不必要的误会和麻烦，使用手机时，将手机与起搏器植入部位保持22厘米以上距离，建议用安装起搏器对侧的耳朵接听手机，并且不要将手机放在安装起搏器一侧的上衣口袋内，否则应关闭电源。

6. 指导患者睡眠姿势，心脏起搏器植入术后，患者1个月内的睡眠姿势为平卧位或左侧卧位，严禁右侧卧位，以免起搏电极脱位。术后1个月内避免术侧手臂过度伸展及负重。

7. 定期到医院复诊或随访，刚安装起搏器的患者要求在2个月内每2～3周到门诊随访1次，2个月至1年内1～2个月随访1次，以后每3个月随访1次。待接近起搏器限定年限时，要缩短随访时间或经电话随访监测。

## 八、心脏电复律

心脏电复律是指用外加的高能量脉冲电流通过心脏，使全部或大部分心肌细胞在瞬间同时除极，造成心脏短暂的电活动停止，使之转复为窦性心律，用来治疗异位性快速性心律失常的方法。

## 九、电复律的适应证

1. 患者年龄较轻。
2. 房颤病史较短。
3. 心脏扩大不明显者。
4. 房颤伴快速心室率且药物难以控制者。
5. 发生房颤后心力衰竭或心绞痛恶化，难以用药物控制者。
6. 原发病得到控制的房颤，如甲状腺功能亢进症、风湿性心脏病二尖瓣狭窄手术后等。
7. 风湿性心脏病患者左心房扩大不明显。

8. 风湿性心脏病二尖瓣狭窄在瓣膜分离或置换术后仍有房颤者，一般主张在手术后3个月以后再做电复律。

9. 预激综合征伴心房颤动，当药物治疗无效时可电击复律。

## 十、电复律的禁忌证

1. 房颤病史长者。

2. 心脏明显扩大或有巨大左心房者。

3. 严重心功能不全者。

4. 老年患者的心室率能用药物控制者。

5. 洋地黄中毒。

6. 心房颤动伴高度房室传导阻滞。

7. 心动过速–心动过缓综合征。

8. 近期有血栓栓塞性疾病。

9. 以往曾实施电复律，但很快又复发者。

10. 严重电解质紊乱或酸碱平衡失调而尚未纠正者。

11. 风湿病活动期。

## 十一、电复律注意事项

1. 为保证电复律操作中的安全，尽量避免高氧环境，拔除交流电，患者去除义齿，贴电极时要避开电复律的部位，电极片粘贴牢固，以减少信号噪音和干扰。

2. 导电糊涂抹均匀，避免局部皮肤灼伤。复律时避开溃烂或伤口部位，避开植入式起搏器部位10厘米。为了不损伤起搏器装置，必要时采取前后位放置电极板。

3. 电复律前，操作者要确定除颤仪处于同步电复律状态。

4. 放电时，告知所有在场的医务人员严禁接触患者、病床以及其他连在患者身上的任何设备，以免受到意外电击。

5. 电复律后，及时保持电极板的清洁，避免导电糊风干后形成绝缘膜而影响电极板导电功能。

## 十二、电复律后护理要点

1. 电复律后在原位继续心电、呼吸、血压及血氧饱和度监护，持续低流量吸氧。

2. 协助患者迅速擦干净局部皮肤，穿好衣物，盖好被子，加强保暖。

3. 密切观察心电图波形变化，及时记录病情及生命体征变化。

4. 及时整理用物，医疗垃圾分类放置，脱手套洗手，向家属交代患者病情。

5. 严密观察患者神志、面色、肢体活动情况，并做好详细地记录。

6. 患者完全清醒后，询问有无不适感，指导其卧床休息1～2天，给予高热量、高维生素、易消化饮食，保持大便通畅。

7. 向患者说明避免劳累、情绪激动、吸烟及饮刺激性饮料的重要性，观察电极板接触局部皮肤导致的红斑及肌肉酸痛症状有无消退。

8. 术前抗凝治疗者，术后需继续用药2周，并复查凝血时间和凝血酶原时间。

9. 预防并发症，如感染、栓塞等，如发现有关症状，及时报告医生处理。

# 第五节　冠状动脉粥样硬化性心脏病

## 一、冠状动脉粥样硬化性心脏病

冠状动脉粥样硬化性心脏病简称冠心病，是指由于冠状动脉粥样硬化使血管腔阻塞，导致心肌缺血、缺氧而引起的心脏病。

## 二、冠心病病因

引起动脉粥样硬化的原因很多，目前认为主要有以下几种情况。

1. 年龄，40岁以上。
2. 性别，男性多于女性。
3. 高脂血症。
4. 高血压病。
5. 糖尿病。
6. 吸烟。

## 三、冠心病分类

1. 无症状型冠心病。
2. 心绞痛型冠心病。
3. 心肌梗死型冠心病。
4. 缺血性心肌病型冠心病。
5. 猝死型冠心病。

## 四、心绞痛症状、体征

典型的心绞痛发作时是以发作性胸痛为主要临床表现，特点如下。

（一）部位

胸骨体上段或中段之后，可波及大部分心前区，可放射至左肩、左臂内侧甚至达无名指和小指。不典型者，疼痛可位于上腹部或胸骨下段，放射至颈部、下颌部。

（二）性质

疼痛常为压榨、闷胀、紧缩、烧灼感，可伴有濒死的恐惧感。

（三）持续时间

通常持续1～5分钟不等，很少超过15分钟，休息或舌下含硝酸甘油后缓解。

## 五、心绞痛处理原则

1. 嘱患者立即停止活动。

2. 协助患者立即舌下含服硝酸甘油。

3. 立即通知医生。

4. 若疼痛持续15分钟以上不缓解，则考虑发生心肌梗死。

## 六、冠心病患者使用硝酸甘油注意事项

（一）使用硝酸甘油的注意事项

1. 心绞痛发作时可舌下含服硝酸甘油1片，1～2分钟起效，勿吞服。

2. 应用硝酸甘油时可出现头晕、头胀、头痛、头部跳动感、面红、心悸等症状，继续用药数日后可自行消失。

3. 监测血压情况。

4. 为避免直立性低血压引起的晕厥，用药后应平卧片刻。

（二）硝酸甘油保存注意事项

1. 避光，可存放在棕色、密闭小玻璃瓶中。

2. 防止受热、受潮。

3. 药物有效期为6个月，过期应及时更换。

## 七、急性心肌梗死

急性心肌梗死是指因冠状动脉血供急剧减少或中断，使相应心肌持久而严重缺血所致的部分心肌急性梗死。

## 八、急性心肌梗死临床表现

1. 先兆症状　多数患者在发病前数日有乏力、胸部不适，活动时心悸、气促、烦躁、心绞痛等前驱症状。

2. 疼痛　是最先出现的症状，常发生于安静或睡眠时，典型的疼痛部位为胸骨体上段或中段后方，也可在心前区，部分患者疼痛向上腹部、颈部、下颌部和背部放射，患者常烦躁不安、出汗、恐惧，具有濒死感，休息或含服硝酸甘油不能缓解。

3. 低热　体温一般在38℃左右，并伴有白细胞升高、血沉增快等。

4. 恶心、呕吐。

5. 心律失常　以室性心律失常最多见。

6. 低血压和休克。

7. 心力衰竭。

## 九、急性心肌梗死心电图特点

1. 在面向心肌坏死区的导联上出现宽而深的病理性Q波（aVR导联除外）。

2. ST段呈弓背向上型抬高。

3. T波倒置。

## 十、急性心肌梗死胸痛处理原则

1. 绝对卧床休息，协助一切生活所需，如进食、床上洗漱、大小便等。

2. 吸氧，根据病情合理调节氧流量。

3. 密切观察生命体征和心律情况，发现异常情况及时报告医生。

4. 给予止痛药物，如硝酸甘油、哌替啶、吗啡等。

5. 少量多餐，多食蔬菜、水果，保持大便通畅。

6. 限制探视，保持病室环境安静、舒适。

7. 主动关心患者，做好心理护理，消除其紧张、恐惧心理。

## 十一、急性心肌梗死溶栓治疗的适应证

1. 发病≤6小时。

2. 年龄≤70岁。

3. 相邻2个或2个以上导联ST段抬高≥0.1毫伏。

## 十二、急性心肌梗死溶栓治疗的禁忌证

1. 年龄≥70岁。

2. ST段抬高，时间＞24小时。

3. 近期有活动性出血、脑卒中、糖尿病视网膜病变、严重高血压和严重肝肾功能障碍者。

## 十三、急性心肌梗死最常见的心律失常

1. 室性期前收缩。

2. 室性心动过速。

3. 心室颤动。

4. 室上性快速性心律失常。

5. 房室传导阻滞。

6. 缓慢性心律失常。

7. 心脏停搏。

## 十四、急性心肌梗死并发症

1. 心力衰竭。
2. 心律失常。
3. 动脉栓塞。
4. 心室壁瘤。
5. 心脏破裂。
6. 乳头肌功能不全。
7. 心肌梗死后综合征。

# 第六节　心脏瓣膜病

## 一、心脏瓣膜病

心脏瓣膜病是由于炎症、黏液样变性、退行性改变、先天性畸形、缺血性坏死、创伤等原因引起单个或多个瓣膜的结构或功能上的异常，造成瓣膜口狭窄和（或）关闭不全。

## 二、二尖瓣狭窄症状、体征

（一）症状

1. 呼吸困难　早期为劳力性，随着瓣膜狭窄程度的加重，可出现阵发性夜间呼吸困难、端坐呼吸和急性肺水肿。
2. 咳嗽　咳粉红色泡沫痰，由肺循环瘀血引起。
3. 咯血。
4. 胸痛。
5. 声嘶。

（二）体征

1. 患者四肢末梢和面部发绀，二尖瓣重度狭窄，可有"二尖瓣面容"，表现为面颊潮红。
2. 心脏听诊在心尖部可触及舒张期震颤，可闻及第一心音亢进或开瓣音和舒张期杂音，严重肺动脉高压可闻及肺动脉收缩期喀喇音。

## 三、二尖瓣狭窄并发症

1. 心房颤动，为早期常见并发症。
2. 急性肺水肿，为重度二尖瓣狭窄的严重并发症。

3. 血栓栓塞。

4. 右心力衰竭，为晚期常见并发症。

5. 肺部感染。

6. 感染性心内膜炎。

## 四、二尖瓣关闭不全症状、体征

（一）症状

轻度二尖瓣关闭不全患者可无明显症状或仅有轻度不适感，严重二尖瓣关闭不全的症状包括劳力性呼吸困难、乏力，严重时可发生急性肺水肿。

（二）体征

1. 心尖冲动向左、向下移动，心脏向左下扩大。

2. 心脏听诊第一心音减弱，心尖部可闻及全收缩期吹风样杂音，并向左腋中线传导。

## 五、主动脉瓣狭窄症状、体征

（一）症状

主动脉瓣狭窄早期可无明显症状，严重时可出现如下症状。

1. 劳力性呼吸困难　严重者可出现阵发性夜间呼吸困难、端坐呼吸和急性肺水肿。

2. 心绞痛　主要由心肌缺血所致。

3. 劳力性晕厥　主要因脑缺血引起。

（二）体征

1. 心尖冲动呈抬举性。

2. 心脏听诊第一心音正常，第二心音减弱，主动脉瓣听诊区可闻及主动脉收缩期喷射样杂音，向颈部、心尖部传导。

3. 脉搏细弱，脉压变小，血压偏低。

## 六、主动脉瓣关闭不全症状、体征

（一）症状

主动脉瓣关闭不全的早期可无明显症状，严重时可出现的症状，包括心悸、劳力性呼吸困难、胸痛、头晕、乏力等。

（二）体征

1. 心尖冲动向左、向下移位，心脏向左下扩大。

2. 第一心音减弱，心尖部可闻及全收缩期吹风样杂音，向左腋下传导。

### 七、心脏瓣膜病护理要点

1. 严密监测患者体温、脉搏、尿量、凝血酶时间、水肿等情况，观察有无心力衰竭、栓塞、心房颤动、亚急性感染性心内膜炎等并发症的出现。

2. 嘱患者多休息，避免剧烈运动，根据患者的承受能力适当锻炼。

3. 加强营养，饮食以清淡、易消化为宜，少量多餐，多吃蔬菜、水果，保持大便通畅。

4. 保持病房空气流通，并注意保暖，避免呼吸道感染，一旦有感染征兆及时就医，主动关心患者，鼓励患者树立战胜疾病的信心，教会患者自我调节、控制情绪，保持愉悦心情，积极配合治疗。

# 第七节　心肌炎、心肌病

## 一、病毒性心肌炎

病毒性心肌炎是指由嗜心肌性病毒感染引起的，以心肌非特异性间质性炎症为主要病变的心肌炎，导致心肌细胞变性和坏死，包括无症状的心肌局灶性炎症和心肌弥漫性炎症所致的重症心肌炎。

## 二、病毒性心肌炎患者的休息与活动

向患者解释急性期卧床休息的重要性，可减轻心脏负荷，减少心肌耗氧，有利于心功能的恢复，防止病情加重或转为慢性病程。无并发症者急性期应卧床休息1个月；重症病毒性心肌炎患者应卧床休息3个月以上，直至患者症状消失、血液学指标恢复正常后方可逐渐增加活动量。出院后继续休息2～3个月，半年至1年内避免重体力劳动、妊娠。对转为慢性者，出现心功能减退、持久心律失常时，应限制活动并充分休息。

## 三、病毒性心肌炎饮食要求

患者应进食高蛋白、高维生素、易消化饮食，尤其是补充富含维生素C的食物，如新鲜蔬菜、水果，以促进心肌代谢与修复；戒烟、酒及刺激性食物。

## 四、病毒性心肌炎自我保健与检测

适当锻炼身体，增强机体抵抗力。注意防寒保暖，预防病毒性感冒。学会自测脉率、节律，发现异常或出现胸闷、心悸等不适及时就诊。

## 五、心肌病

心肌病是指伴有心肌功能障碍的心肌疾病，可分为扩张型心肌病、肥厚型心肌病、限制型心肌病、致心律失常型右心室心肌病。

### 六、心肌病饮食注意事项

给予高蛋白、高维生素、富含纤维素的清淡饮食，以促进心肌代谢，增强机体抵抗力。合并心力衰竭时，限制含钠量高的食物。

# 第八节　心内膜炎与心包疾病

### 一、感染性心内膜炎

感染性心内膜炎为心脏内表面的微生物感染，伴衍生物形成。

### 二、急性感染性心内膜炎的致病菌

其致病菌主要由金黄色葡萄球菌引起，少数由肺炎球菌、淋球菌、A组链球菌和流感杆菌所致。

### 三、亚急性感染性心内膜炎的致病菌

最常见的致病菌是草绿色链球菌，其次为D组链球菌和表面葡萄球菌。

### 四、急性感染性心内膜炎临床特征

中毒症状明显，病程进展迅速，数天至数周引起瓣膜坏死，感染迁移多见。

### 五、急性感染性心内膜炎药物治疗原则

在连续多次采集血培养标本后应早期、大剂量、长疗程地应用杀菌性抗生素，需达到体外有效杀菌浓度的4~8倍以上，疗程6~8周，以静脉给药方式为主，保持高而稳定的血药浓度。病原微生物不明时，选用针对金黄色葡萄球菌、链球菌、革兰阴性杆菌均有效的广谱抗生素。

### 六、感染性心内膜炎饮食注意事项

给予高热量、高蛋白、高维生素、易消化的半流质饮食或软食，以补充发热引起的机体消耗，变换烹调风味，以增进食欲。

### 七、感染性心内膜炎注意事项

1. 嘱患者平时注意防寒保暖，避免感冒，加强营养，增强机体抵抗力，合理安排休息。

2. 保持口腔和皮肤清洁，少去公共场所，勿挤压痤疮、疖肿等感染病灶，减少病原菌入侵的机会。

## 八、急性心包炎

急性心包炎为心包脏层和壁层的急性炎症，可有细菌、病毒、自身免疫、物理、化学等因素引起，常是某种疾病表现的一部分或为其并发症。

## 九、心包炎患者的舒适体位

协助患者取半坐卧位或坐位，出现心脏压塞的患者采取前倾坐位，提供可以依靠的床上小桌，使患者取舒适体位。

# 第八章　消化系统疾病

## 第一节　消化系统基础知识

### 一、消化系统组成

消化系统由消化道和消化腺两大部分组成。消化道包括口腔、咽、食管、胃、小肠（包括十二指肠、空肠和回肠）和大肠（包括盲肠、阑尾、结肠、直肠）。消化腺包括大消化腺，有大唾液腺、肝胆和胰腺；以及小消化腺，有小唾液腺、食管腺、胃腺和肠腺等。

### 二、食管

食管是连接咽和胃的通道，全长约25厘米。

### 三、胃的功能

胃是消化道中最膨大的部分，分贲门、胃底、胃体、幽门等部分，主要有储存、运动、分泌、消化、吸收、排空等功能。

### 四、区分上、下消化道

上、下消化道是根据屈氏韧带的位置区分的，位于屈氏韧带以上的消化管道称为上消化道，位于屈氏韧带以下的消化管道称下消化道。

### 五、小肠、大肠功能

小肠由十二指肠、空肠、回肠组成，具有分泌激素、促进食物的消化和吸收的功能。大肠由盲肠及阑尾、结肠和直肠组成，具有暂时储存食物残渣、吸收水分和电解质的功能，是形成粪便和排便的场所。

### 六、肝胆作用

肝脏是人体最大的消化腺，具有合成与储存人体所需的各种重要物质及分泌胆汁、代谢、解毒、保护、造血等功能。

### 七、胰腺功能

胰腺的功能包括外分泌腺和内分泌腺功能。其作为外分泌腺，对淀粉、脂肪和蛋白质进行消化分解。其作为内分泌腺，胰腺内的胰岛细胞可分泌胰高血糖素和胰岛素，参与糖代谢，调节人体血糖变化。

### 八、胰液中消化酶的作用

胰液中的消化酶包括胰淀粉酶、胰脂肪酶、胰蛋白酶，分别对淀粉、脂肪和蛋白质起消化分解作用。

### 九、消化系统常见疾病

食管疾病，胃、十二指肠疾病，小肠疾病，大肠疾病，胆管疾病，腹膜、肠系膜疾病。

### 十、消化系统疾病常见症状

吞咽困难，胃灼热，泛酸与嗳气，恶心、呕吐，腹胀，腹痛，呕血与黑粪，便血，黄疸。

### 十一、呕吐护理

卧床休息，协助患者漱口，将呕吐物清理干净。观察呕吐物颜色、性状、量、气味等情况。大量呕吐时，协助患者坐起或侧卧位，头偏向一侧，防止误吸。呕吐后不宜立即进食，应休息片刻，给予清淡、易消化的半流食或全流食，少量多餐，细嚼慢咽，避免进食油腻、辛辣刺激食物。必要时遵医嘱给予止吐药，并观察药效和有无不良反应发生。为患者提供舒适、安静的修养环境，定时通风。

### 十二、呕血护理

密切观察生命体征、神志、皮肤温度及弹性、呕血的性状及量等情况。大量呕血时，协助患者侧卧位，头偏向一侧，防止窒息。保持口腔清洁、无异味，及时清理呕吐物，遵医嘱给予止血药，并观察药效和有无不良反应发生，卧床休息，协助生活所需，如床上洗漱、大便、小便等，加强与患者的沟通，消除患者恐惧、紧张的心理。

### 十三、腹胀护理

严格限制水钠摄入，准确记录24小时尿量或24小时出入量，监测腹围和体重变化。给予舒适体位，如半卧位，遵医嘱给予利尿药，并观察药效和有无不良反应发生。协助医生行腹腔穿刺抽液术，保持床单清洁、无碎屑，加强皮肤护理。

### 十四、腹痛护理

观察腹痛的部位、性质、程度、持续时间和伴随症状等。协助患者取舒适体位，如抬高床头、前倾坐位、后背垫枕头等，为患者提供舒适、安静的修养环境。遵医嘱使用镇痛药物，并观察药效和有无不良反应发生，同时要加强安全护理。

### 十五、腹泻护理

观察粪便颜色、性状、量、气味等情况。注意生命体征、神志、皮肤弹性、体重等变化，防止脱水。每次排便后清洁肛周皮肤，必要时给予凡士林油膏涂抹肛周皮肤。给予高营养、低纤维、清淡、易消化饮食，避免生冷、油腻、辛辣刺激性食物。遵医嘱使用止泻药物，并观察药效和有无不良反应发生。

### 十六、便秘护理

记录大便次数、颜色和性状。合理搭配饮食，多食富含高纤维的食物，少食辛辣、刺激性食物。多饮水，适当运动，教会患者学会腹部按摩、下蹲等促进排便动作。培养规律的排便习惯，创造良好的排便环境，注意保护隐私。遵医嘱给予缓泻药，并观察药效和有无不良反应发生。

### 十七、黄疸护理

观察皮肤及巩膜黄染的程度。用温水擦浴，避免用力搓拭，禁止使用刺激性的肥皂。保持床单整洁、无碎屑，病号服宜宽松、柔软。将患者指（趾）甲剪短，皮肤瘙痒时勿骚抓，以免皮肤受损引起感染。

### 十八、消化系统疾病健康宣教

注意休息，劳逸结合，保证充足睡眠。规律饮食，少量多餐，注意饮食卫生，少食煎炸、油腻、辛辣等刺激性食物。如出现下列不适症状及时就医，恶心、呕吐、腹胀、腹痛、腹泻、呕血、血便等。指导正确服药方法，并告知服药可能出现的不良反应。

# 第二节　食管疾病

### 一、食管炎

食管炎是指食管黏膜受到不正常的刺激，引起食管黏膜损伤而引发的炎症。

### 二、最常见食管炎

食管炎中最常见的是反流性食管炎。

### 三、食管炎内镜治疗

反流性食管炎进行内镜治疗的目的是为了减少胃-食管反流，临床上常用的治疗方法包括：射频治疗使食管黏膜胶原增生，食管下括约肌（low esophageal sphincter，LES）加厚；内镜下结扎缝合；内镜直视下胃底折叠术；局部注射法等。

## 四、食管炎的内镜检查

内镜下可见食管黏膜糜烂或渗出性病变，甚至出现溃疡、狭窄或食管缩短等病变。

## 五、食管癌病因

食管癌可能的病因包括：亚硝酸盐摄入过多；维生素的缺乏；食物受真菌污染；不良的生活习惯，如吸烟、饮酒、进食过快、食物过热等；食管的慢性疾病；遗传因素等。

## 六、食管癌的特征性表现

早期可出现胸骨后闷胀不适、灼烧感、针刺样疼痛，进食时哽噎感。随着病情的发展出现进行性吞咽困难、胸痛、反流症状。晚期体重减轻、营养障碍。

## 七、食管癌的辅助检查

食管黏膜脱落细胞检查，也称食管拉网检查；食管X线钡餐检查；电子胃镜下活体组织检查；CT和磁共振成像检查。

## 八、食管癌护理要点

充分休息，避免劳累。选用适宜的高蛋白、高热量、高维生素的半流质或流质饮食，细嚼慢咽，进食困难时可采用静脉营养支持。注意口腔卫生，养成饭后漱口的习惯，以减少细菌的滋生，保证病房空气清新，定时通风换气。加强与患者的沟通，消除患者的顾虑。

## 九、食管憩室

食管憩室是指食管壁的一层或全层向宫腔外突出而形成的一个囊袋。

## 十、食管憩室临床表现

初期多无症状，或有轻度的吞咽困难、阵发性咳嗽、口涎增多、胸部不适感。当憩室变大可出现反流，反流出未经消化的食物及黏液引起呛咳，呼气中有臭味等。巨大憩室可出现呼吸困难、吞咽困难进行性加重、体重减轻等。

## 十一、食管憩室护理要点

### （一）术前护理

改善营养状态提高机体抵抗力。主动与患者交流，消除其紧张、恐惧的心理。指导正确刷牙方法，常漱口以保持口腔的清洁。术前1天留置胃管，吸烟者术前7天开始戒烟，术前3天进全流食或禁食。

### （二）术后护理

严密观察生命体征、神志、心律、尿量、口唇及甲床色泽等变化，给予低流量吸氧，生命体征平稳后给予半卧位。密切观察引流液颜色、性状、量的变化，确保引流管固定、通畅，定时更换引流瓶装置，并注意保持无菌。术后6～9小时开始进食，并按照清流食—全流食—半流食—普食顺序循序渐进，少量多餐，细嚼慢咽，进食30～60分钟内不要平躺，睡觉时抬高床头10°～15°。

## 十二、贲门失弛缓症

贲门失弛缓症是由于食管下段神经肌肉功能障碍引起贲门部的神经肌肉功能失调所致的食管功能性疾病。

## 十三、贲门失弛缓症的临床表现

吞咽困难，呈进行性加重；食物反流和呕吐；胸骨后或剑突下疼痛；体重减轻等。

## 十四、贲门失弛缓症吞咽困难的特点

吞咽困难是本病最突出的症状，大多起病缓慢，早期症状不明显，经数月甚至数年逐渐加重，少数患者突然发生。通常液体吞咽困难者占60%，固体食物吞咽困难者占98%。

## 十五、贲门失弛缓症辅助检查

食管钡餐造影、食管功能测定、内镜检查。

## 十六、贲门失弛缓症治疗方法

1. 药物治疗　如硝苯地平和硝酸异山梨酯。
2. 内镜治疗　如内镜下球囊扩张、支架置入术、贲门环形肌层切开术、镜下注射肉毒杆菌毒素。
3. 外科手术治疗。

## 十七、贲门失弛缓症护理问题

疼痛、营养失调、焦虑、窒息。

## 十八、贲门失弛缓症护理要点

观察呕吐物颜色、性状，呕吐后协助患者漱口，必要时遵医嘱给予止吐药。提供高蛋白、高热量和富含维生素的半流质或全流食，少量多餐，细嚼慢咽，避免吃过热或过冷的食物。餐后不宜立即平卧，睡前3小时内不再进食。观察用药疗效，有无不良反应出现。加强与患者的沟通，消除患者恐惧、焦虑的心理。

## 十九、贲门失弛缓症健康教育

改变不良生活方式，如衣服不宜紧身、餐后半小时不要平卧、戒烟、限酒等。合理饮食，以高热量为主，避免多食刺激胃酸分泌的食物，少量多餐，细嚼慢咽。合理用药，避免服用促进反流或黏膜损伤的药物。如出现吞咽困难、反流、胸痛等症状加重时要及时就医。避免劳累，保持心情愉悦。注意保暖，加强锻炼。

# 第三节　胃炎、胃-食管反流疾病

## 一、胃炎

胃炎是一种病理状态，指胃黏膜对各种损伤的炎症反应过程，通常包括上皮损伤、黏膜炎症反应和上皮再生三个过程。

## 二、急性胃炎的病因

急性胃炎的病因有很多种，主要是急性应激、化学性损伤（如药物、酒精、胆汁、胰液）和急性感染等。急性应激可由严重创伤、大手术、大面积烧伤、脑血管意外和严重脏器功能衰竭、休克、败血症等引起。药物引起的胃黏膜损伤病例居多，特别是应用非甾体抗炎药后。高浓度的酒精可直接引起上皮细胞损伤和破坏，导致黏膜水肿、糜烂和出血。胆汁和胰液中的胆盐、溶血卵磷脂、磷脂酶A和其他胰酶可破坏胃黏膜屏障，在反流性胃炎的发病中起主要作用。急性细菌或病毒感染或某些细菌毒素摄入也可引起急性胃炎。

## 三、急性胃炎的主要临床表现

多数患者症状不明显或症状被原发疾病所掩盖，有症状的患者主要表现为上腹痛、饱胀不适、恶心、呕吐和食欲缺乏等。急性应激或摄入非甾体抗炎药所致的急性糜烂出血性胃炎患者，可有呕吐或黑粪症状。沙门菌、嗜盐菌或葡萄球菌毒素引起的急性胃炎患者，常伴有腹胀、腹泻、上腹压痛等。

## 四、急性胃炎的治疗要点

有明显病因者应采取相应的预防措施，以止血为主要治疗目的。一般经药物或内镜止血效果不佳，或不能排除合并穿孔等并发症时可以考虑手术治疗；药物治疗，抗酸药为首选治疗方案，有明显病因的患者应针对原发疾病和病因采取防治措施，细菌感染者选用对应的抗生素治疗，脱水患者补充水和电解质等；一般治疗，多卧床休息，进流食或禁食，停用损伤胃黏膜的药物等；预防治疗，对长期服用非甾体抗炎药的患者采用肠溶片，小剂量服用或减少服用次数，饭后服用，加用黏膜保护药或小剂量抗酸药；根除幽门螺杆菌，以达到减少并发症的目的。

## 五、急性胃炎护理问题

1. 腹痛　与胃黏膜炎症有关。

2. 舒适的改变　与上腹腹胀不适、疼痛、恶心有关。
3. 营养失调　与呕吐等有关。
4. 知识缺乏。
5. 潜在并发症　上消化道大出血。
6. 焦虑。

## 六、急性胃炎护理要点

1. 去除病因，卧床休息，酌情短期禁食1～2餐，利于胃的休息和损伤的愈合。
2. 鼓励饮水，补充丢失水分。
3. 呕吐、腹泻严重及脱水明显者，应及时静脉输液治疗。
4. 腹痛患者止痛　疼痛剧烈时，应禁食、禁水，严重者按医嘱使用止痛药。
5. 伴腹泻、发热者可适当按医嘱使用抗生素。
6. 预防为主，节制饮酒，勿暴饮暴食，慎用或不用易损伤胃黏膜的药物。
7. 患病后及时就医，及时诊断，及时治疗，调治结合。

## 七、急性胃炎健康宣教

向患者及家属讲解本病为胃的一种急性损害，只要去除病因及诱因，是可以治愈的。同时向患者说明引起急性胃炎的常见病因，帮助患者寻找并及时去除发病因素，缓解患者及家属的紧张焦虑情绪。指导患者规律饮食，少量多餐，避免刺激辛辣的食物和对胃有损害的药物。同时，应当戒烟、戒酒。发病期间，应多卧床休息，做好心理疏导工作。遵医嘱按时服药，并定期门诊检查。

## 八、慢性胃炎病因

幽门螺旋杆菌感染是慢性活动性胃炎的主要原因，占慢性活动性胃炎患者的80%～95%，不同地区感染率为42%～84%。自身免疫机制和遗传因素较少见，胃体萎缩为主的慢性胃炎发生在自身免疫基础上，又称为自身免疫性胃炎，以欧美多见，其他病因有十二指肠液反流、胃黏膜损伤因子等。

## 九、慢性胃炎的临床分型

临床上主要分为两大类，即慢性浅表性胃炎和萎缩性胃炎，其他还有部分特殊类型的胃炎，如胆汁反流性胃炎、门脉高压性胃病、尿毒症性胃炎等。

## 十、慢性胃炎的主要临床特点

70%～80%的患者可无任何症状。有症状者主要表现为非特异性的消化不良，如上腹部不适、饱胀、钝痛、烧灼痛，这些症状一般无明显节律性，进食可加重或减轻。此外也可有食欲不振、嗳气、泛酸、恶心等症状。这些症状是否存在以及严重程度与慢性胃炎的内镜表现和组织病理学分级无明显相关性。

## 十一、 慢性胃炎检查

1. 内镜检查　是诊断胃炎的主要方法，正常胃黏膜在胃镜下呈粉红色，光滑柔软，有光泽，出现病变时，胃黏膜可呈红斑或条状红斑、平坦或隆起糜烂、点状或片状出血，黏膜肥厚、黏膜颗粒状、皱襞变平、血管透见等改变。

2. 检测幽门螺杆菌。

3. 组织学活检　是胃炎分类的主要依据，主要用于评价幽门螺杆菌的感染程度、黏膜炎症程度、腺体萎缩、肠化及不典型增生程度。

4. 其他。

## 十二、慢性胃炎的治疗要点

1. 抗菌治疗　由于幽门螺杆菌属于致癌因子，根除可以改善胃黏膜症状、减少萎缩和防止肠上皮化生。

2. 抑酸或抗酸治疗　适用于以胃黏膜糜烂或胃灼热、泛酸、上腹饥饿痛等症状为主的患者，适当的抑酸治疗有利于减轻胃黏膜损伤和炎症的修复，根据病情或症状严重程度，选用抗酸药、$H_2$受体拮抗药物或质子泵抑制药。

3. 胃黏膜防御　主要是增强胃黏膜屏障的防御能力，促进糜烂黏膜的修复。药物包括兼有杀幽门螺杆菌作用的胶体铋、铝碳酸制剂和黏膜保护作用的硫酸铝等。

4. 动力促进药　动力失调与慢性胃炎互为因果，促进胃排空有利于改善胃炎症状和防止复发。

5. 胆汁反流的患者可选用动力促进药减少或消除胆汁反流。

6. 米索前列醇、质子泵抑制药可减轻非甾体抗炎药对胃黏膜的刺激。

7. 中药治疗。

8. 内镜治疗。

9. 其他，包括抗抑郁治疗、镇静药、抗氧化治疗等。

## 十三、慢性胃炎护理要点

定时进餐；荤素搭配；避免坚硬、粗糙和不易消化的食物。禁烟、禁酒；安排有规律的生活作息时间，避免过度劳累；保持愉悦的心情；按医嘱服用抗幽门螺杆菌的药物及其他保护胃黏膜药物，定期门诊复查。

## 十四、慢性胃炎健康宣教

向患者及家属讲解引起慢性胃炎的有关因素，指导患者如何防止诱发因素，从而防止或减少复发。强调饮食调节对防止复发的重要性，指导患者平时生活有规律，注意劳逸结合，加强饮食卫生和饮食营养，养成有规律的饮食习惯。戒除烟酒，避免使用对胃黏膜有刺激的药物，嘱患者按医嘱服药，并向患者及家属介绍常用药物的用法、疗程、时间及其他注意事项。幽门螺杆菌易复发，嘱患者定期复查。

## 十五、慢性胃炎饮食原则

1. 避免饮食无规律。

2. 避免刺激性食物。

3. 避免不洁食物。

4. 避免过冷、热、硬食物。胃炎患者的食物应软硬适度。

## 十六、急性糜烂性出血性胃炎病因

### （一）外源性致病因素

某些药物如阿司匹林、保泰松、吲哚美辛、肾上腺皮质激素、利血平，部分抗菌药物以及乙醇等，均可损害胃黏膜屏障。

### （二）内源性致病因素

在某些危重疾病，如败血症、肺炎、颅内病变、大面积烧伤、创伤、大手术后、急性呼吸功能衰竭、左心衰竭、尿毒症、肝硬化、恶性肿瘤及各种原因的休克等引起的应急情况下，均可引起胃黏膜上皮损害。

## 十七、幽门螺杆菌感染患者的健康教育

1. 幽门螺杆菌是经口进入人体的，因此要注意养成良好的卫生习惯，防止病从口入，患者个人用品要单独消毒，以减少传播机会。另外，研究发现幽门螺杆菌可在河水中存活3年，在自来水中存活4～10天，因此，不要喝生水，吃冷食。

2. 合理使用抗幽门螺杆菌药物，并进行治疗后复查。慎用或禁用非甾体类药物，如必须使用可选择对黏膜损伤小的药物，并告诫患者避免长期使用。

3. 劝告患者戒烟。

4. 指导患者合理饮食，定时进餐，每餐不宜过饱，以免胃窦部过度扩张而刺激胃酸分泌，注意饮食结构，荤素搭配。

5. 指导患者合理安排休息时间，保证充足睡眠，生活要有规律，避免过度劳累及精神紧张，保持良好心态。

6. 讲解疾病相关知识，消除患者紧张心理。指导患者采用听音乐、读书及与人交谈等方式分散注意力。精神因素较重的患者可适当服用抗焦虑、抗抑郁药物。

## 十八、癌前病变的胃炎

癌前病变的胃炎有萎缩性胃炎、肠型化生和异型增生等。

## 十九、腹痛、腹泻评估

### （一）腹痛

1. 腹痛的病因、诱因及缓解因素。

2. 腹痛的性质和严重程度  腹痛的性质与病变性质密切相关，烧灼样痛多与化学性刺激有关，如胃酸的刺激；绞痛多为空腹脏器痉挛、扩张或梗阻引起，临床常见者有肠绞痛、胆绞痛、肾绞痛。持续疼痛可能为实质脏器牵张或腹膜外刺激所致；剧烈刀割样疼痛多为脏器穿孔或严重炎症所致；隐痛或胀痛反应病变轻微，可能为脏器轻度炎症或包膜牵扯等所致。

3. 腹痛的位置  腹痛的位置多代表疾病部位，对牵扯痛的理解更有助于判断疾病的部位和性质。

4. 腹痛的时间  特别是与进食、活动、体位的关系，已如前述，饥饿性疼痛，进食缓解对高酸分泌性胃病，特别是十二指肠溃疡诊断有利。

5. 腹痛的伴随症状  腹痛伴有发热、寒战者显示有炎症存在。腹痛伴黄疸者可能与肝、胆、胰疾病有关。腹痛伴休克，同时有贫血者可能是腹腔脏器破裂；无贫血者则见于胃肠穿孔、绞窄性梗阻、肠扭转、急性出血坏死性胰腺炎。腹痛伴呕吐者提示食管、胃肠病变，呕吐量大提示胃肠道梗阻。腹痛伴泛酸、嗳气者提示胃十二指肠溃疡或胃炎。腹痛伴腹泻者提示消化吸收障碍肠道炎症、溃疡或肿瘤。腹痛伴血尿者可能为泌尿系统疾病所致。

（二）腹泻

1. 腹泻的起病  是否有不洁食物、旅行、聚餐等病史，或与紧张、焦虑等有关。腹泻的次数及大便量有助于判断腹泻的类型及病变的部位，分泌性腹泻粪便量常超过每天1升，而渗出性腹泻粪便远少于此量。此处量多少与直肠激惹有关。

2. 大便的性状及臭味  急性感染性腹泻，每天排便次数可达10次以上，如为细菌感染，常有黏液血便或脓血便。慢性腹泻，多每天排便数次，可为稀便，亦可带黏液、脓血，见于慢性痢疾、炎症性肠病及结肠直肠癌等。粪便中带黏液而病理正常多见于肠易激综合征。奇臭多有消化吸收障碍、严重感染性肠病，无臭多为分泌性水泻。

3. 腹泻伴随症状  发热、腹痛、里急后重、贫血、水肿、营养不良等对判断病因有帮助。

4. 腹泻加重、缓解的因素  对判断病因有帮助。

5. 病后一般情况变化  功能性腹泻、下段结肠病变对患者一般情况影响较小；而器质性疾病、小肠病变则影响较大。

## 二十、呕吐物性质及特点

（一）呕吐物的性质

带发酵、腐败气味提示胃潴留；带粪臭味提示低位小肠梗阻；不含胆汁说明梗阻平面多在十二指肠乳头以上，含多量胆汁则提示在此平面以下；含有大量酸性液体者多为胃泌素瘤或十二指肠溃疡，而无酸味者可能为贲门狭窄或贲门失弛缓症所致。

## （二）呕吐的特点

急性胃肠炎，多有不洁饮食史，恶心，呕吐物多含有食物，进食后不久即呕吐，可伴有腹痛、腹泻。幽门梗阻，有溃疡史或胃病史，进食后6小时呕吐，量大，可有腹胀、嗳气、泛酸、恶心。颅内高压，呕吐呈喷射状，常发生在头痛剧烈时，有颅内占位性病变或颅脑外伤。

## 二十一、胃-食管反流病

胃-食管反流病是由于胃内容物反流而引起不适症状和（或）并发症的一种疾病。

## 二十二、胃-食管反流病的临床症状

胃-食管反流病的典型症状是胃灼热和泛酸，不典型的症状为上腹部饱胀、烧灼感、上腹痛、恶心、嗳气、胸骨后痛、吞咽困难，食管外表现如哮喘、慢性咳嗽、咽部异物感、气堵感、声音嘶哑等，临床症状与食管损伤程度不一定成正比。

## 二十三、食管反流病护理要点

### （一）用药护理

胃-食管反流患者经常联合使用促胃-食管排空的动力药、抗酸药和黏膜保护药，应指导患者各种药物的正确服药时间和方法，并认真观察用药效果及不良反应。避免使用一些可降低食管下括约肌压力及影响胃排空的药物，如抗胆碱能药、多巴胺受体激动药、钙通道阻滞药、茶碱等。

### （二）教会患者减低胃内压或腹内压的方法

嘱患者不宜穿过紧的衣服和系过紧腰带；避免经常弯腰和举重物，保持大便通畅，夜间睡眠可适当抬高床头以减少反流。

### （三）饮食护理

指导患者进食营养丰富的清淡饮食，避免高脂肪饮食，少量多餐，细嚼慢咽，禁烟酒、浓茶和咖啡，忌辛辣刺激性的食物，每餐避免过饱，睡前3～4小时不再进食，可有效地增加排空，减少反流发生和减少食物对消化道黏膜的刺激。

### （四）心理护理

精神紧张会使胃酸增多，加重胃-食管反流病。应仔细观察，认真评估，主动给予关心和帮助，做好健康教育，使患者处于接受治疗护理的最佳心理状态，积极配合治疗。

### （五）做好康复期宣教

劳逸结合，避免复发。

# 第四节　消化不良与消化性溃疡

## 一、功能性消化不良

功能性消化不良（functional dyspepsia，FD）是指具有上腹痛、上腹饱胀、早饱、烧灼感、嗳气、食欲缺乏、恶心、呕吐以及难以描述的上腹部不适感等，经检查排除引起这些症状的器质性疾病的一组临床综合征，是临床上最常见的一种功能性胃肠病。

## 二、功能性消化不良的病因

可能与胃动力及感觉障碍、胃酸分泌异常、胃幽门螺杆菌感染及胃十二指肠炎、精神、应激及环境因素有关，其中精神因素作为发病诱因比较常见。

## 三、功能性消化不良的治疗方法

### （一）药物治疗

主要是对症治疗，用药要个体化。

1. 促动力药　胃肠运动障碍是FD，尤其是运动障碍型FD发病的主要原因，所以促进胃肠动力成为治疗功能性消化不良的主要治疗方法。

2. 镇静药或抗焦虑抑郁治疗　FD患者比健康人、消化性溃疡及胆囊病患者更具焦虑、抑郁、疑病症及神经质。

3. 抗酸药　有$H_2$受体拮抗药及质子泵抑制药，主要用于上腹痛综合征。

4. 抗抗幽门螺杆菌（helicobacter pylori，HP）治疗　可选用三联疗法。

5. 黏膜保护药　常用的有硫糖铝、胶体铋、思密达等。

### （二）心理治疗

进行适当的心理疏导治疗，缓解患者的焦虑情绪。FD患者个性较脆弱、遇事敏感、情绪不稳定、易受环境诱导，故调整患者的心理状况也是治疗成功的基础。

## 四、肠易激综合征

肠易激综合征（irritable bowel syndrome，IBS）是一种较为常见的慢性肠功能紊乱性疾病，临床表现为持续存在间歇发作的腹胀、腹痛，排便习惯及大便性状改变，而无器质性疾病证据的临床综合征或症候群。

### 五、肠易激综合征的治疗方法

1. 心理治疗　心理因素可能影响患者的临床症状、症状类型和严重程度，护士应以同情和负责的态度向患者解释其疾病的本质和预后，使患者消除不必要的恐惧、疑虑，树立战胜疾病的信心，帮助患者调整情绪和行为，达到长期缓解临床症状、改善生活质量的目的。

2. 饮食调节　一般以易消化、低脂、适量蛋白质食物为主，多吃新鲜蔬菜、水果，避免过冷、过热、高脂、高蛋白及刺激性食物，限制不耐受的饮食。

3. 药物治疗　药物对症治疗，可辅助抗抑郁和抗焦虑药。据统计，此类患者中40%～60%有情感障碍，如抑郁、焦虑等，其症状与中枢神经情感、痛觉异常有关。

4. 中药治疗。

5. 理疗针灸。

### 六、消化性溃疡

消化性溃疡泛指胃肠道黏膜在某种情况下被胃酸、胃蛋白酶消化而造成的溃疡。临床上消化性溃疡一般是指胃溃疡和十二指肠溃疡。

### 七、消化性溃疡的病因

1. 幽门螺杆菌　许多研究证明幽门螺杆菌是消化性溃疡发生和复发的关键因素。

2. 胃酸和胃蛋白酶。

3. 药物因素　近年研究表明，非甾体抗炎药是损害胃肠保护机制，导致溃疡发病的常见病因。

4. 其他　应激、激素、各种心理因素及不良的饮食生活习惯、遗传因素、吸烟、胃十二指肠运动异常和病毒感染也可诱发溃疡。

### 八、胃溃疡和十二指肠溃疡的区别

1. 胃溃疡的疼痛性质是烧灼感或痉挛感；十二指肠溃疡则为钝痛、灼痛、胀痛或剧痛。

2. 胃溃疡的疼痛部位好发于剑突下正中线或偏左，十二指肠溃疡好发于上腹正中或偏右。

3. 胃溃疡的疼痛发作时间在进食后30～60分钟，疼痛好发于夜晚，疼痛持续时间为1～2小时。十二指肠溃疡主要发生于进餐后1～2小时，也常发生在午夜或凌晨，疼痛可持续2～4小时，到下次进餐后缓解。

4. 胃溃疡的疼痛规律多为进食—疼痛—缓解；十二指肠溃疡是疼痛—进食—缓解。

### 九、消化性溃疡检查

1. 消化性溃疡可做以下检查，内镜、X线钡餐检查、超声内镜检查、幽门螺杆菌检查、胃液分析、血清胃泌素测定及其他。

2. 消化性溃疡首选内镜检查，胃镜检查能直接观察溃疡病变并能对病变取材。

## 十、内镜下消化性溃疡的表现

1. 活动期　即A期，以溃疡面出现出血或凝血块为特征，白苔明显，周堤肿胀，皱襞集中不明显。
2. 愈合期　即H期，白苔缩小，出现皱襞集中。
3. 瘢痕期　即S期，白苔消失，皱襞集中形成瘢痕。

## 十一、消化性溃疡的并发症

### （一）上消化道出血

上消化道出血是最常见的并发症，十二指肠溃疡出血率高于胃溃疡出血率，十二指肠球部后壁溃疡和球后溃疡更易发生出血，出血量的多少与被溃疡侵蚀的血管的大小有关，侵蚀稍大动脉时，出血急而量多。溃疡出血的临床表现取决于出血的速度和量的多少，轻者只表现为黑便，重者出现呕血及失血过多所致循环衰竭的临床表现，严重者可发生休克。

### （二）穿孔

溃疡病灶向深部发展穿透浆膜层则并发穿孔。溃疡穿孔在临床上可分为急性、亚急性和慢性三种类型。急性穿孔的溃疡常位于十二指肠前壁或胃前壁，发生穿孔后胃肠内容物渗入腹膜腔而引起急性腹膜炎。临近后壁的穿孔或穿孔较小而只引起局限性腹膜炎时，称亚急性穿孔。十二指肠后壁或胃后壁的溃疡深达浆膜层时已与邻近组织或器官发生粘连，穿孔时胃肠内容物不流入腹腔，称为慢性穿孔或穿透性溃疡。

### （三）幽门梗阻

临床上主要表现为上腹饱胀不适或呕吐，上腹胀以餐后为主，呕吐后可减轻，呕吐物量多，内含发酵宿食。呕吐次数一般不多，视幽门通道受阻的程度而定。

### （四）癌变

胃溃疡可发生癌变，十二指肠溃疡则不易发生。胃溃疡癌变多发生于溃疡边缘。对长期十二指肠溃疡病史，年龄大于45岁，经内科治疗4~6周症状无好转，大便潜血阳性者，应怀疑是否癌变，需进一步检查和定期随访。

## 十二、消化性溃疡的治疗方法

### （一）一般治疗

生活规律，劳逸结合，按时进餐，避免刺激辛辣的食物，不饮浓茶、咖啡等饮料。戒烟、戒酒。服用非甾体抗炎药者，应尽可能停服。

## （二）药物治疗

根除幽门螺杆菌；抗酸分泌，溃疡的愈合特别是十二指肠溃疡的愈合与抑酸强度和时间成正比；保护胃黏膜，胃黏膜保护药主要有三种：硫糖铝、枸橼酸铋钾、米索前列腺醇；非甾体炎药相关溃疡的治疗和预防，单纯非甾体抗炎药相关性溃疡，能停用药物的，按常规抗溃疡方案治疗，不能停用药物的，选用质子泵抑制药进行治疗；难治性溃疡的治疗，加倍剂量的质子泵抑制药可使多数非幽门螺杆菌感染、非服用非甾体炎药相关的难治性溃疡愈合。

## （三）复发的预防

除去溃疡复发的危险因子，根除幽门螺杆菌，维持治疗。

## （四）手术治疗

大量出血经内科紧急处理无效，急性穿孔，瘢痕性幽门梗阻，内科治疗无效的难治性溃疡，胃溃疡癌变者。

## 十三、消化性溃疡降低胃酸的药物

1. $H_2$受体拮抗药　通过抑制壁细胞的组胺$H_2$受体，减少壁细胞分泌达到抑制效果。常用的药物有西咪替丁、雷尼替丁、法莫替丁和尼扎替丁等。

2. 质子泵抑制药　能阻断壁细胞铋管膜上的质子泵，使$H^+$排出细胞外受损，是目前作用最强的抑酸药物。常用药物包括奥美拉唑、兰索拉唑、泮托拉唑等。

3. 其他抗酸药物　有胃酸中和药，如碳酸氢钠、碳酸钙等，可缓解胃酸过多引起的胃部症状。

## 十四、消化性溃疡根除幽门杆菌的治疗方法

1. 单药治疗　用铋盐、克拉霉素、甲硝唑、呋喃唑酮等单一药物治疗，只部分有效。迄今为止，尚无单一药物有效根除幽门螺杆菌的相关报道。

2. 二联治疗　包括铋剂或质子泵抑制药与一种抗菌药物联合应用，现临床研究报道也很少，不推荐使用。

3. 三联疗法　以铋剂为中心的三联疗法。世界胃肠病专题会议推荐的标准三联疗法，称为治疗"金标准"，即枸橼酸铋钾120毫克、阿莫西林500毫克和甲硝唑400毫克。

4. 四联疗法　又称补救疗法。用于一线治疗失败者的患者，以质子泵抑制药、铋剂联合2种抗生素的四联疗法。

5. 中医疗法等。

## 十五、消化性溃疡护理要点

1. 生活　保持乐观的情绪、规律的生活，避免过度劳累或精神紧张。溃疡活动期

多卧床休息。

2. 饮食　细嚼慢咽，避免急食。有规律地定时进食，以维持消化活动的节律。溃疡急性期少食多餐。饮食宜营养健康。戒烟、戒酒，避免浓茶、咖啡等刺激性食物和辛辣食物。

3. 药物　按时、按医嘱服用药物，定期复诊。

## 十六、消化性溃疡药物治疗注意事项

1. 按时给患者服药，密切观察疗效和药物不良反应，奥美拉唑可引起头晕，特别是用药初期应嘱咐患者避免从事注意力高度集中的工作。

2. 枸橼酸铋钾用后呼出气味有氨味，舌苔及粪便染黑，无其他不良反应，嘱患者不要紧张。

3. $H_2$受体拮抗药不良反应主要有乏力、头痛、嗜睡和腹泻；其中，西咪替丁尚有抗雄激素作用，长期应用可引起男性乳房发育和阳痿。

4. 服用硫糖铝时，由于铝能被少量吸收，故肾功能不良者不宜久服。硫糖铝的主要不良反应应为便秘，偶有口干、恶心、胃部不适、腹泻、皮疹、瘙痒及头晕等。

5. 碱性抗酸药由于需多次服药和长期服药，可能带来不良反应，只可作为加强止痛的辅助治疗。

6. 阿莫西林用药前应先做过敏试验，阴性者方可用。

7. 抗胆碱药物可引起胃肠运动减弱，延缓胃内容物的排空，引起胃窦部潴留现象，不主张单独使用。

8. 药物治疗期间，发现异常及时通知医生并配合处理。

## 十七、消化性溃疡饮食护理

告知患者合理饮食的重要性，指导规律进食，少食多餐，定时进餐，使胃酸分泌有规律。每餐不宜过饱，以免胃窦部过度扩张而刺激胃酸分泌。进食要充分细嚼，以助消化。选择营养丰富、易消化的食物，主食以面食为主，因其较柔软、易消化、含碱能中和胃酸。不习惯面食则以软饭、米粥代替。蛋白质类食物具有中和胃酸的作用，适量摄取牛奶能稀释胃酸，宜安排在两餐之间，但牛奶中的钙质可刺激胃酸分泌，故不宜多。饮食忌刺激性如酸、辣、生冷、油炸、多纤维素食物，浓茶、咖啡、酒类能增加胃酸分泌，均应禁忌，过冷或过热的食物也会刺激胃黏膜，故食物温度以接近体温为宜。

# 第五节  胃癌

## 一、胃癌的病因

1. 饮食因素  胃癌的发生与食物的配制、食用方式及其组成成分有关。

2. Hp感染  幽门螺杆菌阳性人群胃癌的发生是阴性者的3~6倍。

3. 遗传因素  胃癌有家族集聚性已被一些调查研究所证实。

4. 其他因素  土壤、水源、吸烟、胃部疾病等。

5. 一些慢性胃部疾病是具有潜在癌变可能性的胃癌前疾病，包括萎缩性胃炎、腺瘤性息肉、残胃、溃疡等。

## 二、胃癌的流行病学特点

我国属于胃癌高发国家，死亡率自1970年以来变化不大，略有上升。胃癌死亡率在城市显示下降趋势，在农村则显示上升趋势。

### （一）年龄分布

胃癌发病率及死亡率均随年龄增加而升高。30~39岁增长速度最快，75岁以上男性有下降趋势，女性则继续上升。

### （二）性别分布

胃癌发病率及死亡率均男性高于女性，我国胃癌死亡率男女之间比例为2.18∶1。

### （三）种族分布

胃癌发病率及死亡率因种族而异。在我国，胃癌死亡率最高者为哈萨族，最低者为苗族，两者相差5~6倍。

## 三、胃癌临床表现

1. 早期胃癌的症状不明显，常见的临床症状是消化不良或是上腹部胀痛不适，伴有恶心、泛酸、胃灼热感、腹胀、打嗝、食欲缺乏、全身倦怠无力等。

2. 恶心、呕吐、消化不良表现及体重下降等。

3. 呕血、黑粪。

4. 腹部肿块，上腹部可扪到，以右上腹（胃窦部）最多见。

5. 转移灶表现如左锁骨上淋巴结转移结节，发病率约为10%。女性库肯勃瘤、脐孔周围转移结节都是胃癌常见的转移征。

6. 晚期胃癌的症状还可出现腹腔积液、黄疸、肝脾肿大等。

#### 四、胃癌的癌前状态

1. 慢性萎缩性胃炎与胃癌的发生率呈显著的正相关。

2. 恶性贫血患者中胃癌的发生率为正常人群的5~6倍。

3. 胃息肉腺瘤型或绒毛型息肉的癌变率为15%~40%。直径大于2厘米者更高。

4. 胃良性病变手术后残胃发生的癌瘤称残胃癌。胃手术后尤其在手术10年开始，发生率显著上升。

5. 良性胃溃疡边缘的黏膜容易发生肠上皮化生与恶变。

6. 巨大胃黏膜邹襞症血清蛋白经巨大胃黏膜皱襞漏失，临床上有低蛋白血症与水肿，约10%可癌变。

7. 胃黏膜上皮异型增生与间变，前者亦称不典型增生，少数情况不可发生癌变。胃间变则癌变机会多。

8. 肠生化有小肠型与大肠型两种。

#### 五、早期胃癌与进展期胃癌区别

（一）早期胃癌

早期胃癌是指癌组织浸润仅限于黏膜层或黏膜下层的胃癌，而不论有无淋巴结的转移。一般无明显症状，通常在胃镜及胃黏膜活检病理检查中发现。

（二）进展期胃癌

进展期胃癌是指癌组织浸润已超过黏膜下层者并达到胃壁肌层、浆膜层及浆膜外，不论病灶大小及有无淋巴结转移。患者出现体重下降、腹部肿块、呕血或黑粪，甚至出现腹腔积液、贫血、梗阻及恶病质等症状。

#### 六、胃癌的检查方法

1. 胃镜检查加组织活检是诊断胃癌最直接、最有效的方法。

2. 抽血查胃癌肿瘤标志物。

3. 色素内镜有助于诊断早期胃癌。

4. 超声内镜可判断胃癌的浸润深度、周围浸润范围及发现周围淋巴结肿大。

5. CT对胃癌的定位、定性、大体分型，肌层和浆膜受累情况，邻近器官等侵犯或淋巴结转移等提供有价值的信息。

6. 正电子发射断层成像（positron emission tomography，PET）。

7. 磁共振成像检查（magnetic resonance imaging，MRI）。

#### 七、胃癌的治疗方法

（一）早期胃癌的治疗方法

1. 手术治疗　根治性手术治疗、内镜下治疗、腹腔镜治疗。

2. 化学治疗。

3. 免疫治疗。

4. 中医治疗。

5. 基因治疗。

（二）进展期胃癌的治疗方法

1. 手术治疗　根治性手术、姑息性手术治疗、术中腹腔内温热疗法。

2. 放射治疗　单纯放射治疗、放射治疗联合手术治疗、放射治疗联合化学药物治疗。

3. 化学治疗　新辅助化疗（术前化疗）、术中化疗、术后化疗。

4. 介入放射学治疗。

5. 免疫治疗。

6. 中医治疗。

## 八、胃癌疼痛评估及护理措施

（一）评估

评估患者的疼痛程度及伴随症状。早期胃癌可无特异性，进展期胃癌最早出现的是上腹不适与疼痛，餐后为持续上腹痛，抗酸药不能缓解，如剧烈而持续性上腹痛反射至背部时表示肿瘤可能已转移至胰腺，晚期可表现为全身疼痛不适。

（二）护理措施

根据病情合理安排休息，病情较轻患者或缓解期患者可适当参加日常活动，以不感到劳累、疼痛为原则，重症患者应卧床休息，避免诱发疼痛，观察腹痛部位、疼痛性质、有无反射等，必要时遵医嘱及时使用镇痛药、镇静剂。减少刺激，避免患者因疼痛剧烈而影响睡眠、进食、情绪等。指导患者采用放松技术，如疼痛时深呼吸、全身肌肉放松、变换体位、听舒缓音乐或转移注意力等。经常巡视病房，多关心鼓励患者，倾听主诉，及时观察止痛效果。

## 九、胃癌常见的护理问题

1. 疼痛。

2. 营养失调　低于机体需要量。

3. 活动无耐力。

4. 预感性悲哀。

5. 潜在的并发症　出血、梗阻、穿孔。

## 十、胃癌行静脉营养支持治疗时的护理

1. 注意输液血管的保护，建立良好有效的静脉通道，防止渗液，最好留置深静脉管。

2. 按医嘱准确、及时地配制静脉营养液，在实施静脉营养过程中，严格无菌操

作，配好的营养液放置时间不宜过长。

3. 注意患者的心脏功能，严格控制滴速，避免输液速度过快，患者采用半卧位，床头抬高35°~40°。

4. 及时观察病情及药物不良反应，注意血糖情况、液体出入量，观察有无电解质紊乱的临床表现。

5. 注意患者心理疏导；因为输液时间较长，患者有一定心理压力，对休息也有一定影响，告诉患者治疗的必要性，帮助患者放松心态。

## 十一、胃癌患者心理护理及健康宣教

### （一）心理护理

给予耐心、细致的护理，关心体贴患者，取得患者的信赖。经常与患者交谈，并提供一个安全、舒适和单独的环境。在患者情绪低落时，应表示理解，并维护患者的自尊，介绍临床上一些成功的病例，树立患者信心，鼓励患者与家属参与治疗和护理计划的制订，帮助患者寻求合适的支持系统，鼓励家属多对患者进行安慰，必要时陪伴，建议单位领导或同事给予关心。

### （二）健康宣教

1. 保持心情舒畅，适量活动，避免劳累及受凉。

2. 饮食指导　注意饮食卫生，不吃霉变、腌制食品。饮食定时、适量，易清淡饮食，避免油腻、生、冷、硬、辛辣的刺激性食物，多食蔬菜及水果，少量多餐，营养均匀，荤素搭配合理。

3. 活动休息指导　根据病情及体力，掌握活动量。

4. 用药指导　向患者讲解化疗药物的作用及不良反应，如恶心、呕吐、白细胞减少、脱发等。向患者说明疼痛不能依赖止痛药。

5. 出院指导　注意营养，建立良好的饮食习惯；合理安排休息与活动，掌握活动原则，出现头晕、腹痛等不适应立即卧床休息；教会患者及家属如何早期识别并发症，如呕吐宿食、排黑便等；指导出院带药的服用方法；指导患者按时随访，定时检测血常规及肝肾功能等。

## 十二、胃癌预防

### （一）一级预防

针对胃癌的病因学及发病学，采取预防措施，消除或避免致癌因素。改进不良饮食习惯和方式，平时养成细嚼慢咽的良好饮食习惯。避免高盐饮食，少吃腌制食品，每日进食量一般不超过10克。少吃烟熏、油炸和烘烤食物，尤其是肉类，以红烧、清炖为宜。多吃新鲜蔬果、豆制品、牛奶、大蒜、绿茶等。戒烟戒酒。

（二）二级预防

即早期发现、早期诊断和早期治疗。目的在于降低胃癌死亡率。

（三）三级预防

采取积极措施改善患者生活质量，促进患者康复，解除疼痛，提高生存质量。

# 参考文献

1. 李小寒，尚少梅. 基础护理学［M］. 北京：人民卫生出版社，2014.

2. 王桂兰，刘义兰，赵光红. 专科疾病护理常规及操作规程［M］. 武汉：湖北科学技术出版社，2014.

3. 黄正新，刘春华，李美兰. 护理技术操作程序与护患沟通［M］. 武汉：湖北科学技术出版社，2015.

4. 杨桂华，杨海新，常宗霞. 临床护理教育手册［M］. 北京：军事医学科学出版社，2016.

5. 尚少梅. 鲁昌盛. 外科护理技术［M］. 北京：北京出版社，2016.

6. 李乐之，路潜. 外科护理学［M］. 北京：人民卫生出版社，2016.

7. 王志红，周兰妹. 重症护理学［M］. 北京：人民军医出版社，2017.